PocketRadiologist™
Gehirn
Die 100 Top-Diagnosen

D1731969

PocketRadiologist™
Gehirn
Die 100 Top-Diagnosen

Anne G. Osborn MD FACR
University Distinguished Professor of Radiology
William H. and Patricia W. Child Presidential Endowed Chairholder
University of Utah School of Medicine
Salt Lake City, Utah, USA

Amersham Health Visiting Professor in Diagnostic Imaging
Armed Forces Institute of Pathology
Washington, DC, USA

Susan I. Blaser MD FRCP(C)
Neuroradiologist, The Hospital for Sick Children
Toronto, Canada

Associate Professor
The University of Toronto, Canada

Karen L. Salzman MD
Assistant Professor of Radiology
Section of Neuroradiology
University of Utah School of Medicine
Salt Lake City, Utah, USA

Mit 200 Graphiken und radiologischen Abbildungen

Graphiken:	*James A. Cooper, MD*
	Lane R. Bennion, MS
Image Editing	*Ming Q. Huang, MD*
	Melissa Petersen
Ins Deutsche übersetzt von	*Dr. med. Walter Wohlgemuth,*
	Arzt für Diagnostische Radiologie

AMIRSYS™

W. B. Saunders Company
An Elsevier Company

Urban & Fischer
An Elsevier Company

AMIRSYS™

A medical reference publishing company

Angaben zur amerikanischen Ausgabe
First Edition

Text – Copyright Anne G. Osborne 2002

Drawings – Copyright Amirsys Inc 2002

Compilation – Copyright Amirsys Inc 2002

First Printing: November 2001
Second Printing: April 2002

Composition by Amirsys Inc, Salt Lake City, Utah

Printed by K/P Corporation, Salt Lake City, Utah

ISBN: 0-7216-9708-9

Zuschriften und Kritik an:
Elsevier GmbH, Urban & Fischer Verlag, Dr. Gisela Heim,
Lektorat Medizin, Karlstraße 45, 80333 München

Titel der Originalausgabe:
Pocket Radiologist
Brain
© Amirsys Inc., Salt Lake City, Utah

Wichtiger Hinweis für den Benutzer
Die Erkenntnisse in der Medizin unterliegen laufendem Wandel durch Forschung und klinische Erfahrungen. Herausgeber und Autoren dieses Werkes haben große Sorgfalt darauf verwendet, dass die in diesem Werk gemachten therapeutischen Angaben (insbesondere hinsichtlich Indikation, Dosierung und unerwünschten Wirkungen) dem derzeitigen Wissensstand entsprechen. Das entbindet den Nutzer dieses Werkes aber nicht von der Verpflichtung, anhand der Beipackzettel zu verschreibender Präparate zu überprüfen, ob die dort gemachten Angaben von denen in diesem Buch abweichen und seine Verordnung in eigener Verantwortung zu treffen.

Wie allgemein üblich wurden Warenzeichen bzw. Namen (z. B. bei Pharmapräparaten) nicht besonders gekennzeichnet.

Der Verlag hat sich bemüht, sämtliche Rechteinhaber von Abbildungen zu ermitteln. Sollte dem Verlag gegenüber dennoch der Nachweis der Rechtsinhaberschaft geführt werden, wird das branchenübliche Honorar gezahlt.

Bibliografische Information Der Deutschen Bibliothek
Die Deutsche Bibliothek verzeichnet diese Publikation in der Deutschen Nationalbibliografie; detaillierte bibliografische Daten sind im Internet über http://dnb.ddb.de abrufbar.

Planung und Lektorat: Dr. med. Felicitas Claaß, München
Projektmanagement: Dr. med. Gisela Heim, München
Übersetzung: Dr. med. Walter Wohlgemuth, Augsburg
Redaktion: Susanne C. Bogner, Dachau
Herstellung: Ute Kreutzer, Heidelberg
Satz: Kühn & Weyh, Satz und Medien, Freiburg
Druck und Bindung: Bosch Druck GmbH, Ergolding
Grafiken: James A. Cooper MD, Lane R. Bennion MS
Umschlaggestaltung: SpieszDesign, Neu-Ulm
Gedruckt auf 100 gr. Luxomagic

Printed in Germany
ISBN 3-437-23450-1

Aktuelle Informationen finden Sie im Internet unter www.elsevier.com und www.urbanfischer.de

Vorwort

PocketRadiologist™ ist eine innovative Referenzreihe zum schnellen Nachschlagen, die dazu gedacht ist, praktisch tätigen Ärzten direkt vor Ort kurzgefasste aktuelle Informationen zu liefern. Jeder der Titel dieser Reihe wurde von weltbekannten Autoren geschrieben und passt genau in Ihre Kitteltasche. Diese Experten erstellten und gestalteten die 100 Top-Diagnosen oder interventionellen Verfahren jeder einzelnen wichtigen Körperregion, brachten die wichtigsten Fakten auf den Punkt und trugen hochauflösende Bilder bei, um jedes Thema zu veranschaulichen. Jedes Kapitel beinhaltet ausgewählte Literaturangaben zum weiteren Nachschlagen. Mehrfarbige pathologisch-anatomische Computergraphiken arbeiten viele der jeweiligen Krankheiten plastisch heraus.

Jeder Titel der Reihe **PocketRadiologist**™ folgt einem gleichartigen Format, d. h. die gleiche Information steht – jedes Mal – am gleichen Platz und führt Sie rasch von den Grundlagenfakten zu Bildbefunden, Differenzialdiagnose, Pathologie, Pathophysiologie und relevanten klinischen Informationen. Der Titel zur interventionellen Radiologie vermittelt Ihnen wesentliche Fakten und das „Gewusst wie" wichtiger Prozeduren einschließlich von Checklisten zu Vorbereitung und Nachsorge, häufigen Problemen und Komplikationen.

Die Titel der Reihe **PocketRadiologist**™ sind sowohl in Buchform sowie in amerikanischer Version auch im PDA-Format verfügbar. Die ersten Bände umfassen Gehirn, Kopf und Hals sowie Orthopädie/Bewegungsapparat. Weitere Titel beinhalten Wirbelsäule, Thorax, Brust (Mamma), Gefäße, Herz, Pädiatrie, Notfälle, Harn- und Geschlechtsorgane sowie Abdomen.

Genießen Sie die Lektüre!

Anne G. Osborne, MD
Editor-in-Chief, Amirsys Inc

PocketRadiologist™
Gehirn
Die 100 Top-Diagnosen

Die Diagnosen sind in diesem Buch in 11 Gruppen in folgender Reihenfolge eingeteilt:

Trauma
Infektionen
Aneurysmen
Vaskuläre Malformationen
Schlaganfall und zerebrovaskuläre Erkrankungen
Neoplasien
Zysten
Meningen
Ventrikel und Zisternen
Stoffwechselerkrankungen und degenerative Erkrankungen
Angeborene Erkrankungen

Inhalt

Trauma

Schädelfraktur   3
Anne G. Osborn

Diffuse Axonschädigung   6
Anne G. Osborn

Kortikale Kontusionen   9
Anne G. Osborn

Epidurales Hämatom (EDH)   12
Anne G. Osborn

Subdurales Hämatom (SDH)   15
Anne G. Osborn

Traumatische Subarachnoidalblutung   19
Anne G. Osborn

Kindesmisshandlung (nicht-akzidentelles Trauma, N.A.T.)   22
Susan I. Blaser

Hirnödem   26
Susan I. Blaser

Traumatische Gefäßschädigungen   30
Anne G. Osborn

Herniationen   33
Anne G. Osborn

Hirntod   37
Anne G. Osborn

Infektionen

Meningitis   43
Anne G. Osborn

Empyem   46
Anne G. Osborn

Hirnabszess   50
Anne G. Osborn

Enzephalitis   53
Anne G. Osborn

HIV-Infektion   56
Anne G. Osborn

Tuberkulose (TB)   59
Anne G. Osborn

Zystizerkose, andere Parasiten   62
Anne G. Osborn

Akute demyelinisierende Enzephalomyelitis (ADEM)   65
Susan I. Blaser

Inhalt

Aneurysmen

Aneurysmatische Subarachnoidalblutung   71
Anne G. Osborn

Aneurysma sacciforme   75
Anne G. Osborn

Fusiformes Aneurysma (FA)   78
Anne G. Osborn

„Blutblasenartiges" Aneurysma   81
Anne G. Osborn

Vaskuläre Malformationen

Arteriovenöse Malformation (AVM)   87
Anne G. Osborn

Durale AV-Shunts   90
Anne G. Osborn

Venöses „Angiom" (VA)   94
Anne G. Osborn

Kapilläre Teleangiektasie   97
Anne G. Osborn

Kavernöse Malformation   100
Anne G. Osborn

Schlaganfall und zerebrovaskuläre Erkrankungen

Akuter ischämischer Schlaganfall   105
Anne G. Osborn

Kindlicher/jugendlicher Schlaganfall   109
Susan I. Blaser

Primäre intrazerebrale Blutung   112
Anne G. Osborn

Hypertensive intrazerebrale Blutung   116
Anne G. Osborn

Hypertensive Enzephalopathie   120
Anne G Osborn

Hypoxisch-ischämische Enzephalopathie (HIE)   123
Susan I Blaser

Venöse Okklusion   127
Anne G. Osborn

Arteriosklerose   130
Anne G. Osborn

Karotisstenose   133
Anne G. Osborn

Dissektion   136
Robert J. Bunnell

Neoplasien

Niedriggradiges Astrozytom   141
Karen L. Salzmann

Anaplastisches Astrozytom (AA)   145
Karen L. Salzmann

Glioblastoma multiforme (GBM)   148
Anne G. Osborn

Gliomatosis cerebri (GC)   152
Anne G. Osborn

Pilozytisches Astrozytom (PA)   155
Karen L. Salzmann

Pleomorphes Xanthoastrozytom   159
Anne G. Osborn

Oligodendrogliom   162
Karen L. Salzmann

Ependymom   165
Karen L. Salzmann

Plexus-choroideus-Tumor   168
Anne G. Osborn

Gangliogliom   172
Anne G. Osborn

Dysembryoblastische neuroepitheliale Tumoren (DNET)   176
Susan I. Blaser

Zentrales Neurozytom   179
Karen L. Salzmann

Meningeom   182
Anne G. Osborn

Hämangioblastom   186
Anne G. Osborn

Medulloblastom (PNET-MB)   189
Karen L. Salzmann

Primäres ZNS-Lymphom   193
Karen L. Salzmann

Germinom   196
Anne G. Osborn

Pinealistumoren   199
Anne G. Osborn

Schwannom   202
Anne G. Osborn

Neurofibrom   206
Anne G. Osborn

Makroadenom der Hypophyse   209
Anne G. Osborn

Mikroadenom der Hypophyse   213
Anne G. Osborn

Kraniopharyngeom 216
Anne G. Osborn

Metastasen 219
Anne G. Osborn

Paraneoplastische Syndrome (PS) 222
Karen L. Salzmann

Zysten
Arachnoidalzyste 229
Anne G. Osborn

Kolloidzyste 232
Karen L. Salzmann

Erweiterte perivaskuläre Räume 235
Anne G. Osborn

Epidermoidzyste 238
Anne G. Osborn

Dermoidzyste 241
Anne G. Osborn

Zysten des Plexus choroideus 244
Anne G. Osborn

Pinealiszysten 247
Anne G. Osborn

Zysten der Rathke-Tasche 250
Anne G. Osborn

Meningen
Neurosarkoidose 255
Anne G. Osborn

Intrakranielle Hypotension 258
Anne G. Osborn

Hypertrophische Pachymeningopathie 261
Anne G. Osborn

Ventrikel und Zisternen
Zysten (Normvarianten) 267
Anne G. Osborn

Obstruktiver Hydrozephalus 270
Anne G. Osborn

Normaldruckhydrozephalus 274
Anne G. Osborn

Liquorshunts und Komplikationen 277
Susan I. Blaser

Erweiterte Subarachnoidalräume 280
Susan I. Blaser

Stoffwechselerkrankungen und degenerative Erkrankungen

Altersabhängige Hirnparenchymveränderungen 285
Anne G. Osborn

Mikroangiopathie 288
Anne G. Osborn

Zerebrale Amyloidangiopathie (CAA) 292
Anne G. Osborn

Demenz vom Alzheimer-Typ 296
Anne G. Osborn

Alkohol und Gehirn 300
Robert J. Bunnell

Osmotische Myelinolyse (OM) 304
Josch Hall

Multiple Sklerose (MS) 308
Anne G. Osborn

Bestrahlung und Gehirn 312
Anne G. Osborn

Angeborene Erkrankungen

Chiari-Malformation Typ I 319
Susan I. Blaser

Chiari-Malformation Typ II 323
Susan I. Blaser

Corpus-callosum-Anomalien 327
Susan I. Blaser

Dandy-Walker-Spektrum 330
Susan I. Blaser

Kongenitales Lipom 334
Anne G. Osborn

Neuronale Migrationsstörungen 338
Susan I. Blaser

Neurofibromatose Typ 1 (NF1) 342
Susan I. Blaser

Neurofibromatose Typ 2 (NF2) 346
Susan I. Blaser

Tuberöse Sklerose (TSC) 349
Susan I. Blaser

Sturge-Weber-Syndrom (SWS) 353
Susan I. Blaser

Von-Hippel-Lindau-Syndrom (VHLS) 357
Anne G. Osborn

Myelinreifung 361
Susan I. Blaser

Angeborene Stoffwechselerkrankungen 365
Susan I. Blaser

Abkürzungen

A.	Arteria
Aa.	Arteriae
ADC	Apparent diffusion coefficient
ADEM	Akute disseminierte Enzephalomyelitis
ARWMC	Age-Related White Matter Changes
CAA	Zerebrale Amyloidangiopathie
CBV	zerbrales Blutvolumen
CT	Computertomogramm, -tomographie
CTA	CT-Angiographie
DAI	diffuse axonal injury
DNET	Dysembryoplasticher neuroepithelialer Tumor
DSA	Digitale Subtraktionsangiographie
DWI	Diffusion weighted imaging
FASI	fokale Areale hoher Signalintensität (foacl areas of high signal intensity)
FDG	Fluor-Desoxy-Glukose
FDG PET	FDG-Postironenemissionstomographie
GBM	Glioblastoma multiforme
HIV	Humanes Immundefizienz-Virus
HSV	Herpes-simplex-Virus
MBP	Myelin basic protein
MCI	Minimal cognitive impairment
Mio.	Million(en)
MPNST	Maligner peripherer Nervenzelltumor (malignant peripheral nerve sheath tumor)
MRA	Magnetresonanz-Angiographie
MRS	Magnetresonanz-Spektroskopie
MRT	Magnetresonanz-Tomographie, -Tomogramm
MS	Multiple Sklerose
MSI	Magnetstimulationsbildgebung
MT	Magnatisation transfer
NF	Neurofibromatose
PML	Progressive, multifokale Leukenzephalopathie
PNET-MB	Primitiv neuroektodermaler Tumor – Medulloblastom
PRES	Posteriores reversibles Enzephalopathiesyndrom
PWI	Perfusionsgewichtetes MRT
RPLS	Reversibles posteriores Leukenzephalopathie-Syndrom
SAB	Subarachnoidalblutung
SDH	Subdurales Hämatom
SHT	Schädel-Hirn-Trauma
TOF	Time-of-flight MR-Angiographie
TSC	Tuberöse Sklerose
TSE	Turbospinecho Sequenz
VHL	Von-Hippel-Lindau
VHLS	Von-Hippel-Lindau-Syndrom
WML	White Matter Lesion

PocketRadiologist™
Gehirn
Die 100 Top-Diagnosen

TRAUMA

Schädelfraktur

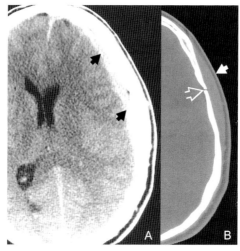

Akutes subdurales Hämatom (A, schwarze Pfeile) im Nativ-CT mit einer nicht versetzten, linearen Schädelfraktur (B, offener Pfeil), darüber liegende Weichteilschwellung (weißer Pfeil).

Grundlagen

- Trauma ist die häufigste Ursache für Tod oder Behinderung junger Menschen
- Röntgenübersichtsaufnahmen des Schädels sind als Bildgebung zum Trauma-Screening ineffektiv
- Ein Drittel der Patienten mit schwerem Schädel-Hirn-Trauma hat keine Fraktur
- Frakturen können linear, imprimiert oder dehiszent sein
- Schädelbasisfrakturen können Gefäße, Dura und Hirnnerven verletzen
- Zu den Folgeerscheinungen gehören Pneumatozephalus und Liquorfisteln

Bildgebung

Typische Zeichen

- Lineare Frakturen
  - Akute Fraktur = Scharf abgegrenzte Aufhellungslinie
  - Praktisch immer ist eine darüber liegende Weichteilschwellung vorhanden
- Impressionsfraktur
  - Nach innen dislozierte Fragmente
- Diastatische Fakturen
  - Erweiterte Suturen
  - +/- zusätzliche lineare Frakturen
  - Venöse Sinus können einreißen, daraus resultiert ein venöses epidurales Hämatom
  - Kranielle Berstungsfraktur
    - Nur bei Kindern
    - Weite Dehiszenz (> 4 mm)
    - Hirngewebe herniiert durch die Fraktur und unter die Galea
- Schädelbasis-Fraktur
  - Kann longitudinal oder transversal verlaufen
  - In 50% assoziierte intrakranielle Parenchymläsion

Schädelfraktur

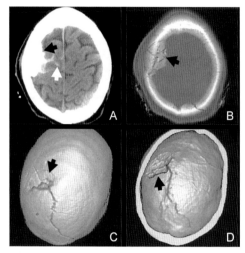

Das Nativ-CT (A, B) mit 3-D-Rekonstruktionen (C, D) zeigt eine imprimierte Trümmerfraktur der anterioren parietalen Schädelkalotte (schwarze Pfeile). Begleitend traumatische Subarachnoidalblutung (A, weißer Pfeil).

Empfehlungen

- Röntgenübersichtsaufnahmen des Schädels unterlassen
- Zerebrales CT anfertigen
  - Hochrisikopatienten mit nur leichtem Schädel-Hirn-Trauma
    - Glasgow-Coma-Scale = 13, 14
    - 10% der Patienten mit Glasgow-Coma-Scale von 15 und passagerem Bewusstseinsverlust oder Amnesie zeigen im CCT pathologische Befunde
    - Bei 5% der Patienten mit Glasgow-Coma-Scale von 15 und normaler neurologischer Untersuchung ist eine signifikante intrazerebrale Verletzung im CT nachweisbar
- Sowohl im Knochen- als auch im Weichteil-Algorithmus rekonstruieren
- Beurteilung/Abfotographieren in drei Fenstern
  - Weichteilfenster (Fensterlage 40 HE, Fensterweite 75–100 HE)
  - Knochenfenster (Fensterlage 500 HE, Fensterweite 3 000 HE)
  - Intermediäres Fenster (Fensterlage 75 HE, Fensterweite 150–200 HE) zur Darstellung kleiner subduraler Hämatome
- Auf Gefäßverletzung achten, falls Canalis caroticus einbezogen

Differenzialdiagnose

Suturlinie
- Akute Fraktur entspricht einer Aufhellungslinie mit scharfer, kortikalisfreier Begrenzung
- Sutur weniger scharf abgrenzbar, dichte sklerotische Ränder

Gefäßeindellung der Kalotte
- Ränder mit Kortikalis
- Typische Lokalisation (z. B. A. meningea media)

Venöser Konfluens
- Ränder mit Kortikalis
- Typische Lokalisation (z. B. parasagittal)

Arachnoidale Granulationen
- Ränder mit Kortikalis
- Typische Lokalisation (parasagittal, Sinus transversus)

Pathologie

Allgemein
- Ätiologie/Pathogenese
  - Direkter Schlag auf die Kalotte
- Epidemiologie
  - Eine Fraktur findet sich in der Mehrheit der Fälle bei schweren Schädelverletzungen
  - 25–35% der schwer verletzten Patienten haben keine Schädelfraktur
  - Keine Schädelfraktur bei 25% der tödlichen Verletzten bei der Autopsie!

Makroskopische und intraoperative Befunde
- Arten: Linear, imprimiert, diastatisch
- Begleitverletzungen
  - Lineare Fraktur: Extraaxiales Hämatom
  - Impressionsfraktur: Dura- oder Arachnoidea-Lazeration, Parenchymverletzung
  - Schädelbasisfraktur: Hirnnervenverletzung, Liquorleckage, Epistaxis, periorbitales Hämatom
- 10–15% der Patienten mit schwerem Schädelhirntrauma (Glasgow-Coma-Scale 3–6) haben auch eine HWK-1- oder HWK-2-Fraktur

Klinik

Klinisches Bild
- Abhängig von der zugrunde liegenden Verletzung

Verlauf
- Abhängig von der zugrunde liegenden Verletzung
- Patienten, die in die Notaufnahme wiederaufgenommen werden, haben eine beachtliche Inzidenz an übersehenen intrazerebralen Läsionen, schlechtes Outcome

Literatur:

Hofman PAM et al (2000): Value of radiological diagnosis of skull fracture in the management of mild head injury. J Neurol Neurosurg Psychiatr 68:416–422

Vilks GM et al (2000): Use of a complete neurological examination to screen for significant intracranial abnormalities in minor head injury. Am J Emerg med 18:159–163

Kleinman PK et al (1992): Soft tissue swelling and acute skull fractures. J Pediatr 121:737–739

Diffuse Axonschädigung

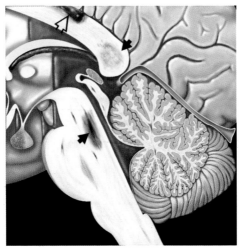

Die mittsagittale Grafik zeigt eine hämorrhagische (mesenzephal) und nicht-hämorrhagische (Splenium des Corpus callosum) axonale Schädigung (schwarze Pfeile), eine traumatische intraventrikuläre Blutung, eine Subarachnoidalblutung und eine dorsolaterale Corpus-callosum-Kontusion (offener Pfeil)

Grundlagen
- Diffuse axonale Schädigung (diffus axonal injury = DAI) = Zweithäufigste traumatische Hirnverletzung
- **Nicht** verursacht durch mechanische Scherkräfte
- Geschädigter axoplasmatischer Transport, axonale Schwellung, Diskonnektion
- Die meisten diffusen axonalen Schädigungen sind mikroskopisch und nicht-hämorrhagisch
- Im Auffinden einer Läsion ist die MRT der CT deutlich überlegen

Bildgebung
Typische Zeichen
- In praktisch allen Fällen multiple Läsionen
- Schlüsselzeichen = Blutungen an der Grenze graue/weiße Substanz, Corpus callosum, Fornix, oberer Hirnstamm, Basalganglien, Capsula interna

CT-Befunde
- CT kann normal sein, besonders bei leichter Hirnverletzung
- 20–50% zeigen petechiale Blutungen
- 10–20% entwickeln sich zu einer fokal raumfordernden Läsion

MR-Befunde
- Multiple hyperintense Läsionen in T2-Wichtung, FLAIR
- Niedrige Signalintensität in T2*-Sequenzen

Befunde anderer bildgebender Verfahren
- Erniedrigter ADC in der Diffusionswichtung
- MR-Spektroskopie: Erniedrigte NAA/Cr-Ratio korreliert mit dem Outcome
- MSI: Abnormale niedrig-frequente magnetische Aktivität

Empfehlungen
- Follow-up-Bildgebung nach 24 Stunden (1/6 neuer Nachweis)

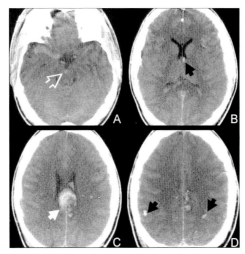

Das Nativ-CT zeigt eine diffuse Axonschädigung mit multiplen petechialen Blutungen in der Fornix und der subkortikalen weißen Substanz (schwarze Pfeile), eine dorsolaterale Corpus-callosum-Kontusion (weißer Pfeil) und eine traumatische Subarachnoidalblutung (offener Pfeil)

Differenzialdiagnose

Nicht-hämorrhagische, diffuse Axonschädigung
- In der T2-Wichtung multifokale Hyperintensitäten in der weißen Substanz
  - Demyelinisierende Erkrankungen (ovoid, können anreichern)
  - Mikroangiopathie, lakunäre Infarkte (ältere Patienten)
  - Metastasen (Anreicherung)

Hämorrhagische, diffuse Axonschädigung
- Multiple „schwarze Punkte" in T2- und T2*-Sequenzen
  - Hypertensive Mikroblutungen (langjährige chronische arterielle Hypertonie)
  - Amyloidangiopathie (ältere Patienten, normotensiv, häufig dement)
  - Kavernöse oder kapilläre Gefäßmalformation (gemischte Blutungen)

Pathologie

Allgemein
- Ätiologie/Pathogenese
  - Trägheitskräfte bei indirekten Verletzungen
  - Schnelle Kopfrotation
  - Differenzielle Beschleunigung/Dezelleration
  - Axone selten unterbrochen oder „abgeschert" (nur bei sehr schwerer Verletzung)
  - Nicht-unterbrochene, verletzte Axone entwickeln
    - Traumatische Depolarisation
    - Massive Ionenflüsse, spreading depression
    - Freisetzung exzitatorischer Aminosäuren
    - Metabolische Schädigung
    - Zellkörperschwellung
    - Beschleunigte Glykolyse, Laktatakkumulation

- Resultat
  - Sekundäre „Axotomie"
  - Geschädigter axoplasmatischer Transport
  - Diskonnektion
  - Waller'sche Degeneration, diffuse Deafferenzierung
- Epidemiologie
  - Zweithäufigste Läsion bei traumatischer Hirnverletzung
  - Tritt in etwas weniger als 50% der Fälle auf
  - 80–100% Prävalenz in der Autopsie bei fatalen Verletzungen

Makroskopische und intraoperative Befunde
- Multiple kleine, runde/ovoide/lineare Läsionen in der weißen Substanz
- Weite Verteilung
  - Parasagittale weiße Substanz
  - Corpus callosum
  - Tractus des Hirnstamms (z. B. Leminiscus medialis, Tractus corticospinalis)

Mikroskopische Befunde
- Axonale Schwellung, „Retraktionskugeln"
- Mikrogliale Gruppenbildung
- Makro-, Mikroblutungen (rupturierte, penetrierende Gefäße)

Klinik

Klinisches Bild
- Typischerweise sofortiges Koma
- Hirnstammschädigung (pontomedullär) assoziiert mit sofortigem oder frühem Tod
- Milde diffuse axonale Schädigung kann ohne Koma auftreten

Verlauf
- Variabler Verlauf
- Posttraumatische Hirnschädigung (persistierender Kopfschmerz, Verschlechterung der kongnitiven Funktionen, Persönlichkeitsveränderungen)

Behandlung und Prognose
- Variabel: Hirnschädigung = 80% leicht, 10% mäßig, 10% schwer
- Der Glasgow-Coma-Scale bei Ankunft korreliert nicht immer mit dem Outcome
- Bei Abwesenheit einer sich vergrößernden Massenläsion (z. B. subdurales Hämatom) ist die diffuse Axonschädigung der häufigste Grund eines posttraumatischen Komas oder eines apallischen Syndroms
- Ein Hirntrauma induziert signifikante Genantworten
  - Induktion von „immediate early genes"
  - Aktivierung von multiplen Signaltransduktionsbahnen
  - Apolipoprotein-E-(apoE-)Genotyp, Amyloiddeposition kann das klinische Outcome beeinflussen

Literatur:
Sinson G et al (2001): MIT and proton MRS in the evaluation of axonal injury. AJNR 22:143–151
Kuzma BB, Goodman JM (2000): Improved identification of axonal shear injuries with gradient acho MR technique. Surg Neurol 53:400–402
Graham DI et al (1997): Neurotrauma. Brain Pathol 7:1285

Kortikale Kontusionen

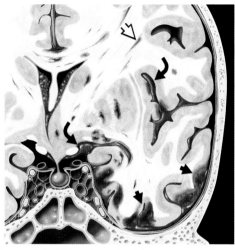

Die Grafik (koronare Schichtführung) zeigt kortikale Kontusionen (schwarze Pfeile), eine diffuse Axonschädigung (offener Pfeil) und eine traumatische Subarachnoidalblutung (gebogene Pfeile)

Grundlagen
- Häufigste Hirnparenchymverletzung
- Hirngyri stoßen gegen Schädelkalotte
- Bildgebende Befunde verschlechtern sich im Verlauf

Bildgebung

Typische Zeichen
- Schlüsselzeichen = Fleckige, oberflächliche Blutungen, Ödem
- Häufigste Lokalisationen
  - Anteroinferiore Temporallappen
  - Perisylvischer Kortex
  - Anteroinferiore Frontallappen
- Seltener
  - Parasagittal („gleitende" Kontusionen)
  - Dorsales Corpus callosum
  - Dorsolateraler Hirnstamm (häufige perimesenzephale Subarachnoidalblutung)

CT-Befunde
- Können anfänglich normal sein
- Entstehung im Verlauf (1/6 der Fälle entwickeln eine fokale Raumforderung)
- Hypodenser Kotex gemischt mit multifokalen hyperdensen Läsionen (petechiale Blutungen)
- Im subakuten Stadium können Kontusionen Kontrastmittel anreichern
- Assoziierte Läsionen
  - Schädelfraktur 35%
  - Kontusionen des Weichteilgewebes (galeal, subgaleal) in 70%
  - Subdurales Hämatom, traumatische Subarachnoidalblutung, intraventrikuläre Blutung häufig
- Sekundäre Läsionen häufig (z. B. Herniationen, Perfusionsstörungen)

Kortikale Kontusionen

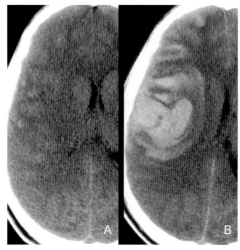

Das Nativ-CT initial (A) und 24 Stunden (B) nach geschlossenem Schädel-Hirn-Trauma zeigt eine ausgeprägte Verschlechterung der kortikalen Kontusionen im Intervall

MRT-Befunde
- MRT > CT in Nachweis und Abgrenzung der Ausdehnung der Läsionen
- Akute Kontusionen
  - Multifokale Läsionen gemischter Signalintensität
    - Ödematöser Kortex hyperintens in T2-Wichtung und FLAIR
    - Akute Blutung isointens in T1- und hypointens in T2-Wichtung
    - Blutung hypointens in T2*-Wichtung
- Subakut
  - Gemischt hypo-/hyperintens
- Chronisch
  - Ödem und raumfordernder Effekt nehmen ab
  - Fokale/diffuse Hirnparenchymatrophie
  - Hämosiderin-, Ferritinablagerung
    - Hypointens in T2-Wichtung
    - Hypointens in T2*-Wichtung
    - 10% zeigen kein Hämosiderin in den Standard-Spinecho-Sequenzen

Differenzialdiagnose
- Keine

Pathologie
Allgemein
- Ätiologie/Pathogenese
  - Verletzung entsteht beim initialen Trauma
  - Hirnwindungen stoßen gegen Schädelkalotte (seltener gegen Dura)
- Epidemiologie
  - Häufigste Hirnparenchymläsion beim Schädeltrauma
  - In fast der Hälfte der Fälle mit mäßigem/schwerem Schädel-Hirn-Trauma vorhanden
  - Multiple, bilaterale Läsionen in 90%

Makroskopische und intraoperative Befunde
- Kontusionen
  - „Coup" = Läsion(en) an der hauptsächlichen Schlagwirkung
  - „Contrecoup" = Läsion(en) gegenüber der Hauptstoßwirkung
  - Häufig entwickeln sich
    – Petechiale Blutungen, Ödemausbreitung entlang der Scheitel der Hirngyri
    – Kleine Blutungen können konfluieren, Verschlechterung
    – Große Hämatome können innerhalb von 30–60 Minuten entstehen
    – Verzögertes Auftreten von Blutungen nach 24–48 Stunden möglich
- Lazerationen
  - Intrazerebrale Hämatome bei „eingerissenem" Hirnparenchym
  - Akutes subdurales Hämatom häufig, kommuniziert mit dem intraparenchymatösen Hämatom über das eingerissene Hirngewebe, eingerissene Pia/Arachnoidea
  - Traumatische Subarachnoidalblutung häufig

Klinik

Klinisches Bild
- Bewusstlosigkeit weniger häufig als bei diffuser Axonschädigung
- Fokal neurologische Defizite unterschiedlicher Ausprägung

Verlauf
- Variiert mit der Ausdehnung der initialen Verletzung sowie assoziierten/ sekundären Läsionen (Raumforderungseffekt, Herniationen, Perfusionsdefizite)
- Patienten, die bis zu mindestens einer CCT überleben
  - Kontusionen ausgeprägter nach 24 Stunden
  - Fast 25% der Patienten entwickeln eine diffuse Hirnschwellung
  - 20% entwickeln neue fokale Hämatome

Therapie und Prognose
- +/- Trepanation des fokalen Hämatoms
- Behandlung von Sekundäreffekten des Schädel-Hirn-Traumas
  - Erhöhter intrazerebraler Druck
  - Perfusionsstörungen

Literatur
Besenski N et al (1996): The course of the traumatizing force in acceleration head injury: CT evidence. Neuroradiol 38:S36–41
Graham DI et al (1995): the nature, distribution and causes of traumatic brain injury. Brain Pathol 5:397–406
Gentry L (1994): Imaging of closed head injury. Radiol 191: 1–7

Epidurales Hämatom (EDH)

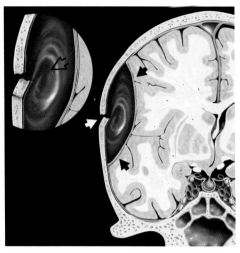

Die Grafik (koronare Ansicht) zeigt eine imprimierte Kalottenfraktur (weißer Pfeil), ein epidurales Hämatom (die schwarzen Pfeile zeigen die verlagerte Dura). Das „Wirbelzeichen" (offener Pfeil) im Grafikausschnitt markiert eine schnelle Blutung

Grundlagen
- Selten, potenziell tödlich
- Sofortiges Erkennen und angemessene Behandlung essenziell
- Klassisches „freies Intervall" in < 50% der Fälle
- Hypodense Schichtung („Wirbelzeichen") = Akute Blutung
- 10–25% zeigen eine Vergrößerung im Intervall

Bildgebung

Typische Zeichen
- Schlüsselzeichen = Hyperdense bikonvexe extraaxiale Raumforderung
- Darunter liegendes Hirnparenchym und Subarachnoidalraum komprimiert
- Grenze graue/weiße Substanz verlagert
- Herniation häufig

CT-Befunde
- Kalottenfraktur in 85–90%
- Praktisch alle epiduralen Hämatome treten an der Stelle der Gewaltwirkung („coup") auf
- In 2/3 hyperdens; in 1/3 gemischt hyper-/hypodens
  - „Wirbelzeichen" niedriger Dichte = Aktive Blutung
  - Luftblasen in bis zu 20%
- 1/3–1/2 der Fälle weisen zusätzliche signifikante Läsionen auf
  - „Contrecoup" gelegenes subdurales Hämatom
  - Kontusionen
- Sekundäreffekte häufig
  - Perfusionsstörungen
  - Herniationen (unter der Falx cerebri, deszendierend transtentoriell)

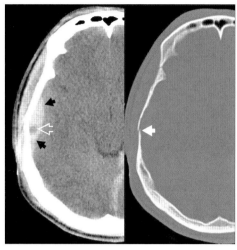

Das Nativ-CT mit Knochenfenster (rechts) zeigt eine imprimierte Schädelfraktur (weißer Pfeil) sowie ein hyperdenses epidurales Hämatom (schwarze Pfeile) mit einem hypodensen „Wirbelzeichen" (offener Pfeil)

MRT-Befunde
- Dünne schwarze Linie zwischen Hirnparenchym und epiduralem Hämatom = Verlagerte Dura
- Akutes epidurales Hämatom ist in den meisten Sequenzen isointens zum Kortex

Befunde anderer bildgebender Verfahren
- Digitale Subtraktionsangiographie
  - Gefäßfreie linsenförmige Raumforderung
  - Kortikale Arterien von der Schädelkalotte weg verlagert
  - Auch Verlagerung der duralen, venösen Sinus möglich
  - Selten Verletzung der A. meningea media
    - „Trambahnschienenzeichen" (Extravasation des Kontrastmittels aus der A. meningea media in die paarigen Vv. meningeae mediae)
- MR-Angiographie
  - Zeigt die verlagerten venösen Sinus, falls vorhanden

Differenzialdiagnose

Nicht-traumatische, hyperdense, extraaxiale Raumforderungen
- Meningeome (Kontrastmittel-Enhancement)
- Metastasen (häufig begleitende Schädelkalottenläsion)
- Durales Tuberkulom (Kontrastmittel-Enhancement)
- Extramedulläre Hämatopoese (Anamnese einer hämatologischen Erkrankung)

Pathologie

Allgemein
- Ätiologie/Pathogenese (gerissenes Gefäß)
  - 85–90% A. meningea media
  - 10–15% andere (durale Sinus)

- Epidemiologie
  - 1–4% der bildgebend untersuchten Traumapatienten
  - 10% Prävalenz in der Autopsie

Makroskopische und intraoperative Befunde
- Hämtom entwickelt sich zwischen Tabula interna der Kalotte und der äußeren Dura
  - Häufige Lokalisation temporoparietal
  - Kann die Mittellinie oder durale Anheftungsstellen überschreiten
  - Suturen nur selten überschritten (Ausnahme: Großes Hämatom, diastatische Fraktur)
- > 95% unilateral
- 90–95% supratentoriell
- Selten
  - 5–10% hintere Schädelgrube
  - Epidurales Hämatom des Vertex
    – Selten
    – Lineare oder diastatische Fraktur, die den Sinus sagittalis superior überkreuzt
    – Normalerweise venös
    – Größe in den axialen CT-Schichten meist unterschätzt

Klinik

Klinisches Bild
- Klassisches „freies Intervall" in < 50% der Fälle
- Zeichen des Raumforderungseffektes, häufig Mittellinienverlagerung
- Okulomotorikstörung bei Kompression des III. Hirnnerven

Verlauf
- Verzögertes Auftreten oder Vergrößerung möglich
  - 10–25% der Fälle
  - Tritt innerhalb der ersten 36 Stunden auf

Therapie und Prognose
- Normalerweise gutes Outcome, wenn prompt erkannt und behandelt
  - Mortalität insgesamt 5%
- Auch großvolumige epidurale Hämatome können eine niedrige Morbidität haben
- Kleine epidurale Hämatome werden manchmal nicht operiert

Literatur

Al-Nakshabandi NA (2001): The swirl sign. Radiol 218:433

Sullivan TP et al (1999): Follow-up of conservatively managed epidural hematomas. AJNR 20:107–113

Paterniti S et al (1998): Is the size of an epidural hematoma related to outcome? Acta Neurochir 140:953–955

Subdurales Hämatom (SDH)

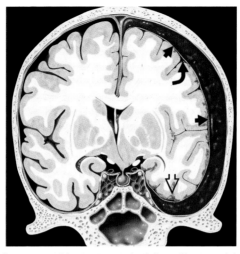

Die Grafik (koronare Ansicht) zeigt ein typisches halbmondförmiges subdurales Hämatom (schwarze Pfeile). Beachte die kortikalen Kontusionen (offener Pfeil) sowie die subtile traumatische subarachnoidale Blutung (gebogener Pfeil)

Grundlagen
- Die Dichtewerte nehmen im Verlauf eines subduralen Hämatoms um etwa 1,5 HE/Tag ab
- > 70% der akuten subduralen Hämatome zeigen relevante assoziierte Läsionen
- Zur Identifizierung kleiner subduraler Hämatome große Fensterweite (150–200 HE) notwendig

Bildgebung
Allgemein
- Schlüsselzeichen = Hypodense „Punkte" (Liquor) in den komprimierten Sulci, die von der Schädelkalotte weg nach zentral verlagert sind
- Akutes subdurales Hämatom (aSDH)
  - Halbmondförmige Ausbreitung über die Hemisphäre (konkav zum Hirnparenchym)
  - Kann Suturen überkreuzen, jedoch nicht durale Anheftungsstellen
  - Häufig Ausdehnung in den Interhemisphärenspalt, entlang des Tentoriums
  - Andere Läsionen (z. B. traumatische Subarachnoidalblutung) in > 70% der Fälle
- Subakutes subdurales Hämatom (sSDH)
  - Halbmondförmige Ausdehnung
- Chronisches subdurales Hämatom (cSDH)
  - Halbmondförmige oder linsenförmige Raumforderung
  - Flüssiges Hämatom mit umgebenden Membranen
  - Häufig rezidivierende Blutungen verschiedenen Alters; **bei Kindern an Kindesmisshandlung denken!**

CT-Befunde
- Akutes SDH (sofort bis einige Tage) = aSDH
  - In 60% hohe Dichtewerte
  - In 40% gemischt hyper- und hypodens (aktive Blutung oder eingerissene Arachnoidea)

Subdurales Hämatom (SDH)

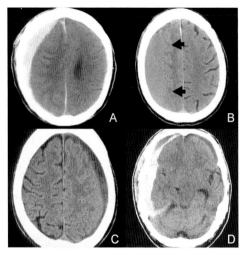

Die Serie der Nativ-CTs von 4 verschiedenen Patienten zeigt ein akutes SDH (A), ein subakutes („isodenses") SDH mit verlagerter Grenze graue/weiße Substanz (B, Pfeile), ein chronisches SDH (C) sowie ein bilaterales chronisches SDH mit rechtsseitiger aktiver Blutung (D)

- Hyperakutes (nicht koaguliertes) SDH meistens hypodens
- Kann isodens sein bei einer Koagulopathie oder Anämie (Hb < 8–10 g/dl)
- Subakutes SDH (2 Tage bis 2 Wochen nach Auftreten)
  - Kann dieselbe Dichte wie der darunter liegende Kortex haben
  - Grenze graue/weiße Substanz nach zentral verlagert
  - „Punkte" aus Liquor in den komprimierten Sulci unter dem subduralen Hämatom
  - Intravenöses Kontrastmittel kann sich in den verlagerten Venen anreichern
- Chronisches SDH (Wochen bis Monate nach Auftreten) kann nach der internen Architektur und Ausdehnung klassifiziert werden
  - Homogen
    - Homogene Dichtewerte
    - Kann laminar sein (dünne, hyperdense Schicht aus frischem Blut entlang der inneren Membran)
  - Geschichtet
    - 2 Komponenten mit Spiegel (hohe Dichte dorsal, niedrige Dichte ventral)
    - Manchmal ändert sich die Dichte graduell
  - Trabekulär
    - Inhomogen mit hyperdensen Septen
    - Inhalt hypo- bis isodens
    - Verdickte oder kalzifizierte Kapsel
  - Andere Befunde bei chronischem Subduralhämatom
    - Anreicherung der umgebenden Membranen nach i.v.-Kontrastmittelapplikation
    - +/– „Hygrom" (subdurale Liquoransammlung bei Riss der Arachnoidea)
    - 1–2% kalzifizieren

MRT-Befunde
- Signalintensität variiert mit dem Hämatomalter
- Chronisches Subduralhämatom
  - Membranen reichern Kontrastmittel an
  - In Aufnahmen im Intervall nach Kontrastmittelapplikation Diffusion des Kontrastmittels in das subdurale Hämatom

Differenzialdiagnose

Chronisches SDH
- Subdurales Hygrom (klarer Liquor, keine umgebenden Membranen)
- Subduraler Erguss (xanthochrome Flüssigkeit durch Extravasation von Plasma aus der äußeren Membran; in 20% entwickelt sich ein chronisches SDH)
- Pachymeningopathien (verdickte Dura)
  - Chronische Meningitis (manchmal nicht zu unterscheiden)
  - Postoperativ (Shunt, usw.)
  - Intrakranielle Hypotension („abgestürzter" Hirnstamm, Herniation der Tonsillen)
  - Sarkoidose (nodulär, „lumpy-bumpy")
  - Metastasen (Kalotte häufig involviert)

Pathologie

Allgemein
- Ätiologie/Pathogenese
  - Akutes SDH
    - Entstehung sowohl durch direktes Trauma als auch ohne direkte Stoßwirkung
    - Plötzliche tangentiale oder Rotationsbeschleunigung
    - Kortikale Arterien können einreißen
    - Parasagittale Brückenvenen reißen
    - Blut sammelt sich zwischen der inneren Schicht der Dura und Arachnoidea
  - Subakutes SDH
    - Lyse der Erythrozyten, Hämoglobin wird frei
    - Die Dichte nimmt durchschnittlich 1,5 HE/Tag ab
  - Chronisches SDH
    - Entwicklung über 2–3 Wochen
    - Serosanguinöse Flüssigkeit
    - Umgeben von Granulationsgewebe
    - „Neomembranen" mit fragilen Kapillaren
    - Zyklus aus wiederkehrender Blutung–Koagulation–Fibrinolyse
    - In 5% multilokulär mit Flüssigkeits-Blut-Spiegeln
    - Kann sich kontinuierlich vergrößern
- Epidemiologie
  - SDH wird in der Bildgebung in 10–20% der Fälle gefunden, bei der Autopsie in 30%

Klinik

Klinisches Bild

- Bewusstseinsverlust; andere neurologische Symptome durch den fokalen Raumforderungseffekt oder die diffuse Hirnschwellung

Therapie und Prognose

- Schlechte Prognose des akuten SDH (50–80% Mortalität)
  - Präoperative hochdosierte Gabe von Mannitol kann in manchen Fällen das Outcome verbessern
- Die Dicke des Hämatoms sowie eine Mittellinienverlagerung > 20 mm korrelieren mit schlechtem Outcome
- Letal bei einem Hämatomvolumen > 8–10% des intrakraniellen Volumens
- Rezidivblutungsrisiko des chronischen SDH variiert mit dem Typ (geschichtetes Hämatom höchste Rezidivblutungsrate; in Anwesenheit verdickter oder kalzifizierter Membranen fast nie Rezidivblutungen)

Literatur

Nakaguchi H et al (2001): Factors in the natural history of chronic subdural hematomas that influence their postoperative recurrence. J Neurosurg 95:256–262

Mori K et al (2000): Delayed magnetic resonance imaging with Gd-DTPF differentiates subdural hygroma and subdural effusion. Surg Neurol 53:303–311

Kaminogo M et al (1999): Characteristics of symptomatic chronic subdural haematomas on high-field MRI. Neuroradiol 41:109–116

Traumatische Subarachnoidalblutung

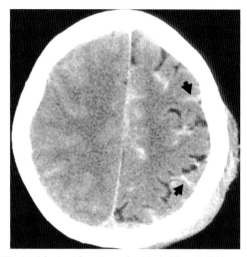

Im Nativ-CT zeigt sich eine ödematöse rechte Hemisphäre mit Abblassung der Mark-Rinden-Grenze. Beachte die traumatische Subarachnoidalblutung (SAB) über der linken Hemisphäre (Pfeile), darüber liegende Schwellung der Galea

Grundlagen
- Trauma ist die häufigste Ursache einer SAB (nicht ein rupturiertes Aneurysma)!
- Ausmaß der traumatischen SAB korreliert mit im Verlauf auftretender Ischämie und schlechtem Outcome

Bildgebung
Allgemeine Zeichen
- Schlüsselzeichen = Hyperdense Areale in den Sulci/Zisternen neben Kontusionen oder unter einem Subduralhämatom/einer Kalottenfraktur/einer Weichteilverletzung
- Bis auf die Lokalisation identische Darstellung wie aneurysmatische SAB
  - Benachbart zu Kontusionen oder subduralen Hämatomen
  - In den Sulci der Konvexität häufiger als in den basalen Zisternen

CT-Befunde
- Traumatische SAB
  - Hyperdense Areale im Subarachnoidalraum
  - Blut in der interpedunkulären Zisterne
    - Kann die einzige Manifestation einer subtilen SAB sein
- Traumatische intraventrikuläre Blutung
  - Hyperdense Areale in Plexus choroideus und Ventrikeln
  - Häufig Liquor-Blut-Spiegel
  - Auftreten üblicherweise mit Kontusionen und tief gelegenen parenchymalen Hämatomen
- Intrazerebrale Hämatome
  - Subkortikale graue Substanz (Basalganglien), Hirnstamm
  - Größe variiert von wenigen Millimetern zu einigen Zentimetern

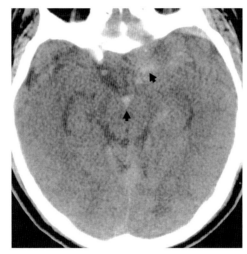

Nativ-CT eines Patienten mit geschlossenem Schädel-Hirn-Trauma zeigt eine subtile, traumatische SAB in der Fossa interpeduncularis sowie der Fissura Sylvii (Pfeile)

MRT-Befunde
- Traumatische SAB
  - Isointens zum Hirnparenchym in T1- und T2-Wichtung
  - Hohe Signalintensität in FLAIR
- Traumatische intraventrikuläre Blutung
  - Fokale Blutung im Plexus choroideus
  - +/- Blut-Liquor-Spiegel
  - Signalintensität variiert mit dem Alter des Hämatoms
- Intrazerebrale Hämatome
  - Kern aus gemischter Signalintensität (iso-, hypointens in T1-Wichtung) mit umgebendem hypointensem Ödem (hyperintens in T2-Wichtung)

Differenzialdiagnose

Aneurysmatische SAB
- Identifikation eines Aneurysmas in DSA/CTA/MRA in > 85% der Fälle
- Kontusionen, subdurales Hämatom, andere Läsionen bei praktisch allen Fällen einer traumatischen SAH nachweisbar

Pathologie

Allgemein
- Ätiologie/Pathogenese
  - Die traumatische SAB ist üblicherweise assoziiert mit Kontusionen oder einem subduralen Hämatom; entsteht wahrscheinlich aus gerissenen Venen im Subarachnoidalraum
  - Die traumatische intraventrikuläre Blutung entsteht wahrscheinlich aus Abscherung von Arterien des Plexus choroideus
  - Intrazerebrale Hämatome entstehen durch Abscherung der perforierenden Arterien

- Epidemiologie
  - Traumatische SAB
    - Bei 33% der Patienten mit moderater Hirnverletzung; fast 100% nach Autopsie
    - Traumatische SAB ist in 2–41% der Fälle mit einem Vasospasmus vergesellschaftet
  - Traumatische intraventrikuläre Blutung
    - Selten
    - Zeigt Ausmaß des Gesamttraumas an
    - Üblicherweise mit anderen Verletzungen vergesellschaftet (z. B. tiefe Parenchymhämatome)
    - Eine isolierte traumatische intraventrikuläre Blutung tritt in 5% der Fälle auf
  - Intrazerebrale Hämatome
    - 2–16% Prävalenz bei Schädel-Hirn-Traumen
    - Vergrößerung im Intervall möglich

Makroskopische und intraoperative Befunde
- Traumatische SAB: Akute Blutansammlung über den Temporallappen, in den Sulci der Konvexität
- Traumatische intraventrikuläre Blutung: Blut-Liquor-Spiegel in den Ventrikeln
- Intrazerebrale Hämatome: Bluteinlagerung zwischen kontusioniertem, ödematösem Hirnparenchym

Klinik

Klinisches Bild
- Abhängig von den Begleitverletzungen

Verlauf
- Traumatische SAB
  - Akuter Hydrozephalus selten
  - Vasospasmus
    - Kann sich schnell entwickeln (2–3 Tage nach Trauma)
    - Am häufigsten 2 Wochen nach Verletzung
    - Seltene Ursache eines posttraumatischen Infarktes
- Traumatische intraventrikuläre Blutung: Graduelle Auflösung im Verlauf
- Intrazerebrale Hämatome: Konfluieren und vergrößern sich häufig

Behandlung und Prognose
- Traumatische SAB
  - Nachweis im Initial-CT korreliert mit schlechtem Outcome
  - Kann sich unter Therapie bessern
- Traumatische intraventrikuläre Blutung
  - Selten kann sich ein intra- oder extraventrikulärer obstruktiver Hydrozephalus entwickeln

Literatur
Server A et al (2001): Post-traumatic cerebral infarction. Acta Radiol 42:254–260
Boto GR et al (2001): Basal ganglia hematomas in severely head injured patients. U Neurosurg 94:224–232
Gentry LR (1994): Imaging of closed head injury. Radiol 191:1–17

Kindesmisshandlung (nicht-akzidentelles Trauma, N.A.T.)

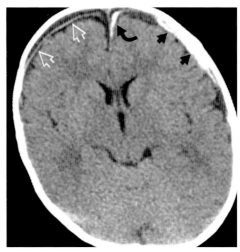

Das Nativ-CT zeigt geschichtete hyper-/hypodense subdurale Hämatome auf der linken Seite (schwarze Pfeile) und eine subdurale Membran auf der rechten Seite (offene weiße Pfeile). Beachte die Ausdehnung des akuten subduralen Hämatoms in den Interhemisphärenspalt (gebogener Pfeil). Kindesmisshandlung (nicht akzidentelles Trauma = N.A.T.)

Grundlagen

- Kindesmisshandlung = Häufigste Ursache eines traumatischen Todes in der Kindheit
- Todesursache normalerweise Hirnschwellung (nicht Blutung)
- Kinder haben relativ große Schädel, schwache Nackenmuskulatur
- Schütteltrauma → eingerissene Brückenvenen, Netzhauteinriss
- Überdehnung des zervikalen Myelons → Apnoe → ischämische Hirnschädigung

Bildgebung

Allgemeines
- Schlüsselzeichen = Säugling/junges Kind mit multiplen Blutungen unterschiedlichen Alters

CT-Befunde
- Akutes subdurales Hämatom entlang des Tentoriums oder des Interhemisphärenspalts
- Traumatische SAB/Blutauflagerungen auf der Konvexität
- Fokales oder diffuses Hirnödem
- Subdurale Hygrome/chronische subdurale Hämatome, Atrophie in 30–45%

MRT-Befunde
- Gemischte Signalintensität der subduralen Hämatome (akute überlagert von chronischen Blutungen)
- Schlitzartige Einrisse im subkortikalen Marklager
- Folgeerscheinungen: Globale Atrophie, verzögerte Myelinisierung

Befunde anderer bildgebender Verfahren
- Schädelübersichtsaufnahme: Frakturtyp und Spezifität für Kindesmisshandlung
  - Linear (niedrig)
  - Kombiniert (mittel)
  - Frakturen, die die Mittellinie/Suturen kreuzen (hoch)

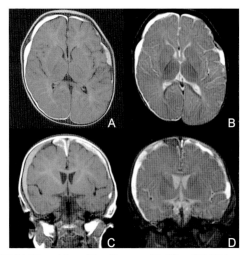

Axiale FLAIR (A), T2-gewichtete (B) und koronare T1- (C) und T2-Wichtung (D) zeigen subdurale Hämatome unterschiedlichen Alters mit unterschiedlichen Signalintensitäten. Kindesmisshandlung (N.A.T.)

- Skelettaufnahmen
  - Skelett = Häufigste Lokalisation traumatischer Veränderungen
  - Abheilende Frakturen unterschiedlichen Alters!
  - Metaphysäre Eckfrakturen
  - (Posteriore) Rippenfrakturen; Skapula- und Sternumfrakturen
  - Thorakolumbale Kompressionsfrakturen, Abrissfrakturen der Processus spinosus
- Abdomen-CT: Verletzung parenchymatöser Organe (häufig im Alter > 1 Jahr)
- Diffusionsgewichtetes MRT
  - Akut
    - Erhöhte Nachweisbarkeit von Abnormalitäten im nicht-myelinisierten Hirnparenchym
    - Areale mit eingeschränkter Diffusion (hohe Signalintensität)
  - Chronisch
    - DWI/FLAIR-„Mismatch" (in DWI keine Diffusionseinschränkung, in FLAIR Areale mit hoher Signalintensität) kann multiple Episoden einer Hirnverletzung anzeigen
- MRS: Zeigt erniedrigte NAA, erhöhte Ch/Cr-Ratio, erhöhte Laktat/Lipid-Peaks

Empfehlungen
- Nativ-CT +/- MRT zur Dokumentation des Hämatomalters sowie der Folgeerscheinungen
- Skelettübersichtsaufnahmen +/- Skelettszintigraphie (bei Alter > 2 Jahre oder unklaren Röntgenbefunden und starkem klinischen Verdacht)
- Abdomen-CT bei multiplen Verletzungen, abnormalem Labor oder Koma

Differenzialdiagnose

Akzidentielles Trauma
- Zum Grad der Verletzung passende Anamnese

Selten
- Gehirn: Koagulopathie (Leukämie, Hämophilie)
- Skelettabnormalitäten: Osteogenesis imperfecta, Rachitis, Syphilis
- Metabolisch: Glutarsäureazidurie Typ 1, Menkes-Syndrom

Pathologie

Allgemein
- Autopsie
  - In 85% Zeichen von Gewalteinwirkung auf den Schädel (Kalottenfrakturen, Prellmarken)
  - In 50% signifikante, extrakranielle Verletzungen
- Ätiologie/Pathogenese/Pathophysiologie
  - Mechanismus: Schütteltrauma/direkte Gewalteinwirkung, rotationsartige/ anguläre Dezeleration, Beschleunigung/Dezeleration
  - Gründe für besondere Verletzlichkeit von Kindern: Großes Kopf-Körper-Verhältnis und schwache Nackenmuskulatur, Hirnentwicklung
  - **Kleinere Stürze verursachen typischerweise keine ausreichenden Rotationskräfte, wie sie bei dem Spektrum der Gehirnverletzungen bei Kindesmisshandlungen nachgewiesen werden!!**
- Epidemiologie
  - Risikofaktoren:
    - Alter < 1 Jahr, Zwilling, Frühgeburt
    - Männliches Geschlecht, Stiefkind
    - Körperliche Behinderung
    - Niedriger sozioökonomischer Status
    - Junge Eltern

Makroskopische und intraoperative Befunde
- Diffuse Hirnschwellung (in 80% Todesursache)
- Akutes subdurales Hämatom in 72% (größere subdurale Hämatome bei älteren Kindern)
- In 20% Evidenz für eine vorausgegangene Hirnverletzung (chronisch subdurales Hämatom etc.)
- Traumatische Subarachnoidalblutung in 50% (häufig koexistierende Fraktur oder subdurales Hämatom)
- Retinale Blutung 70–80% (normalerweise bilateral, immer mit subduralem Hämatom)
- Schädelfrakturen in 36% (am häufigsten parieto-okzipital)
- Abheilende Frakturen unterschiedlichen Alters
- Epidurales Hämatom bei Kindesmisshandlung sehr selten

Mikroskopische Befunde
- Schwere hämorrhagisch-ischämische Enzephalopathie in 78%
- Kortikale Kontusionen, Lazerationen <10%
- Klassische diffuse Axonschädigung nur in 6%

Klinik

Klinisches Bild

- **Diskordanz zwischen angegebener Anamnese und Verletzung in der Bildgebung!** (Es wird nur ein minimales oder kein Trauma angegeben)
- Schlechter Ernährungszustand, Erbrechen, Irritabilität, Anfälle, Lethargie, Koma, Apnoe

Natürlicher Verlauf und Prognose

- Hohe Mortalität 15–38% (60%, falls bei Erstvorstellung ein Koma besteht)
- Fast 50% der Überlebenden haben neurologische Defizite
- Faktoren, die mit einem schlechten Outcome korreliert sind
  - Klinisch: Niedriger Glasgow-Coma-Scale bei Aufnahme, Notwendigkeit zur Intubation, prolongiertes Koma, Alter < 6 Monate, schlechte visuelle oder pupillomotorische Reaktion
  - Bildgebung: Ödem/Ischämie, abnormale MR-Spektroskopie

Therapie

- Eine Meldung der lokalen Kinderschutzbehörde ist obligatorisch in den USA, Kanada, Australien und einigen europäischen Ländern
  (Anm. des Übersetzers: In der BRD keine obligate Meldepflicht)
- Multidisziplinäre Intervention durch ein spezialisiertes Kriseninterventionsteam
  (zur Verhinderung weiterer Verletzungen des Kindes oder von Geschwistern)

Literatur

Geddes et al (2001): Neuropathology of inflicted head injury in children: 1. Patterns of brain damage. 2. Microscopic brain injury in infants. Brain 124(Pt 7):1290–1306

Ewing-Cobbs et al (2000): Acute neuroradiologic findings in young children with inflicted or noninflicted traumatic brain injury. Child's nerv System 16:25–34

Duhaime A-C et al (1998): Nonaccidental head injury in infants – the "Shaken-baby syndrome". NEJM 338:1822–1829

Hirnödem

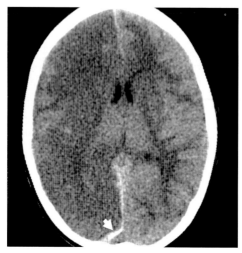

Im Nativ-CT eines Kindes nach Kindesmisshandlung zeigt sich eine ödematös geschwollene rechte Hemisphäre mit Verlust der Grenze zwischen grauer und weißer Substanz. Zusätzlich kleines interhemisphärisches, subdurales Hämatom (Pfeil).

Grundlagen

- Hirnparenchym/Liquor/Blut sind in einem geschlossenen, intrakraniellen Kompartment enthalten
- Zur Aufrechterhaltung eines normalen intrakraniellen Drucks muss die Zunahme eines Anteils durch die Abnahme der anderen Anteile ausgeglichen werden (Monro-Kellie)
- Zwei grundsätzliche Formen des Hirnödems: Vasogen und zytotoxisch
- Beide zeigen astrozytäre Schwellung, häufig gemeinsames Auftreten
- Hirnödem ist ein wichtiger sekundärer Effekt eines Traumas oder einer Ischämie

Bildgebung

Allgemein

- Schlüsselzeichen = Fokaler/diffuser Anstieg des Wassergehalts des Hirnparenchyms
- Biphasisches Muster beim Trauma
  - Sofortiges vasogenes Ödem
  - Zytotoxisches Ödem innerhalb von Stunden
  - Normalerweise benachbart zu/gemischt mit kontusioniertem Hirn
  - Kann diffus sein
    - Ältere Kinder/Jugendliche
    - Kann aus anhaltender posttraumatischer zerebraler Hypoperfusion beim unreifem Hirn entstehen
- Posttraumatisches Ödem bildet sich innerhalb von 2 Wochen zurück
- Atrophie verbleibt

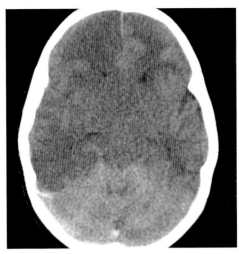

Der Follow-up-Scan nach 24 Stunden zeigt eine diffuse Dichteminderung in beiden Hemisphären mit einem „weißen Zerebellum"-Zeichen. Der Hirntod wurde über eine Isotopenfluss-Studie dokumentiert.

CT-Befunde
- Nativ-CT
  - Dichteabfall des Hirnparenchyms, weiße Substanz mehr als graue Substanz
    - Marklager weniger resistent wegen Flüssigkeitsansammlung als graue Substanz
    - Verlust der Grenze graue/weiße Substanz
  - Bei Schädel-Hirn-Trauma oft gemischt mit hyperdensen Herden (Blutung)
  - Komprimierte Ventrikel/geschwollene Sulci
  - Vasogenes Ödem ausgeprägter in weißer Substanz, zytotoxisches Ödem ausgeprägter in grauer Substanz
  - Herabgesetzte, supratentorielle Perfusion bei Erhalt der infratentoriellen Perfusion → „weißes Zerebellum"-Zeichen
- Kontrastmittel-unterstütztes CT
  - Normalerweise kein Kontrastmittel-Enhancement außer bei Störung der Blut-Hirn-Schranke

MRT-Befunde
- Hypointens in T1- und hyperintens in T2-Wichtung
- Fleckiges Enhancement bei Störung der Blut-Hirn-Schranke

Befunde anderer bildgebender Verfahren
- Diffusionsgewichtete MRT
  - Vasogen: Zunahme des Hirnwassergehaltes (erhöhter Diffusionskoeffizient)
  - Zytotoxisch: Zellschwellung (erniedrigter Diffusionskoeffizient)
- MR-Spektroskopie: Erniedrigtes NAA, erhöhtes Cho (Membranstörung)
- PET/SPECT: Zeigt erniedrigtes, relatives zerebrales Blutvolumen, Hypometabolismus
- MR-Angiographie: Möglicherweise erniedrigter Fluss, Hirn-Perfusion

Differenzialdiagnose

Hypoxische Enzephalopathie

Metabolische Enzephalopathie
- Urämie
- Hypertensive Enzephalopathie
- Erhöhter venöser Druck
- Mitochondriale Erkrankungen (z. B. MELAS-Syndrom)

Pathologie

Allgemein
- Allgemeine Anmerkungen
  - Zunahme des Wassergehalts des Hirnparenchyms
  - Astrogliale Schwellung (keine reaktive Astrogliose)
- Ätiologie/Pathogenese/Pathophysiologie
  - Vasogenes Ödem
    - Blut-Hirn-Schrankenstörung
    - Endotheliale tight junctions eingerissen → Leckage von Proteinen/Natrium/ Wasser → dem Druckgefälle folgender Flüssigkeitszustrom in die extrazellulären Räume
    - Vorwiegend weiße Substanz, Myelin (große assoziative Leitungsbahnen, relative Aussparung der kommissuralen oder Projektionsfasern)
  - Zytotoxisches Ödem
    - Intrazelluläres Ödem (geschlossene Schranken)
    - Störung Energiehaushalt → Verlust der Natrium-Kalium-Homöostase
    - Intrazelluläre Wasseraufnahme verursacht Zellschwellung und Kontraktion des extrazellulären Raumes
  - Andere Störungen des Hirnwassergehalts
    - Hydrozephalus (interstitiell) = Erhöhtes intraventrikuläres Volumen-Druck-Verhältnis presst Liquor durch die Ventrikelwände
    - Hydrostatisch (Stauung) = Hoher intravaskulärer Druck → Anstieg des zerebrovaskulären Widerstands → Transsudation aus dem Kapillarbett
    - Hypoosmolar = Überinfusion mit i.v.-Flüssigkeiten, inadäquate Sekretion von antidiuretischem Hormon; multiple bilaterale Läsionen in 90%

Makroskopische und intraoperative Befunde
- Anstieg des Hirnwassergehalts, Obliteration der Zisternen, Ventrikel und Sulci

Mikroskopische Befunde
- Veränderungen korrelieren mit Hypoxie und Hirntod

Klinik

Klinisches Bild
- Variiert mit der primären Verletzung

Verlauf
- Langsam zunehmende Läsionen können ohne erhöhten intrazerebralen Druck kompensiert werden
- Schnelle Expansion (Trauma, schnelles Tumorwachstum, Abszess)
  - Schneller Anstieg des intrazerebralen Drucks
  - Kaskade von Folgeerscheinungen (z. B. Ausschüttung von Exzitotoxinen)
  - Zelltod

Therapie und Prognose
- Ziel = Aufrechterhaltung des zerebralen Perfusionsdrucks, ohne ein vasogenes, hydrostatisches Ödem zu induzieren
- Osmotherapie, neuroprotektive Medikamente und Steroide werden kontrovers diskutiert

Literatur
Bauer et al (1999): Ontogenetic aspects of traumatic brain edema – facts and suggestions. Exp Toxicol Pathol 51:143–150
Pollay M (1996): Blood-brain barrier; Cerebral edema. In Wilkins RH, Rengachary SS (eds.): Neurosurgery, 2nd ed McGraw-Hill
Barzo P et al (1997): MRI diffusion-weighted spectroscopy of reversible and irreversible ischemic injury following closed head injury. Acta Neruochir Supp. (Wien) 70:115–118

Traumatische Gefäßschädigungen

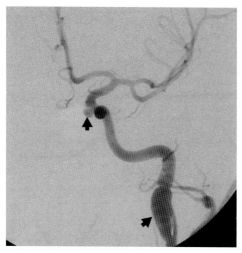

Das Angiogramm der linken A. carotis communis bei einem Patienten mit Schädelbasis-fraktur zeigt zwei traumatische Pseudoaneurysmen (Pfeile).

Grundlagen

- Hämodynamische Alterationen (lokale, regionale, diffuse Perfusionsstörungen) sind häufig bei Schädel-Hirn-Trauma
- Pseudoaneurysmen, Dissektion, Gefäßeinrisse oder arterio-venöse Fisteln sind seltenere vaskuläre Gründe für eine verzögert auftretende klinische Verschlechterung
- Vaskuläre Läsionen durch ein penetrierendes Schädeltrauma zeigen andere Pathogenese und klinische Folgeerscheinungen als nicht-penetrierende Verletzungen

Bildgebung

Allgemein

- Auftreten können Vasospasmus, Lazeration, Dissektion, Pseudoaneurysma, fokale oder generalisierte Hypoperfusion oder direkte zerebrale Infarkte
- > 80% der zervikal gelegenen Gefäßverletzungen involvieren die A. carotis

CT-Befunde

- Nativ-CT (abhängig von der Läsion)
  - Fokales Hämatom (Pseudoaneurysma)
  - Hypodensitäten in grauer/weißer Substanz
    - Ischämie (Vasospasmus, embolische Infarkte)
  - Sekundäre Infarkte durch Herniation von Hirngewebe
    - Deszendierende transtentorielle Herniation: Okklusion der A. cerebri posterior
    - Unter der Falx cerebri: Okklusion der A. cerebri anterior
    - Zentral: Okklusion der basal perforierenden Gefäße
  - Dilatierte Arterien, Venen/durale Sinus (traumatische arteriovenöse Fistel)

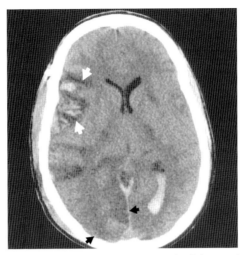

Nativ-CT 48 Stunden nach Schädel-Hirn-Trauma zeigt kortikale Kontusionen (weiße Pfeile) und eine intraventrikuläre Blutung. Aus einer unteren Einklemmung resultierte eine Okklusion der A. cerebri posterior mit einem okzipitalen Infarkt (schwarze Pfeile).

MRT-Befunde
- Akutes Hämatom (üblicherweise isointens in T1- und hypointens in T2-Wichtung)
- Ischämie: Hypointense Herde in T1-Wichtung, hyperintens in T2-Wichtung und FLAIR

Befunde weiterer bildgebender Verfahren
- Angiographie (perforierende Halsverletzung)
  - Häufigste Verletzung der A. carotis = Okklusion (35%)
  - Pseudoaneurysma (33%)
  - Initimallappen und Dissektionen (33%)
  - Arteriovenöse Fisteln
  - Vasospasmus (segmentale/generalisierte Einengung von Arterien)
- DSA (traumatisches intrazerebrales Aneurysma)
  - In 50% A. cerebri media beteiligt
  - In 25% distale A. cerebri anterior
  - In 25% petröse/kavernöse A. carotis interna oder A. basilaris
- CT-Angiographie
  - Hohe Sensitivität und Spezifität bei perforierender Halsverletzung
  - Einzelne oder multiple Areale von intrazerebraler Hypoperfusion
  - Wandunregelmäßigkeiten, Kaliberschwankungen
  - Kontrastmittelextravasation
  - Fehlendes intravaskuläres Enhancement
- MR-Angiographie: Gefäßverschluss, regionale Hypoperfusion
- Diffusionsgewichtete MRT: Einschränkung der Diffusion (hyperintenses Signal)
- Transkranielle Doppler-Sonographie (traumainduzierter Vasospasmus)
  - Erhöhte Spitzengeschwindigkeit in der A. cerebri media (V_{MCA})
  - Erhöhte „hemispheric ratio" (V_{MCA}/V_{EC-ICA})

Differenzialdiagnose

Vasospasmus vs. Dissektion
- MRT/MR-Angiographie zeigt den Intimalappen, intra- oder perivaskuläres Hämatom

Große Kontusion vs. Hämatom durch traumatisches Pseudoaneurysma
- Dynamische Kontrastmittel-MRT oder MR-Angiographie bzw. CT-Angiographie zeigen das Aneurysma

Pathologie

Allgemein
- Ätiologie/Pathogenese
  - Direktes penetrierendes Trauma (z. B. Schussverletzung)
  - Nicht-penetrierendes (stumpfes) Trauma
    - Verletzungen der A. vertebralis häufiger als der A. carotis
    - In 46% der Fälle mit Frakturen des Foramen transversarium, in 75% bei Facettengelenksdislokationen
    - Überdehnung der A. carotis bei schneller Dezeleration, Hyperextension oder Rotation des Halses
    - Verletzung im intrakraniellen Verlauf durch Schädelbasisfrakturen oder Stoß der Arterie gegen Kalotte/Dura
    - Embolie (von Intimalappen, Dissektion, Pseudoaneurysma usw.)
  - Indirekte Verletzungsfolgen
    - Vasospasmus
    - Störung der Blut-Hirn-Schranke mit vasogenem Ödem
    - Exzitatorische Aminosäuren induzieren zelluläre („zytotoxische") Schwellung
- Epidemiologie
  - 17–36% der Patienten mit perforierendem Trauma haben eine Gefäßverletzung
  - Niedrige Prävalenz (0,67%) bei stumpfem Trauma

Klinik

Klinisches Bild
- Unklare klinische Verschlechterung und/oder Auftreten eines zunehmenden oder atypischen Hämatoms soll Anlass zur Suche nach einer möglichen Gefäßverletzung sein
- Klinische Untersuchung
  - Niedrige Sensitivität (60%) bei der Erkennung von Gefäßverletzung
  - Symptome häufig verzögert (12–24 Stunden bis zu einigen Wochen)
  - Variiert abhängig vom Typ der Verletzung
- Selten aber potenziell lebensbedrohlich = Fraktur des Sinus sphenoidalis mit massiver Epistaxis und traumatischem Pseudoaneurysma der A. carotis

Therapie und Prognose
- Das Monitoring bezüglich Ischämie, Hyperämie oder Vasospasmus ist ein „Muss"
- An endovaskuläre Therapiemöglichkeit von Pseudoaneurysmen oder Vasospasmus etc. denken

Literatur

Server A et al (2001): Post-traumatic cerebral infarction. Acta Radiol 42:254–260
Redekop G et al (2001): Treatment of traumatic aneurysms and arteriovenous fistulas of the skull base by using endovascular stents. J Neurosurg 95:412–419
LeBlang SD et al (2000): Noninvasive imaging of cervical vascular injuries. AJR 174:1269–1278

Herniationen

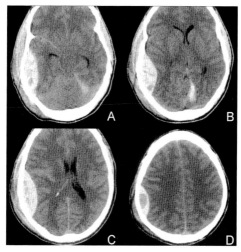

Das Nativ-CT zeigt ein sich schnell entwickelndes epidurales Hämatom mit einer Verlagerung der Seitenventrikel von rechts nach links und eine daraus resultierende Herniation unter der Falx cerebri.

Grundlagen
- Sekundärfolgen häufig fataler als die Primärverletzung
- Herniationen, ein erhöhter intrazerebraler Druck, eine alterierte, zerebrale Hämodynamik und Flüssigkeitsverteilung führen zu einer Exazerbation der Schwere des initialen Traumas

Bildgebung
Allgemein
- Schlüsselzeichen = Verlagerung/Schwellung der inneren und äußeren Liquorräume (Ventrikel, Sulci)
- Hirnparenchym und Gefäße shiften von einem Kompartment in ein anderes

CT-Befunde
- Subfalzine Herniation
  - Gyrus cinguli unter der Falx verlagert
  - Seitenventrikel zur Gegenseite verlagert
  - Ipsilateraler Ventrikel komprimiert
  - Obstruktion des Foramen Monroi, Aufstau des Seitenventrikels
  - Verlagerung der A. cerebri anterior, diese kann verschlossen werden
- Einseitige deszendierende transtentorielle Herniation
  - Früh
    – Uncus, Gyrus parahippocampalis nach medial vorgewölbt
    – Ipsilaterale supraselläre Zisterne komprimiert
  - Spät
    – Komplette Obliteration der suprasellären Zisterne
    – Der Hirnstamm verlagert sich von der Raumforderung weg (kann gegen das Tentorium komprimiert werden)
    – Hirnnerv III komprimiert
    – A. cerebri posterior wird inferomedial verlagert, kann okkludieren (okzipitaler Infarkt)

Herniationen

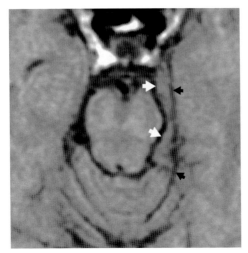

Die axiale T1-gewichtete MRT-Schicht eines Patienten mit früher deszendierender transtentorieller Herniation zeigt den Temporallappen (weiße Pfeile) nach medial über das Tentorium (schwarze Pfeile) verlagert.

- Bilaterale deszendierende transtentorielle Herniation („zentrale" Herniation)
  - Ausgeprägter uni- oder bilateraler supratentorieller Raumforderungseffekt
  - Beide Hemisphären sowie die basalen Nuclei werden nach kaudal gedrückt
  - Dienzephalon und Mittelhirn werden nach kaudal durch die Inzisur verlagert
  - Beide Temporallappen herniieren in den tentoriellen Hiatus
  - Die perforierenden Arterien obliterieren oft, verursachen dadurch basale Infarkte
- Aszendierende transtentorielle Herniation
  - Vermis und Zerebellum nach oben durch die Inzisur gedrückt
  - Cisterna quadrigeminalis deformiert
  - Mittelhirn nach anterior verlagert
  - Der Aquädukt kann obstruiert werden, es resultiert ein Hydrozephalus
- Transalare Herniation
  - Selten
  - Kann aszendieren (verursacht durch eine große Raumforderung der mittleren Schädelgrube) oder deszendieren (große Raumforderung frontal)
  - Temporallappen und A. cerebri media über den großen Keilbeinflügel verlagert
- Tonsillenherniation
  - Kleinhirntonsillen nach kaudal gedrückt, in das Foramen magnum gepresst
  - Obliteration der Cisterna magna
  - Der vierte Ventrikel kann obstruieren, es resultiert ein Hydrozephalus
- Transdurale/transkranielle Herniation
  - Schädelfraktur plus Duralazeration (auch durch Kraniotomie hervorgerufen)
  - Erhöhter Hirndruck
  - Hirnparenchym tritt durch die gerissene Dura hindurch
  - Ausdehnung auch unter die Galea möglich

MRT-Befunde
- Deszendierende, transtentorielle Herniation
  - Befunde in axialer und koronarer Schichtführung ähnlich zum CT
  - Sagittale Schichtführung (siehe Diagnose „intrakranielle Hypotension")
    - Mittelhirn nach inferior verlagert
    - Winkel zwischen Mittelhirn und Pons wird spitzer
    - Chiasma opticum/Hypothalamus nach unten verlagert, über die Sella geknickt
    - +/- sekundäre Tonsillenherniation
- Hämodynamische Effekte der Herniationen
  - Diffuse Perfusionsstörungen
  - Gefäßverschlüsse, Infarkte
  - Diffuses Hirnödem, Schwellung der Gyri

Differenzialdiagnose

Intrakranielles Hypotensionssyndrom
- Duraverdickung, Enhancement

Pathologie

Allgemein
- Ätiologie/Pathogenese
  - Blutung und extrazelluläre Flüssigkeit akkumulieren innerhalb eines abgeschlossenen Raums
  - Liquorräume (Zisternen, Ventrikel) sind initial komprimiert
  - Wenn das erhöhte intrakranielle Volumen nicht kompensiert werden kann
    - Großflächige mechanische Verlagerung von Hirnparenchym und Gefäßen
    - Herniation von Gehirn
  - Exazerbation der Schwere des primären Traumas
  - Kann sekundäre Ischämie oder Infarkt verursachen
    - Verschluss der A. cerebri posterior, am häufigsten okzipitaler Infarkt
    - Verschluss der A. cerebri anterior, distale Infarkte (Gyrus cinguli)
    - Perforierende Arterien, Basalganglien- und Capsula-interna-Infarkte
    - Mittelhirnblutungen („Duret")

Makroskopische und intraoperative Befunde
- Makroskopisch Schwellung, ödematöses Hirnparenchym
- Komprimierte Gyri, gegen das Kalvarium gepresst
- Verschwollene Sulci

Klinik

Klinisches Bild
- Pupillomotorikstörung durch Lähmung des III. Hirnnervs
- Verminderter Blutfluss im Hirnstamm, kardiovaskulärer Kollaps
- Dezerebrierte Körperhaltung
- Kernophan-Fissur
  - „Falsches Lokalisationszeichen"
  - Ipsilaterale Hemiplegie (Kompression des gegenseitigen Pedunculus cerebri gegen das Tentorium)

Verlauf
- Hirntod, falls der intrakranielle Druck unvermindert ansteigt und der Raumforderungseffekt zunimmt

Therapiemöglichkeiten
- Ziel ist die Unterdrückung von Sekundäreffekten des Traumas
- Prolongierte, posttraumatische Hirnhypersensitivität
    - Möglichkeit eines potenziellen „therapeutischen Fensters"
    - Mögliche Effekte neuroprotektiver Agenten

Literatur

Juul N et al (2000): Intracranial hypertension and cerebral perfusion pressure. J Neurosurg 92:1–6

Laine FJ et al (1995): Acquired intracranial herniations. AJR 165:967–973

Povlishock JT et al (1995): Are the pathobiological changes evoked by traumatic brain injury immediate and irreversible? Brain Pathol 5:415–426

Hirntod

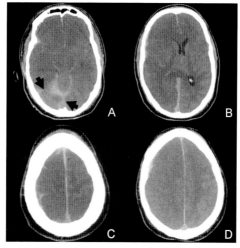

Das Nativ-CT zeigt ein diffuses posttraumatisches Hirnödem. Beachte die Abblassung der Rinden-Mark-Grenze. Die Hemisphären erscheinen dichtegemindert im Vergleich zum „weißen" Zerebellum (A, Pfeile).

Grundlagen

- Hirntod = Komplettes, irreversibles Sistieren der Hirnfunktionen
- Der Hirntod ist anatomisch und physiologisch komplex
- Gesetzliche Bestimmungen variieren mit der Rechtssprechung
- Hirntod ist primär eine klinische Diagnose
- **Die Bildgebung kann die Diagnose bestärken, jedoch die klinischen Kriterien nicht ersetzen!**

Bildgebung

Allgemeine Befunde

- Schlüsselzeichen = Fehlender Fluss in den intrakraniellen Arterien oder venösen Sinus
- Diffuses Hirnödem
- Liquorräume komprimiert, Gyri geschwollen

CT-Befunde

- Kein intravaskuläres Enhancement
- Diffuses Hirnödem
  - Verlust der Differenzierung von grauer und weißer Substanz
  - „Reversal sign" (Dichte des Zerebellums >> Hemisphären)
  - Die niedrige Dichte des Hirnparenchyms kann Gefäße in den basalen Zisternen hyperdens erscheinen lassen, sollte nicht mit einer Subarachnoidalblutung verwechselt werden!

MRT-Befunde

- Keine intrakraniellen „flow voids" (intravaskulärer Signalverlust durch Blutfluss in Gefäßen)
- Herniation von Hirngewebe (zentrale deszendierende transtentorielle Herniation, Tonsillenherniation)

Hirntod

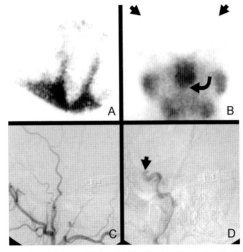

Nachgewiesener Hirntod dargestellt durch fehlenden intrakraniellen Blutfluss in der Isotopen-Studie (A). (B) „Glühbirnen" (Pfeile) und „Hot nose" (gebogener Pfeil) Zeichen. (C, D) Angiogramm der A. carotis communis zeigt Kontrastmittelstase in der A. carotis interna. Fehlender intrakranieller Blutfluss (D, Pfeil).

- Schwellung der Gyri mit schlechter Rindenmarkdifferenzierung
  - Kortex hyperintens in T2-Wichtung und FLAIR
- Verstärktes Enhancement von Strukturen des Gesichtsschädels
- Diffusionsgewichtete MRT: Diffuse Hyperintensität der Hemisphären, deutliche Erniedrigung des Diffusionskoeffizienten

Befunde anderer bildgebender Verfahren
- Angiographie/MR-Angiographie/CT-Angiographie
  - Fehlender intrakranieller Blutfluss
  - Stase des Kontrastmittels (A. carotis externa reichert an, supraklinoidale A. carotis interna jedoch nicht)
- Diffusionsgewichtete MRT
  - Diffuse Hyperintensität der Hemisphären
  - Starke Erniedrigung des Diffusionskoeffizienten
- Nuklearmedizinisch (Perfusions-Scan, Angiographie)
  - Fehlen des arteriellen Flusses in der dynamischen Studie
  - Keine signifikante intrakranielle Aktivität
  - Normale/erhöhte extrakranielle Aktivität („Hot-nose"-Zeichen)
- Orbitale Dopplersonographie
  - Fehlen/Umkehrung des enddiastolischen Flusses in der A. ophthalmica und A. centralis retinae
  - Ausgeprägter Anstieg der resistive indices in den intrakraniellen Arterien
- Transkranieller Doppler
  - Globales Sistieren der Zirkulation
  - Oszillierendes Signal („hin und her")
  - Systolischer Spike
  - Fehlendes Signal

Differenzialdiagnose

Technische Probleme

Falsches Bolus-Timing

Angiographiekatheter-induzierter Vasospasmus

Diffuses Hirnödem aus reversibler Ursache

Status epilepticus

Medikamentenüberdosierung

Pathologie

Allgemein
- Ätiologie/Pathogenese/Pathophysiologie
  - Ausgeprägte Zellschwellung erhöht den intrakraniellen Druck
  - Deutlich erhöhter intrakranieller Druck reduziert den zerebralen Blutfluss
  - Falls der intrakranielle Druck über den enddiastolischen Druck in den intrazerebralen Arterien steigt, entsteht eine diastolische Flussumkehr
  - Wenn der intrazerebrale Druck über den systolischen Druck ansteigt, sistiert der Blutfluss
  - Vollständiger und irreversibler Verlust der Hirnfunktion

Makroskopische und intraoperative Befunde
- Deutlich geschwollenes Hirnparenchym mit massiv komprimierten Sulci
- Zentrale Herniation (komplette bilaterale deszendierende transtentorielle Herniation)
  - Verlagerung der basalen Hirnstrukturen und des Mittelhirns nach kaudal
  - Einkerbung beider Temporallappen durch die tentorielle Inzisur

Klinik

Klinisches Bild
- Tiefes Koma (Glasgow-Coma-Scale = 3) bekannter Ursache
- Ursachen eines tiefen, aber reversiblen Komas müssen ausgeschlossen werden!
- Klinische Diagnose des Hirntods sehr verlässlich, wenn
  - Die Untersucher erfahren sind
  - Die Untersucher etablierte Kriterien anwenden

Verlauf
- Ergänzende Studien (fehlende akustisch evozierte Potenziale, „isoelektrisches" kortikales EEG, kein intrakranieller Fluss in der Bildgebung) helfen, die klinische Diagnose zu bestätigen
- Hirnstammtod
  - Fehlende Reflexe (okulärer Mikrotremor, etc.)
  - Apnoetest

Literatur

Nakahara M et al (2001): Diffusion-weighted MR and apparent diffusion coefficient in the evaluation of severe brain injury. Acta Radiol 42:365–369

Flowers WM Jr et al (2000): Accuracy of clinical evaluation in the determination of brain death. So Med J 93:203–206

Powner Dj et al (1999): Current considerations in the issue of brain death. Neurosurg 45:1222–1227

PocketRadiologist™
Gehirn
Die 100 Top-Diagnosen

INFEKTIONEN

Meningitis

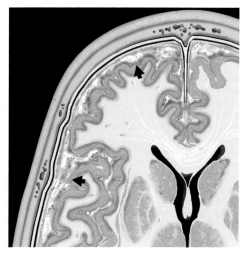

Die axiale Grafik illustriert die serpentinenartige Infektion des pialen subarachnoidalen Raumes (Pfeile), die das häufigste Muster in der akuten pyogenen Meningitis darstellt

Grundlagen
- Die Diagnose Meningitis ist eine Kombination aus klinischer und Labordiagnose!
- Die Pathologie ist im Allgemeinen gleich, unabhängig vom zugrundeliegenden Agens
- Die bildgebenden Befunde sind unspezifisch
- Die Bildgebung zeigt am besten die Komplikationen

Bildgebung
Allgemein
- Im Initialstadium unauffälliger Befund möglich
- Anreicherung von Pia und Subarachnoidalraum
- Hydrozephalus entsteht häufig als frühe Komplikation
- Schlüsselzeichen = Positiver Liquorbefund nach Lumbalpunktion!

CT-Befunde
- Nativ-CT
  - Geringe Vergrößerung der Ventrikel
  - Verschmälerung der basalen Zisternen
- Kontrastmittel-CT
  - Anreicherndes Exsudat in Sulci und Zisternen
  - Areale niedriger Dichte durch Perfusionsstörungen

MRT-Befunde
- Exsudat ist isointens in T1-Wichtung, hyperintenses Signal in T2-Wichtung, Anreicherung
- FLAIR zeigt hyperintenses Signal in den Sulci und Zisternen

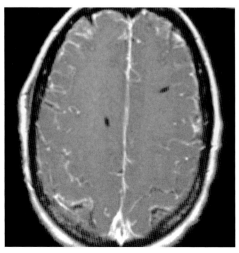

Das kontrastmittelunterstützte T1-gewichtete MRT eines Patienten mit pyogener Meningitis zeigt ein diffuses Enhancement pial sowie im Subarachnoidalraum

- Komplikationen
  - Extraventrikulärer, obstruktiver Hydrozephalus
  - Ventrikulitis, Plexitis des Plexus choroideus
  - Zerebrovaskulär (Arteriitis, Infarkt, venöse Thrombose)
    - Hirnödem, Infarkt
    - Diffusionsgewichtete MRT, SPECT hilfreich zur Abgrenzung von Perfusionsstörungen

Befunde anderer bildgebender Verfahren
- Ultraschall: Erweiterung der Sulci, echogene Ablagerungen im Subarachnoidalraum
- Angiographie/MR-Angiographie/CT-Angiographie: Einengung und Verschluss von Arterien

Differenzialdiagnose

Nicht-pyogene Meningitis (z. B. subarachnoidale Metastasierung)

Sarkoidose

Gadolinium im Liquor
- Dialysepflichtige Patienten mit terminaler Niereninsuffizienz
- Erhöhtes Liquorsignal in T1-Wichtung, FLAIR

Pathologie

Allgemein
- Veränderungen im ZNS ähneln sich im Großen und Ganzen unabhängig vom Mikroorganismus
- Die Bakterien vermehren sich im Liquor
- Eintrittswege ins ZNS
  - Hämatogen
  - Plexus choroideus

- Eitriges Exsudat füllt den Subarachnoidalraum
- Die Pia wird leicht durch Entzündungszellen penetriert, Störung der Blut-Hirn-Schranke
- Meningitis-assoziierte Hirnschädigung
  - Zytokine
  - Freie Stickstoffradikale
  - Hippokampale Apoptose (Zelltod)

Makroskopische und intraoperative Befunde
- Zisternen und Sulci gefüllt mit trübem Liquor, schließlich mit cremigem Eiter
- Pia gefäßinjiziert, kann Subarachnoidalblutung vortäuschen
- Der Kortex kann ödematös sein
- Ependymitis/Ventrikulitis

Mikroskopische Befunde
- Meningeales Exsudat
  - Polymorphe Granulozyten
  - Fibrin
  - Intra- und extrazelluläre Bakterien
- Gefäße innerhalb des Exsudats können eine fibrinoide Nekrose oder Thrombose zeigen
- Herde kortikaler Nekrosen
- Infektion kann sich in die perivaskulären Räume ausbreiten
- Subpiale mikrogliale und astrozytäre Proliferation

Klinik

Klinisches Bild
- Krankheitsgefühl, Fieber, Kopfschmerz
- Meningismus
- +/- Störungen der mentalen Funktionen

Verlauf
- Effektive antimikrobielle Medikamente haben Mortalität und Morbidität reduziert, aber nicht beseitigt
- Gestörte Liquorresorption kann einen extraventrikulären, obstruktiven Hydrozephalus verursachen
- Erhöhter Hirndruck und zerebrale Perfusionsstörungen können als frühe Komplikationen auftreten
- Zerebritis, Abszesse möglich

Literatur

Rai AT, Hogg JP (2001): Persistence of gadolinium in CSF: A diagnostic pitfall in patients with end-stage renal disease. AJNR 22:1357–1361

Andreula CF et al (1999): CNS infections. Eur Radiol 9 (supp. 2):15–26

Gray F (1997): Bacterial infections. Brain Pathol 7:629–647

Empyem

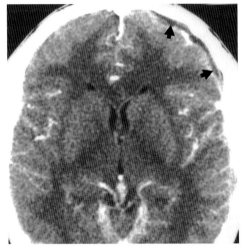

Kontrasmittelunterstütztes CT eines Patienten mit frontaler Sinusitis (nicht abgebildet), Meningitis sowie einem kleinen linksfrontalen, subduralen Empyem (Pfeile).

Grundlagen
- Epi- und subdurale Empyeme sind selten, jedoch häufig letal
- Können schnell voranschreiten, werden als neurochirurgische Notfälle angesehen
- Klinische Diagnose häufig spät gestellt, Verwechslung mit Meningitis
- MRT > CT in der Darstellung bezüglich Vorhandensein, Art, Ausdehnung und Komplikationen

Bildgebung

Typische Zeichen
- Schlüsselzeichen = Extraaxiale Flüssigkeitsansammlung mit randständiger Anreicherung
- > 2/3 assoziiert mit Sinusitis
- 15% der Fälle haben sowohl epi- als auch subdurales Empyem

CT-Befunde
- Subdurales Empyem (N.B.: Kann klein sein, leicht zu übersehen!)
  - Halbmondförmige iso-/hyperdense extraaxiale Flüssigkeitsansammlung
    - In > 50% im Konvexitätsbereich
    - In 20% parasagittal neben Falx
  - Starkes peripheres, randständiges Enhancement
  - Sinusitis in 67%, Mastoiditis in 10%
- Epidurales Empyem
  - Bikonvexe Flüssigkeitsansammlung (hypodens) zwischen Dura und Calvarium
  - Üblicherweise direkt neben dem Sinus frontalis
  - Subgalealer Abszess häufig

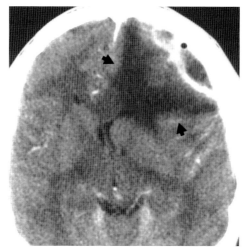

Gleicher Fall wie vorherige Seite, 48 Stunden später. Zunahme des subduralen Empyems. Diffuse Dichteminderung im linken Frontallappen (Pfeile), sekundär entstanden aus einem venösen Infarkt.

MRT-Befunde
- Subdurales Empyem
  - Signalintensitäten in den meisten Sequenzen hyperintenser als Liquor
  - Umgebende Membranen
    - Starkes Enhancement
    - Kann septiert sein, evtl. fibröse Membranen enthaltend
  - Darunter liegendes Hirnparenchym kann hyperintens in T2-Wichtung und FLAIR sein
- Epidurales Empyem
  - Linsenförmige Flüssigkeitsansammlung bifrontal oder im Bereich der Konvexität
    - Nach zentral verlagerte Dura als hypointense Linie abgebildet
  - Kann die Mittellinie im Frontalbereich überkreuzen
  - Epidurales Empyem der hinteren Schädelgrube
    - Typischerweise am sinoduralen Winkel
    - Tegmen thympani erodiert
    - Eiter kann sich in den Kleinhirn-Brücken-Winkel ausdehnen

Befunde anderer bildgebender Verfahren
- Ultraschall
  - Hilfreich bei Kindern
  - Echogene Flüssigkeitsansammlung im Bereich der Konvexität
    - Heterogen
    - Hyperechogene, fibröse Membrane
    - Dicke, hyperechogene innere Membran
- Diffusionsgewichtete MRT: Einschränkung der Diffusion (erhöhte Signalintensität)

Differenzialdiagnose

Chronisch subdurales Hämatom
- MRT zeigt Blutabbauprodukte

Subdurales Hygrom
- Nicht-anreichernde liquordichte Flüssigkeitsansammlung, Traumaanamnese

Subdurales Liquorkissen
- Sterile, nicht-anreichernde liquorartige Flüssigkeitsansammlung
- Tritt bei 40–60% der Kinder mit pyogener Meningitis auf

Pathologie

Allgemein
- Ätiologie/Pathogenese
  - Säuglinge, Kleinkinder
    - Meningitis
  - Ältere Kinder, Erwachsene
    - Sinusitis in 2/3 der Fälle
    - Direkte Ausbreitung durch die Hinterwand des Sinus frontalis
    - Retrograde Ausbreitung durch die klappenlosen, venösen Verbindungen der intra- und extrazerebralen Räume
    - Mastoiditis in 20%
    - Perforierendes Trauma (selten)
  - Verursachende Mikroorganismen: Am häufigsten sind Streptokokken, Hämophilus influenzae, Staph. aureus, Staph. epidermidis

Makroskopische und intraoperative Befunde
- Abgekapselte, gelbliche, eitrige Flüssigkeitsansammlung
- Breitet sich weitläufig aus
  - Kann septiert sein
- Osteitis in 35% der Fälle

Klinik

Klinisches Bild
- Typischerweise Fieber und Kopfschmerzen
- Meningismus häufig, kann eine Meningitis vortäuschen
- Subgalealer Abszess in 1/3 der Fälle
- +/- periorbitale Schwellung
- Sinusitis oder Ohrinfektion in mehr als 75% der Fälle

Verlauf
- Schnelle Entwicklung, fulminanter Verlauf
- Kann tödlich enden, wenn nicht erkannt und behandelt
  - Bildgebung ist essenziell, da eine Liquorpunktion tödlich sein kann
  - Liquoruntersuchung kann normal ausfallen
- Komplikationen häufig
  - Hirnabszess in 5%
  - Thrombophlebitis kortikaler Venen
  - Venöser Infarkt
  - Zerebrales Ödem
  - Hydrozephalus (> 75% der Fälle bei infratentoriellem subduralen Empyem)

Therapie und Prognose
- Operative Drainage durch eine ausgedehnte Kraniotomie
- Antibiotika

Literatur

Nathoo N et al (2001): Craniotomy improves outcomes for cranial subdural emypemas: Computed tomography-era experience with 699 patients. Neurosurg Oct. 2001 (in press)

Nathoo N et al. (1999) : Crania extradural empyema in ghe era of computed tomography. Neurosurg 44 :754–784

Chen C-Y et al (1998) : Subdural emypema in 10 infants : US characteristics and clinical correlates. Radiol 207 :609–617

Hirnabszess

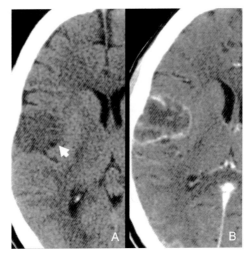

Nativ-CT (A) zeigt ein unspezifisches, hypodenses Areal rechts temporal (Pfeil). Im Kontrastmittel-CT 2 Tage später (B) zeigt sich ein unscharf begrenztes, ringförmiges Enhancement. Frühe Zerebritis.

Grundlagen
- Potenziell tödliche, aber therapierbare Läsion
- Ringförmig anreichernde Struktur ist häufigster Befund, jedoch unspezifisch
- Diffusionsgewichtete MRT und MR-Spektroskopie hilfreich, um einen Abszess von anderen Veränderungen zu unterscheiden

Bildgebung

Typische Zeichen
- Schlüsselzeichen = Ringförmig anreichernde Läsion mit hoher Signalintensität in Diffusionswichtung, erniedrigter Diffusionskoeffizient
- Bildgebung variiert mit dem Stadium der Abszessentwicklung

CT-Befunde
- Frühe Zerebritis (radiologisch Stadium I)
  - CT kann im Frühstadium normal sein
  - Schlecht abgrenzbare, hypodense subkortikale Läsion
  - +/- geringes flächiges Enhancement, Raumforderungseffekt
- Späte Zerebritis (Stadium II)
  - Zentrales hypodenses Areal
  - Irreguläres peripheres, ringförmiges Enhancement
  - Peripheres Ödem, zunehmender Raumforderungseffekt
  - Gasenthaltender Abszess selten
- Frühe Kapsel (Stadium III)
  - Hypodenses Zentrum mit dünner, abgrenzbarer anreichernder Kapsel
    – Zentralster Anteil ist am dünnsten, dickster Anteil nahe der Hirnrinde
  - Kann lobuliert sein und „Tochter"-Abszesse haben
  - Geringes vasogenes Ödem
- Späte Kapsel (Stadium IV)
  - Hülle schrumpft, Kapsel verdickt sich
  - Ödem und Raumforderungseffekt nehmen ab

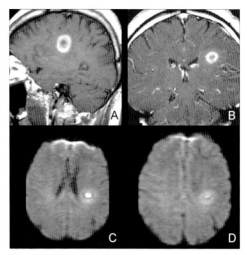

Die sagittale (A) und koronare (B) T1-gewichtete MRT-Schicht nach Kontrastmittelgabe zeigen eine solitäre, ringförmig anreichernde Raumforderung. Hauptdifferenzialdiagnose: Abszess versus Tumor. Die diffusionsgewichtete MRT (C, D) zeigt eine Diffusionseinschränkung. Abszess intraoperativ bestätigt.

MRT-Befunde
- Frühe Zerebritis
  - T1-Wichtung: Unscharf begrenzte, gemischt hypo-/hyperintense Raumforderung
  - T2-Wichtung: Unscharf begrenzte, hyperintense Raumforderung
  - Fleckförmiges Enhancement nach Kontrastmittelapplikation
- Späte Zerebritis
  - T1-Wichtung: Hypointenses Zentrum, iso- bis gering hyperintenser Ring
  - T2-Wichtung: Hyperintenses Zentrum, hypointenser Ring; hyperintenses Ödem
  - Intensives, aber irreguläres, ringförmiges Enhancement
- Frühe Kapsel
  - Scharf abgrenzbarer, dünnwandiger, anreichernder Ring
- Späte Kapsel
  - Hülle kollabiert, Kapsel verdickt sich
  - Abnahme von Ödem und Raumforderungseffekt
- Sich auflösender Abszess
  - Hyperintens in T2-Wichtung und FLAIR
  - Kleiner ring-/punktförmig anreichernder Herd kann über Monate persistieren

Befunde anderer bildgebender Verfahren
- Diffusionsgewichtete MRT: Erhöhte Signalintensität
- Diffusionsmessung (ADC map): Verminderte Signalintensität
- MR-Spektroskopie: Resonanzen von Laktat, Azetat und zytosolischen Aminosäuren

Differenzialdiagnose
Primärer oder metastatischer Tumor
- Niedrige Signalintensität in diffusionsgewichteter MRT (selten hohe Signalintensität, kann Abszess vortäuschen)

Andere ringförmig anreichernde Läsionen
- Hämatom im Verlauf, Multiple Sklerose, etc.

Pathologie
Allgemein
- Ätiologie/Pathogenese
  - Hämatogen (z. B. Endokarditis, Harnwegsinfekte)
  - Direkte Infektion
  - Paranasale Sinus, dentogene, otogene Infektionen (über die klappenlosen Venae emissariae)
  - Perforierendes Trauma (Knochenfragmente sehr viel häufiger als Metall)
  - Postoperativ
  - In 20–30% keine erkennbare Ursache
    - Häufig Mischinfektionen (mikroaerophile Streptokokken, Staphylokokken)

Makroskopische und intraoperative Befunde
- Frühe Zerebritis (3–5 Tage)
  - Die Infektion ist fokal, aber nicht lokalisiert
  - Nicht-abgekapselte Raumforderung mit Granulozyten, Ödem, dazwischen kleine Nekroseherde und petechiale Blutungen
- Späte Zerebritis (4.–5. Tag bis 2 Wochen)
  - Nekrotische Herde konfluieren
  - Ring aus Entzündungszellen, Makrophagen, Granulationsgewebe und Fibroblasten um die zentrale Nekrosezone
  - Zellproliferation, umgebendes vasogenes Ödem
- Frühe Kapsel (beginnt um die 2. Woche)
  - Klar abgrenzbare kollagene Kapsel
  - Verflüssigte, zentrale Nekrose, periphere Gliose
- Späte Kapsel (Wochen bis Monate)
  - Zentrale Hülle schrumpft
  - Dicker Randwall (Kollagen, Granulationsgewebe, Makrophagen, Gliose)

Klinik
Klinisches Bild
- Variabel, abhängig von:
  - Größe, Lokalisation des Abszesses, Virulenz des infektiösen Organismus
  - Systemischer Mitbeteiligung
- Kopfschmerz ist das häufigste Symptom, Fieber in weniger als 50% der Fälle

Verlauf
- Komplikationen von inadäquat oder unbehandelten Abszessen
  - Intraventrikuläre Ruptur, Ventrikulitis (kann tödlich enden)
  - Ventrikulärer Debris mit irregulärem Flüssigkeitsspiegel
  - Hypdrozephalus
  - +/- ependymales Enhancement
  - Meningitis, „Tochter"-Läsionen
  - Raumforderungseffekt, Herniation
- Stereotaktische Operation und medikamentöse Therapie haben die Mortalität deutlich reduziert

Therapie und Prognose
- Lumbalpunktion gefährlich
- Infektiöses Agens kann häufig nicht aus dem Liquor bestimmt werden

Literatur
Tung GA et al (2001): Diffusion-weighted MR imaging of rim-enhancing brain masses: Is markedly decreased water-diffusion specific for brain abscess? AJR 177:709–712

Verlicchi A et al (2001) From diagnostic imaging to management of brain abscesses. Riv di Neuroradiol 14:267–274

Fukui MB et al (2001): CT and MR imaging features of pyogenic ventriculitis. AJNR 22:1510–1516

Enzephalitis

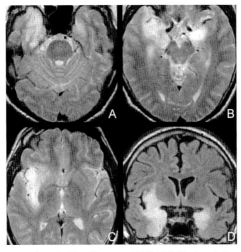

Die axiale T2-gewichtete (A–C) und koronare FLAIR-MRT (D) eines Patienten mit früher Herpes-simplex-Virusenzephalitis zeigt die typische kortikale/subkortikale hohe Signalintensität in beiden Temporallappen sowie der rechten Inselregion. Bessere Abgrenzbarkeit in der FLAIR als in der T2-Wichtung.

Grundlagen

- Enzephalitis = Diffuse, nicht-fokale Entzündung des Hirnparenchyms
- Die meisten (aber nicht alle) Enzephalitiden werden durch Viren verursacht
- Herpes-simplex-Virus (HSV) = Häufigste, sporadische (nicht-epidemische, nicht-saisonale) Ursache der Enzephalitis in milden Klimazonen
- Kann akut (z. B. Herpes-Virus) oder chronisch (z. B. Rasmussen-Enzephalitis) verlaufen

Bildgebung

Allgemein

- Unspezifisch
- Große, unscharf abgegrenzte Areale
  - Diffuses zytotoxisches Ödem
  - +/- fleckige Blutungen
  - +/- Meningitis
  - Anfangs nur minimales oder kein Enhancement
- Typische Lokalisation von spezifischen akuten Infektionen
  - HSV-1 = Limbisches System
  - HIV-1 = Zerebrales Marklager, Hirnstamm; graue Substanz des Thalamus und der Basalganglien
  - Japanische-Enzephalitis = Bilateraler Thalamus, Hirnstamm, Cerebellum
  - Enterovirale Enzephalomyelitis
    - EV71 (Herpangina, HFMD) = Posteriore Medulla oblongata, Pons, Rückenmark
    - Polio-, Coxsackieviren = Mittelhirn, Vorderhorn des Rückenmarks
  - Nipahvirus-Enzephalitis = Multifokale Mikroinfarkte der weißen Substanz

Enzephalitis

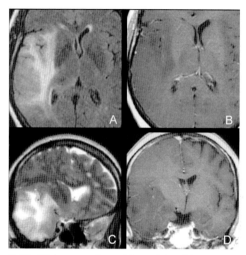

Die axialen FLAIR- (A), koronaren T2-gewichteten (C) und kontrastmittelunterstützten axialen (B) und koronaren (D) MRT-Scans eines Patienten mit viraler Enzephalitis zeigen eine unscharf begrenzte, nicht-anreichernde, temporale Raumforderung.

- St. Louis-Enzephalitis = Substantia nigra
- Varicella-Zoster-Virus
  - Varizellen und Herpes zoster = Verschiedene klinische Manifestationen einer Infektion durch dasselbe Virus
  - In < 1% Einbeziehung des ZNS
  - Vaskulopathie (ischämische/hämorrhagische Infarkte), Demyelinisierung
  - Herpes zoster oticus (Ramsay-Hunt-Syndrom) = Anreichernde Hirnnerven (Hirnnerven VII, VIII, Cochlea etc.)
  - Herpes zoster ophthalmicus kann Ursache einer nekrotisiertenden Angiitis der A. carotis interna sein
- Epstein-Barr Virus (EBV) = Symmetrischer Befall der Basalganglien
- Eastern-equine-Enzephalitis = Basalganglien, Thalamus
- Hantavirus = Hypophyse (Blutung)

CT-Befunde
- Initiales CT negativ bei 75% der Kinder mit akuter Enzephalitis
- Herpes-Enzephalitis (HSV Typ 1)
  - Prädilektionsstelle ist das limbische System
  - Bei Kindern wurden atypische Muster gefunden
  - CT initial oft normal
    - Dichteminderung und geringer Raumforderungseffekt in den Temporallappen und Inseln
    - Blutung, Anreicherung sind spätere Befunde

MRT-Befunde
- Herpes-Enzephalitis (HSV Typ 1)
  - MRT wesentlich sensitiver als CT
  - Hypointens in T1- und hyperintens in T2-Wichtung und FLAIR
  - Hyperintens in diffusionsgewichteter MRT
  - +/- relativ frühes, geringes, fleckiges gyriformes Enhancement

- Blutung, Enzephalomalazie später
- Einbeziehung des Gyrus cinguli und des kontralateralen Temporallappens weist auf Herpes-Enzephalitis hin
- Chronische Virusinfektion
  - HIV-1 (siehe „HIV")
  - Progressive multifokale Leukenzephalopathie (siehe „HIV")
  - Rassmussen-Enzephalitis
    - Unbekanntes Agens (kann autoimmuner Genese sein)
    - Therapierefraktäre Krampfanfälle
    - Progressive Hemiplegie
    - Fokale kortikale Entzündung mit Gewebedestruktion
    - Einseitige lobäre oder hemisphärische Atrophie

Differenzialdiagnose
Infiltrierender Tumor
Ischämie
Postinfektiöse Syndrome

Pathologie
Allgemein
- Ätiologie/Pathogenese
  - Viren sind obligat intrazelluläre Parasiten
  - Replikation in Haut oder mukösen Membranen der Atemwege oder des Gastrointestinaltrakts
  - Einige wandern entlang der Hirnnerven (z. B. HSV Typ 1 über den N. lingualis zum N. trigeminus und Ganglion Gasseri)
  - Latente Infektionen können reaktiviert werden und sich entlang der meningealen Aufzweigungen ausbreiten
  - HSV Typ 1 verursacht eine akute hämorrhagische, nekrotisierende Enzephalitis (vorwiegend entlang des limbischen Systems)

Klinik
Klinisches Bild
- Variiert deutlich (geringe meningeale bis schwere enzephalitische Symptome)
- +/- Fieber, Prodromi
- Einige verursachen einen Parkinsonismus
- Andere (EV71, Polio) können eine schlaffe Lähmung verursachen
- Segmentaler Myoklonus hinweisend für Nipah-Virus

Verlauf
- Unbehandelt zeigen viele Enzephalitiden eine hohe Mortalität und Morbidität
- Schnelle Diagnose und frühe Therapie mit antiviralen Medikamenten können die Mortalität verringern und das Outcome verbessern

Literatur
Kleinschmidt-DeMasters BK, Gilden GH (2001): The expanding spectrum of herpesvirus infections of the nervous system. Brain Pathol 11:440–451
Theil D et al (2001): Prevalence of HSV-1 LAT in human trigeminal, geniculate, and vestibular ganglia and its implication for cranial nerve syndromes. Brein Pathol 11:408–413
Tsuchiya K et al (1999): Diffusion-weighted MR imagin of encephalitis. AJR 173:1097–1099

HIV-Infektion

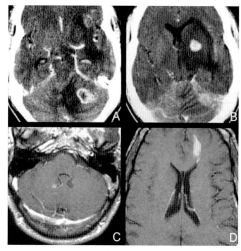

Axiale kontrastmittelunterstützte CT-Schichten (A, B) eines HIV-positiven Patienten zeigen ringförmig anreichernde Läsionen im Cerebellum und in den Basalganglien. Regression der Läsionen unter Toxoplasmosetherapie. Auftreten neuer Läsionen (C, D) 1 Jahr später.

Grundlagen
- Virusinfektion des Gehirns erfolgt sehr früh nach systemischer Infektion
- 30% der Patienten mit AIDS haben neurologische Komplikationen
- Pathologie/Bildgebung variiert mit Patientenalter und Verlauf (akut/chronisch)
- Die klinischen Befunde sollten die Bildgebung bestimmen (nicht umgekehrt)

Bildgebung
Allgemein
- Am häufigsten = Erkrankung der weißen Substanz plus Atrophie
- Schlüsselzeichen = Kombination der folgenden:
  - Ausgeprägtes nasopharyngeales Lymphdrüsengewebe
  - Abnormales Knochenmarksignal
  - Lymphadenopathie
  - Knoten oder Zysten in der Glandula parotis

CT-Befunde
- Erwachsene: Normalbefund, geringe Atrophie, Hypodensität der weißen Substanz
- Kinder: Atrophie, Kalkablagerungen in den Basalganglien

MRT-Befunde
- HIV-Enzephalopathie
  - Multifokale, nicht-anreichernde Hyperintensitäten der weißen Substanz
  - Generalisierte Atrophien
- Opportunistische Infektion
  - Toxoplasmose: Ringförmig anreichernde Raumforderungen der Basalganglien
  - Krytokokkose
    - Gelatinöse „Pseudozysten"
    - Meningoenzephalitis +/- Vaskulitis, Infarkte

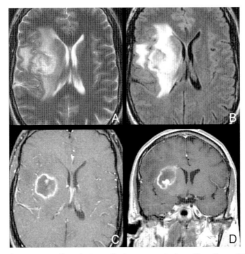

Solitäre, ringförmig anreichernde Raumforderung gemischter Signalintensität bei einem HIV-positiven Patienten (A) T2-Wichtung, (B) FLAIR, (C, D) T1-Wichtung nach Kontrastmittel. Biopsie zeigte Lymphome.

- Zytomegalievirus-assoziierte ZNS-Erkrankungen
  - Enzephalitis (diffuse Hyperintensitäten weißer Substanz)
  - Ventrikulitis (ependymales Enhancement)
- Progressive, multifokale Leukenzephalopathie (PML)
  - Hyperintensitäten in der weißen Substanz, normalerweise nicht anreichernd
- Lymphom
  - Zweithäufigste Ursache (nach Toxoplasmose) einer fokalen ZNS-Raumforderung bei HIV-positiven Patienten
  - Solitäre oder multifokale Herde
    - Tief gelegen (Basalganglien, periventrikulär) > subkortikal gelegen
    - Signalgebung wie graue Substanz (kann Nekrose, Blutung enthalten)
    - Solides oder ringförmiges Enhancement

Befunde anderer bildgebender Verfahren
- Diffusionsgewichtete MRT: Lymphom – niedrige Signalintensität

Empfehlungen (zur Bildgebung bei HIV-Patienten)
- CT-Untersuchung, wenn
  - Neu aufgetretener Krampfanfall
  - Depression oder eingeschränktes Orientierungsvermögen
  - Kopfschmerz, Änderung der Qualität des Kopfschmerzes (sorgfältige neurologische Untersuchung sollte vor neuroradiolgischer Bildgebung erfolgen)
  - CD4-positive Helferzellen < 200 Zellen/µl
- MRT-Untersuchung, wenn
  - Umschriebene Raumforderung im CT
  - N.B.: Falls Routine-MRT unauffällig bringt die Kontrastmitteluntersuchung nur in 2% der Fälle Zusatzinformationen
  - Wenn MRT Raumforderung zeigt: Diffusionsgewichtete Bildgebung anfertigen (mit ADC maps)

Differenzialdiagnose

Raumfordernde ZNS-Läsionen bei HIV-positiven Patienten (10–12% der Fälle)

- Toxoplasmose (hyperintens in Diffusionswichtung)
- Lymphom (positive [201]Thallium-SPECT; die häufigsten solitären Raumforderungen sind Lymphome, besonders bei subependymaler Lage)
- Pilzinfektion, Tuberkulose, Syphillis
- Astrozytom (selten)
- Kaposi-Sarkom (Einbeziehung von Kalotte und Skalp)

Pathologie

Allgemein

- Ätiologie/Pathogenese
  - Invasion des ZNS durch das HIV-1-Virus geschieht zur Zeit der Primärinfektion
  - Entzündliche T-Zellreaktion mit Vaskulitis und Leptomeningitis
  - Immunreaktion des Hirnparenchyms (Vermehrung mikroglialer Zellen, Hochregulation einiger Antigene, Produktion von Zytokinen)
- Epidemiologie
  - Bei 30% der AIDS-Patienten treten neurologische Komplikationen auf
  - Die HIV-Enzephalitis tritt vor opportunistischen Infektionen oder Tumoren auf; die Prävalenz ist nicht mit dem Erkrankungsstadium verknüpft
  - Opportunistische Infektionen und Lymphome nur im Gehirn bei 31% der Personen mit vollentwickeltem AIDS; Hirn und andere Lokalisationen bei 13%
  - Multiple opportunistische Infektionen des ZNS und Lymphome bei 4%
  - Zerebrovaskuläre Erkrankungen bei 23% (über alle Stadien gesehen), Territorialinfarkt in 18%

Makroskopische und intraoperative Befunde

- Früh: Abblassung der weißen Substanz
- Spät: Neokortikale Infektion, Atrophie

Mikroskopische Befunde

- HIV-Enzephalitis
  - Perivaskuläre Ansammlungen von Mikroglia, Makrophagen
  - Riesenzellen
- HIV-Leukenzephalopathie
  - Diffuse Demyelinisierung
  - Astrogliale Proliferation
  - Makrophageninfiltration

Klinik

Klinisches Bild

- Variabel (z. B. Retinitis; Myelitis/Polyradikulopathie; Enzephalitis mit HIV-assoziiertem Demenzkomplex)

Therapie und Prognose

- Bei untypischen neuroradiologischen Befunden Biopsie der Raumforderung

Literatur

Thurnher MM et al (2001): Primary central nervous system lymphoma in AIDS: a wider spectrum of CT and MRI findings. Neuroradiol 43:29–35

Yin EZ et al (2001): Primary immunodeficiency disorders in pediatric patients: Clinical features and imaging findings. AJR 176:1541–1552

Graham CB et al (2000): Screening CT of the brain determined by CD4 count in HIV-positive patients presenting with headache. AJNR 21:451–454

Tuberkulose (TB)

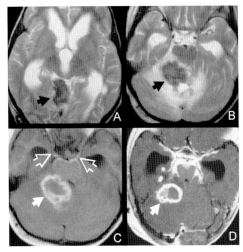

Das MRT zeigt ein tuberkulöses Granulom mit deutlich hypointensem Zentrum in T2-Wichtung (A, B, schwarze Pfeile) und peripherem Enhancement (C, D, weiße Pfeile). Die tuberkulöse Meningitis verursacht eine ausgedehnte Kontrastmittelanreicherung in den Zisternen sowie einen obstruktiven Hydrozephalus. Beide III. Hirnnerven reichern an (C, offene Pfeile).

Grundlagen

- Hohe Prävalenz, Wiederauftreten durch AIDS-Pandemie, medikamentenresistente Stämme
- In einigen Ländern repräsentiert die Tuberkulose 10–30% der intrakraniellen Raumforderungen
- ZNS-Tuberkulose täuscht oft andere benigne und maligne Erkrankungen vor
- Häufigste Manifestation ist eine Meningitis

Bildgebung

Allgemein

- Zwei unterschiedliche, aber in Verbindung stehende Prozesse
  - Tuberkulose Meningitis
  - Tuberkulom
- Schlüsselzeichen = Basale Meningitis und extrazerebrale Tuberkulose (z. B. pulmonal)

CT-Befunde

- Tuberkulöse Meningitis
  - Anfänglich Normalbefund möglich (10–15%)
  - Isodenses Exsudat in den Liquorräumen
  - Füllt die basalen Zisternen und Sulci, ausgeprägtes Enhancement
- Tuberkulom
  - Solitär oder multipel
  - Hypo-, hyperdense, runde/lobulierte Raumforderung +/- Ödem
  - Solides oder ringförmiges Enhancement
  - Verkalkung selten; „Target-Zeichen" (zentrale Verkalkung umgeben von einem anreichernden Ring ist **nicht** pathognomonisch für Tuberkulose)

Tuberkulose (TB)

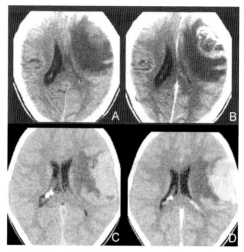

Zwei Fälle von Tuberkulose, die einen Hirntumor vortäuschen. Ringförmig anreichernde Raumforderung (A, B) erinnert an ein Glioblastoma multiforme. Raumforderung mit Basis an der Dura (C, D) erinnert an ein Meningeom (mit freundlicher Genehmigung R. Ramakantan).

MRT-Befunde
- Tuberkulöse Meningitis
  - Basales Exsudat isointens in T1- und hyperintens in T2-Wichtung
  - Ausgeprägtes Enhancement, kann noduläre Anteile enthalten
  - Punktförmiges/lineares Enhancement der Basalganglien = Vaskulitis
- Tuberkulom
  - Nicht-verkäsendes Granulom
    - Hypointens in T1-, hyperintens in T2-Wichtung
    - Homogenes Enhancement
  - Verkäsendes Granulom
    - Gering hyperintens in T1-, hypointens in T2-Wichtung
    - Ringförmiges Enhancement (solitär, multipel oder konfluierend)

Assoziierte Befunde
- Hydrozephalus (70%), Infarkte (bis zu 40%)
- Tuberkulöse Spondylitis (Morbus Pott)
  - Die Wirbelsäule ist die häufigste knöcherne Lokalisation
  - Die Infektion beginnt im Wirbelkörper, Ausbreitung auf andere Schichten, Bandscheiben, umgebendes Weichteilgewebe (paraspinaler Abszess)
  - Kollaps des Wirbelkörpers unter relativer Aussparung der Bandscheiben = Gibbusdeformität
- Andere Lokalisationen = Otomastoiditis, Calvarium (+/- Dura)
- Tuberkulöse Adenitis des Halses
  - Kind/Jugendlicher mit Lungenerkrankung
  - Konfluierende, noduläre Raumforderung (zentrale Aufhellung, dicker anreichernder Rand)
  - Kalzifizierte Lymphknoten sind ein deutlicher Hinweis auf eine Tuberkulose

Befunde weiterer bildgebender Verfahren
- MR-Spektroskopie: Tuberkulöse Abszesse zeigen Lipid- und Laktat-, aber keine Aminosäureresonanzen

Differenzialdiagnose

Tuberkulöse Meningitis
- Meningitis (andere Infektionen, Tumor, usw.)
- Nicht-infektiöse, entzündliche Meningopathie (Sarkoidose, etc.)

Tuberkulom
- Abszess, andere Granulome oder Parasiten
- Primärtumor oder Metastasen

Pathologie

Allgemein
- Ätiologie/Pathogenese
  - Praktisch immer sekundär nach pulmonaler Tuberkulose
  - Die Bakterien breiten sich im Liquor aus
  - Hyperämie, Entzündungsausbreitung entlang der basalen Meningen
  - Kann die perivaskulären Räume mit einbeziehen, verursacht Vaskulitis
- Epidemiologie
  - Weltweit: 8–10 Mio. Fälle jährlich, 3 Mio. Tote
  - Zunahme der Neuerkrankungen (Immigration aus endemischen Gebieten, Patienten mit Immunschwäche usw.)
  - Zunahme der antibiotikaresistenten Stämme

Makroskopische und intraoperative Befunde
- Tuberkulöse Meningitis: Dickes Exsudat in den Zisternen (auch Sulci, Interhemisphärenspalt)
- Tuberkulom
  - Kann nicht-verkäsend, verkäsend mit solidem Zentrum oder verkäsend mit nekrotischem Zentrum sein
  - Gelappte Raumforderung mit zentraler verkäsender Nekrose, dicker Randwall

Mikroskopische Befunde
- Tuberkulöse Meningitis: Entzündungszellen, fragile Neokapillaren
- Tuberkulom
  - Reifes Tuberkulom = Zentral verflüssigtes, verkäsendes Material
  - Frühe Kapsel = Periphere Zone aus Fibroblasten, Epitheloidzellen, Langerhans'schen Riesenzellen, Lymphozyten
  - Späte Kapsel = Dicke Kollagenschicht
  - Hyperintenser Randwall = Kollagenfasern; hypointens = Entzündliche zelluläre Infiltrate (Epitheloidzellen, Lymphozyten)

Klinik

Klinisches Bild
- Variiert von leichter Meningitis mit fehlenden neurologischen Ausfällen bis hin zum Koma
- Liquor in der initialen Lumbalpunktion in weniger als 40% der Fälle positiv
- Mykobakterien wachsen langsam, daher Zellkulturbefund erst nach 4–8 Wochen

Therapie und Prognose
- Unbehandelte Tuberkulose kann innerhalb von 4-8 Wochen tödlich verlaufen

Literatur

Pui MG et al (2001): Magnetic resonance imaging findings in tuberculous meningoencephalitis. Can Assoc Radiol J 52:43–49

Harisinghani MG et al (2000): Tuberculosis from head to toe. RadioGraphics 20:449–470

Kim TK et al (1995): Intracranial tuberculoma: Comparison of MR with pathologic findings. AJNR 16:1903–1908

Zystizerkose, andere Parasiten

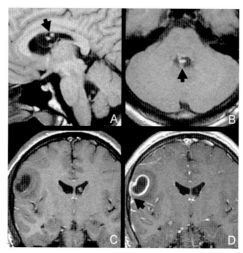

Zystizerkose mit multiplen intraventrikulären Zysten (A, B, Pfeile). Die „intraparenchymatös" gelegene Zyste (C, D) ist tatsächlich extraaxial und liegt innerhalb eines erweiterten Sulkus. Beachte das meningeale Enhancement (D, Pfeil) (mit freundlicher Genehmigung M. Baldwin).

Grundlagen

- Die Zystizerkose ist die häufigste, am weitesten verbreitete, parasitäre Infektion der Welt
- Infektion des Hirns (Neurozystizerkose) bei 60–90% der an Zystizerkose Erkrankten
- Häufigste Ursache einer Epilepsie in endemischen Gebieten
- Bildgebende Befunde variieren mit dem Entwicklungsstadium
- **Komplexe parasitäre Zystenkonglomerate können unabhängig von ihrer Ätiologie einen Hirntumor vortäuschen!**

Bildgebung
Typische Zeichen

- Schlüsselzeichen = Zyste, die einen „Punkt" im Innern aufweist
- Bildgebung variiert mit Entwicklungsstadium und Immunantwort
- Am häufigsten
  - Runde oder ovoide Zyste, variable Entzündung
  - Solitär in 20–50%
  - Wenn multipel, normalerweise nur wenige Zysten
  - Disseminierte Form („miliare Neurozystizerkose") selten
- Häufigste Lokalisation = Subarachnoidalräume der Konvexität
- Die inflammatorische Antwort um die Zyste kann einen Sulkus verschließen, solche Läsionen erscheinen intraxial
- Andere Lokalisationen = Intraparenchymatös > Ventrikel > basale Zisternen

CT-Befunde

- Vesikuläres Stadium (lebensfähige Larven)
  - Weiche, dünnwandige Zyste, selten > 5–15 mm Durchmesser
  - „Punkt" innerhalb der Zyste = Protoskolex
  - Kein (oder geringes) Enhancement der Zystenwand
  - Kein umgebendes Ödem

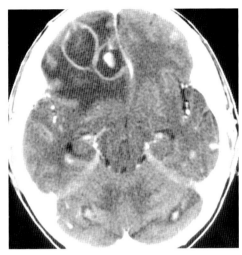

Kontrastmittelunterstützte CT mit multiplen amöbischen Parasiten, dargestellt als punktartige Herde und ringförmig anreichende Zysten, die Knoten enthalten.

- Kolloidales, vesikuläres Stadium (degenerierte Larve)
  - Hyperdense Flüssigkeit
  - Dickere, ringförmig anreichernde fibröse Kapsel
  - Umgebendes Ödem
- Granulär noduläres (Heilungs-) Stadium
  - Involution des anreichernden Nodulus
  - Mildes Ödem abnehmend
- Nodulär kalzifiziertes (abgeheiltes) Stadium
  - Geschrumpfter, kalzifizierter Nodulus

MRT-Befunde (degenerierende Larven)
- T1-Wichtung: Zyste hypo-, Nodulus isointens
- T2-Wichtung: Hyperintense Zyste, Ödem
- FLAIR: Hyperintens, Skolex abgrenzbar, hilfreich bei der Suche nach intraventrikulären Zysten
- Zystenwand, reaktive Fibrose kann ausgeprägt anreichern

Andere parasitäre Erkrankungen
- Echinokokkose: Große uni- oder multilokuläre Zysten +/- abgetrennte Germinalmembran, Tochterzysten, kein perifokales Ödem
- Schistosomiasis: Granulomatöse Enzephalitis (hyperintense Raumforderung mit anreichernden Noduli entlang eines eher linearen Areals)
- Trichinose: Eosinophile Meningoenzephalitis, vaskuläre Thromben und Infarkte
- Paragonimiasis: Im chronischen Stadium kann die runde und ovaläre, Kalzium enthaltende Raumforderung an einen Tumor erinnern
- Malaria: Punkt- und ringförmige Blutungen, Infarkte, Hirnödem (Prädilektionsstellen: Basalganglien, Kortex)
- Trypanosomiasis: Meningoenzephalitis, Organismen in den perivaskulären Räumen können ein Hirnödem verursachen, Stauung, vereinzelte petechiale Blutungen
- Sparganosis: Konglomeratartige, multizystische Raumforderung mit umgebendem Ödem kann einen Tumor vortäuschen.

- Amöbenenzephalitis: Meningoenzephalitis, solitär oder mulifokal, punktförmige, nodulär oder ringförmig anreichernde Raumforderungen

Differenzialdiagnose

Neurozystizerkose: Variabel, abhängig vom Stadium
- Andere parasitäre Zysten
- Tuberkulose

Parasitäre Granulome
- Tumoren

Pathologie

Allgemein
- Allgemeine Anmerkungen
  - Befunde abhängig von Anzahl, Größe und Stadium der Infektion
- Ätiologie/Pathogenese/Pathophysiologie
  - Neurozystizerkose verursacht durch die Larvenform des Schweinebandwurms (Taenia solium)
  - Menschen sind akzidentielle, vorübergehende Wirte
    - Häufigste Infektionsroute fäkal-oral
    - Ingestion der Eier >> kontaminiertes Schweinefleisch
- Epidemiologie
  - Neurozystizerkose häufigste parasitäre Infektion weltweit
  - In vielen Ländern endemisch
  - Weitere Ausbreitung der Erkrankung durch Zunahme der Reisetätigkeit und Immigration

Makroskopische und intraoperative Befunde
- Typischerweise kleine, farblose Zysten mit invaginiertem Skolex

Mikroskopische Befunde
- Zystenwand hat 3 unterscheidbare Schichten
  - Äußere (kutikuläre) Schicht
  - Mittlere zelluläre (pseudoepitheliale) Schicht
  - Innere retikuläre (fibrilläre) Schicht
- Skolex zeigt Kopffortsatz mit Haken und muskulären Saugnäpfen
- Variable Entzündungsreaktion

Klinik

Klinisches Bild
- Abhängig von Organismus, Entwicklungsstadium und Immunantwort des Wirtes
- Neurozystizerkose ist asymptomatisch, bis die Larven degenerieren
- Neurozystizerkose ist die häufigste Ursache von Epilepsien in endemischen Gebieten

Verlauf
- Variabel
- Einige parasitäre Infektionen (z. B. Echinokokkose) entwickeln sich langsam über viele Jahre

Literatur

Sabel M et al (2001): Intracerebral neurocysticercosis mimicking glioblastoma multiforme. Neuroradiol 43:227–230

Noujaim SE et al (1999): CT and MR imaging of neurocysticercosis. AJR 173:1485–1490

Pittella JEH (1997): Neurocysticercosis. Brain Pathol 7:681–693

Akute demyelinisierende Enzephalomyelitis (ADEM)

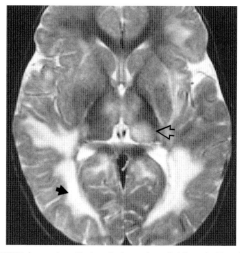

Die axiale T2-Wichtung eines Kindes mit akuter demyelinisierender Enzephalomyelitis zeigt Läsionen sowohl im Thalamus links (offener Pfeil) als auch eine konfluierende Hyperintensität im periventrikulären Marklager (schwarzer Pfeil).

Grundlagen
- Akute demyelinisierende Enzephalomyelitis (ADEM) ist die häufigste para-/postinfektiöse Erkrankung
- Getriggert durch inflammatorische Antwort auf Virusinfektionen und Impfungen
- Kinder > Erwachsene, kann aber in jedem Alter auftreten
- Solitäre Läsion kann Tumor vortäuschen

Bildgebung
Typische Zeichen
- Schwere akute Demyelinisierung
- Üblicherweise monophasischer Verlauf
- Bildgebung hinkt oft hinter klinischem Bild her, klinische Besserung jedoch vor bildgebender Besserung
- Schlüsselzeichen = Multifokale Läsionen in Marklager/Basalganglien 10 Tage bis 2 Wochen nach Infektion/Impfung

CT-Befunde
- Nativ-CT
  - Initial-CT in 40% der Fälle normal
  - Asymmetrische, flockenförmige Läsionen niedriger Dichte
  - +/- geringer Raumforderungseffekt
- Kontrastmittel-CT
  - Multifokale punkt- oder ringförmig anreichernde Läsion
  - Solitäre Läsion kann Tumor vortäuschen

Akute demyelinisierende Enzephalomyelitis (ADEM)

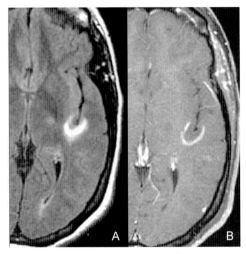

Axiale FLAIR (A) und kontrastmittelunterstützte T1-Wichtung (B) einer solitären demyelinisierenden Läsion bei ADEM. Beachte das inkomplette „Hufeisen"-Muster der Anreicherung.

MRT-Befunde

- Initiale Bildgebung oft normal, jedoch höhere Sensitivität als CT
  - Befunde eher mit einer Besserung als mit einer Verschlechterung assoziiert
- T2-Wichtung, FLAIR
  - Multifokale punktförmige/große flockenförmige Hyperintensitäten
  - Bilaterales, jedoch asymmetrisches Auftreten (Einbeziehung peripherer weißer und grauer Substanz)
  - Involviert normalerweise nicht die Grenze zwischen Corpus callosum und Septum
- Kontrastmittelunterstützte T1-Wichtung
  - Punkt- oder ringförmiges Enhancement
  - Hirnnerven können anreichern
- Seltene Manifestationen der ADEM
  - Hämorrhagische, hyperakute Variante
  - Bilaterale Nekrose des Striatums (üblicherweise bei Kindern, kann reversibel sein)

Befunde anderer bildgebender Verfahren

- Diffusionsgewichtetes MRT: Variabel
- MR-Spektroskopie: NAA vorübergehend niedrig, Cholin normal

Empfehlungen

- Beste Bildgebung: Kontastmittelunterstütztes MRT in Akutphase und nach Besserung
- Schnelles Follow-up mit limitierter Aussagekraft kann durch eine FLAIR alleine erfolgen

Differenzialdiagnose

Multiple Sklerose
- Prädilektionsstelle im periventrikulären Marklager
- Läsionen häufig symmetrischer als bei ADEM
- Schubweise Verlauf häufig

Autoimmun-mediierte Vaskulitis
- Multifokale Läsionen in grauer und weißer Substanz
  - Bilateral, üblicherweise kortikal/subkortikal, Basalganglien
  - Ringförmig anreichernde Läsionen täuschen Infektion vor (z. B. Toxoplasmose)

High-grade Gliom
- Geringe raumfordernde Demyelinisierung kann sowohl bei MS als auch bei ADEM auftreten
- MR-Spektroskopie zeigt erhöhtes Cholin, erniedrigtes NAA

Pathologie

Allgemein
- Genetik
  - Keine Geschlechtsdominanz der ADEM
  - Bei Kindern hat die MS keine Geschlechtsdominanz, bei Jugendlichen/ jungen Erwachsenen weiblich : männlich = 2–3 : 1
    - Dies impliziert eine Rolle des Hormonhaushalts
- Ätiologie/Pathogenese/Pathophysiologie
  - Autoimmun-mediierte Demyelinisierung
  - Spezifische Infektionen schließen ein:
    - Mumps (Schwerhörigkeit)
    - Streptokokken (Sydenham-Chorea)
    - Mykoplasmen (bilaterale Hippokampussklerose)
    - Varizellen (Zerebillitis)
    - Epstein-Barr-Virus (Basalganglienherde)
    - Influenza A (akute nekrotisierende Enzephalopathie, Thalamus/ Basalganglien)
- Epidemiologie
  - Unbekannt, wird zunehmend häufiger berichtet

Makroskopische und intraoperative Befunde
- Üblicherweise keine

Mikroskopische Befunde
- Akuter Myelinverlust
- Lymphozytäre Infiltrate
- Relative Aussparung der Axone
- Atypische Astrogliose

Klinik

Klinisches Bild

- Häufigstes Alter 3–5 Jahre (kann in jedem Alter auftreten)
- Üblicherweise (aber nicht immer) geht eine Prodromalphase voraus
  - Fieber, Krankheitsgefühl
  - Myalgien
- Multifokale neurologische Symptome
  - Hemiparese und Hirnnervenausfälle sind häufig
  - Bewusstseinsminderung (variiert von Lethargie bis Koma, Krampfanfälle)
  - Verhaltensauffälligkeiten
- Liquor oft abnormal (Leukozytose, erhöhter Proteingehalt)

Verlauf

- Variabel
  - Mortalität 10–30%
  - Bei 20–30% neurologische Folgeerscheinungen
  - Bei 50–60% komplette Wiederherstellung
  - Wiederauftreten selten
    - „Schubförmige disseminierte Enzephalomyelitis"
    - Kann möglicherweise eine gleiche Entität sein wie schubförmig verlaufende MS
- Typischerweise Verzögerung zwischen Auftreten von Symptomen und Befunden in der Bildgebung

Therapie und Prognose

- Immunmodulatorische Therapie

Literatur

Bizzi a et al (2001): Quantitative proton MR spectroscopic imaging in acute disseminated encephalomyelitis. AJNR 22:1125–1130

Honkaniemi J et al (2001): Delayed MR imaging changes in acute disseminated encephalomyelitis. AJNR 22:1117–1124

Dale RC et al (2000): Acute disseminated encephalomyelitis, mulitphasic disseminated encephalomyelitis and multple sclerosis in children. Brain 12:2407–2422

PocketRadiologist™
Gehirn
Die 100 Top-Diagnosen

ANEURYSMEN

Aneurysmatische Subarachnoidalblutung

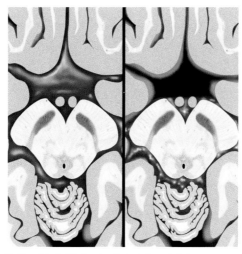

Die axiale Grafik zeigt die Muster der Blutverteilung bei der aneurysmatischen Sub-arachnoidalblutung (links) und perimesenzephalen nicht-aneurysmatischen Subarach-noidalblutung (rechts).

Grundlagen
- Häufigste Ursache der Subarachnoidalblutung (SAB) ist ein Trauma (nicht die Ruptur eines Aneurysmas)
- Häufigste Komplikation der aneurysmatischen Subarachnoidalblutung = Vasospasmus
- Perimesenzephale, nicht-aneurysmatische Subarachnoidalblutung = Benigne Entität; CT-Befunde unterscheiden sich von der aneurysmatischen SAB

Bildgebung
Allgemein
- Aneurysmatische SAB = Blut in den suprasellären/sylvischen/ interhemisphärischen Zisternen
- Nicht-aneurysmatische SAB = „Peritrunkale" Blutung (ventral der Pons, um das Mittelhirn)

CT-Befunde
- Aneurysmatische SAB = Dichteerhöhung in den basalen Subarachnoidalräumen
  - Bei der akuten aneurysmatischen SAB ist das Nativ-CT in 95% innerhalb der ersten 24 Stunden positiv
  - Sensitivität für die aneurysmatische SAB sinkt mit der Zeit, < 50% nach 1 Woche
- Nicht-aneurysmatische SAB
  - Dichteerhöhung anterior von Mittelhirn und umgebenden Zisternen
  - Minimale/keine Ausdehnung in die Fissura Sylvii oder den Interhemisphärenspalt
  - In > 90% der nicht-aneurysmatischen SAB nach 1 Woche keine SAB mehr sichtbar

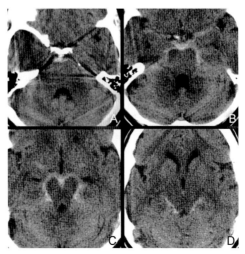

Die Nativ-CT-Schichten zeigen eine typische perimesenzephale, nicht-aneurysmatische SAB mit umschriebenem peripontinen, interpedunkulären und perimesenzephalen subarachnoidalem Blut. Die DSA war unauffällig.

MRT-Befunde

- Akute SAB = „Unsauberer" Liquor
  - Isointens zu Hirnparenchym in T1-, hyperintens in T2-Wichtung
  - Hohe Signalintensität in FLAIR (**nicht** pathognomonisch für SAB)
  - Niedrige Signalintensität in T2*-Sequenzen
- Chronische SAB
  - „Superfizielle Siderose" (hypointense Linie entlang von Hirnoberfläche, Rückenmark und Hirnnerven in T2-Wichtung und T2*)

Befunde anderer bildgebender Verfahren

- CT-Angiographie/MR-Angiographie/DSA
  - Negativ in 15–20% der aneurysmatischen SAB
  - Bei 5% der Patienten mit nicht-aneurysmatischer SAB liegt ein vertebrobasiläres Aneurysma vor
  - Multiple Aneurysmen bei 20–33% (Blutung am wahrscheinlichsten aus dem größten/irregulären Aneurysma)

Empfehlungen

- Nativ-CT
  - Falls positiv, CT-Angiographie (hervorragend für Aneurysmen > 3 mm)
    - Wenn CT-Angiographie positiv, Operation; DSA erwägen (endovaskuläre Therapie)
    - Wenn Blutverteilungsmuster für eine nicht-aneurysmatische SAB spricht + negatives CTA, DSA nicht mehr notwendig
  - Wenn negativ, Lumbalpunktion (evtl. durchleuchtungsgesteuert)
    - Xanthochromer Liquor 24 Stunden nach SAB mit annähernd 100% Sensitivität
    - Bei 1 000 Zellen/mm^3 praktisch alle Fälle von aneurysmatischer SAB erfasst, falsch positive Rate dann < 5%

Differenzialdiagnose

Aneurysmatische versus nicht-aneurysmatische SAB
- Muster, Verteilung der SAB

Andere Ursachen einer SAB
- Okkultes Trauma, Dissektion
- Vaskuläre Malformation (kavernöse Malformation, spinale durale arteriovenöse Fistel)
- Vaskulärer Tumor (z. B. Ependymom)

Hohe Signalintensität der Sulci in der FLAIR
- Infektiöse/inflammatorische Meningitis
- Karzinomatöse Meningitis
- Propofol-Anästhesie, supplementäre Sauerstoffgabe
- Artefakt (multifaktoriell; Flussartefakte; spontane Signalerhöhung des Liquors)
- Gadolinium im Liquor (Niereninsuffizienz)

Pathologie

Allgemein
- Ätiologie/Pathogenese
  - Nicht-aneurysmatische SAB: Rupturierte perimesenzephale/präpontine Vene
- Epidemiologie
  - Aneurysmatische SAB Ursache von 2–4% eines „Schlaganfalls"
  - Nicht-aneurysmatische SAB macht 20–70% der angiographisch negativen Aneurysmablutungen aus

Makroskopische und intraoperative Befunde
- Geronnenes Blut in den basalen Zisternen

Mikroskopische Befunde
- Früh: Kontraktion der arteriellen glatten Muskulatur, Vasokonstriktion
- Spät: Nekrose der glatten Muskelzellen, Endotheldesquamation, Apoptose

Staging- oder Grading-Kriterien
- Klinisch: Hunt und Hess
  - 0 = Nicht rupturiert
  - 1 = Asymptomatisch oder minimaler Kopfschmerz, Nackensteifigkeit
  - 2 = Mäßiger Kopfschmerz, kein fokal neurologisches Defizit außer Hirnnervenausfälle
  - 3 = Somnolent, geringes fokal neurologisches Defizit
  - 4 = Stuporös, Hemiparese, frühe Zeichen der Dezerebration
  - 5 = Tiefes Koma, moribund
- CT: Fischer-Score
  - 0 = Nicht rupturiert
  - 1 = Kein Blut
  - 2 = Diffuse Blutverteilung, < 1 mm dick
  - 3 = Lokale Blutverteilung oder Dicke > 2 mm
  - 4 = Intraparenchymatöse Blutung oder intraventrikuläre Blutung

Klinik

Klinisches Bild
- Ähnlich bei aneurysmatischer und nicht-aneurysmatischer SAB (Kopfschmerz, Meningismus etc.)

Verlauf der aneurysmatischen SAB
- 50% Mortalität
- 13,6% Rezidivblutung innerhalb der ersten 24 Stunden
- Vasospasmus = Hauptursache für Morbidität und Mortalität im Verlauf
  - 70–90% Prävalenz innerhalb der ersten 2 Wochen nach SAB
    - Verursacht durch Prostazyklinausschüttung, erniedrigtes intravaskuläres NO
    - Beginn 3–5 Tage nach aneurysmatischer SAB, Maximum nach 5–8 Tagen
    - Graduelle Auflösung
  - In 50% der Fälle Entwicklung ischämischer neurologischer Defizite
- Entwicklung eines chronischen Hydrozephalus in 10–25% der Fälle

Verlauf der nicht-aneurysmatischen SAB
- Benigner klinischer Verlauf, kein Wiederauftreten der Blutung

Therapie und Prognose
- Aneurysmatische SAB: Lokalisieren, Clipping/Coiling rupturierter Aneurysmen (offen operativ oder endovaskulär)
- Nicht-aneurysmatische SAB: Normalerweise keine weiteren Untersuchungen notwendig

Literatur
Eskey CJ et al (2001): Fluoroscopy-guided lumbar puncture: Decreased frequency of traumatic tap and implications for the assessment of CT-negative acute subarachnoidal hemmorrhage. AJNR 22:571–576

Ohkuma H et al (2001): Incidence and significance of early aneurysmal rebleeding. Stroke 32:1176–1180

Ruigrok YM et al (2000): Perimesencephalic hemmorhagic and CT angiography. Stroke 31:2976–2983

Aneurysma sacciforme

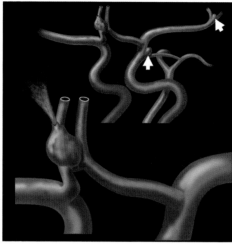

Die graphische Darstellung des Circulus arteriosus Willisii zeigt ein großes, lobuliertes Aneurysma des Ramus communicans anterior mit Ruptur in den Subarachnoidalraum. Im Bereich der A. cerebri media und des Ramus communicans posterior sind außerdem nicht-rupturierte Aneurysmen dargestellt (weiße Pfeile).

Grundlagen
- Entstehung von Aneurysmen erfolgt multifaktoriell
- Zunehmend werden genetische Faktoren als Ursachen erkannt
- Häufigstes klinisches Erscheinungsbild: Subarachnoidalblutung
- Wichtigster (aber nicht einziger) Faktor des Rupturrisikos ist die Größe des Aneurysmas

Bildgebung
Allgemein
- Schlüsselzeichen = Runde, lobulierte oder blasenartige Vorwölbung
- Entstehung am häufigsten an Gefäßaufzweigungen > laterale Wand
- Beinhaltet kurzes Segment der Gefäßwand („Aneurysmahals")

CT-Befunde
- Ruptur = Hyperdenses Blut in den basalen Zisternen (siehe „Aneurysmatische Subarachnoidalblutung")
- Offenes Aneurysma
  - Scharf abgrenzbare runde/lobulierte extraaxiale Raumforderung
  - Gering hyperdens zum Hirnparenchym (Wand kann Kalk enthalten)
  - Starkes Enhancement
- Partiell/komplett thrombosiertes Aneurysma
  - Gering hyperdens (Verkalkung häufig)
  - Offenes Lumen zeigt Kontrastmittelanreicherung

MRT-Befunde
- +/- subarachnoidales Blut (siehe „Aneurysmatische Subarachnoidalblutung")
- Offenes Aneurysma (Signalintensität variabel)
  - In 50% „flow void" (Signalverlust durch schnell fließendes Blut)
  - Iso-/heterogene Signalintensität, unvollständige Abgrenzbarkeit
    - Langsamer/turbulenter Fluss
    - Sättigungseffekte, Phasendispersion

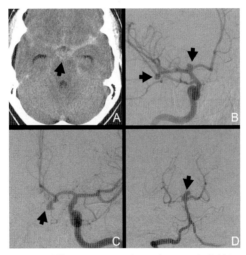

Nativ-CT (A) zeigt eine diffuse SAB. Die DSA (B, C, D) zeigt multiple kleine Aneurysmen (Pfeile). Das große, irreguläre Aneurysma des Ramus communicans anterior (C, Pfeil) war rupturiert.

- Partiell/komplett thrombosierte Aneurysmen
  - Signalintensität hängt vom Alter des Blutgerinnsels ab
  - Häufig hyperintens in T1- und hypointens in T2-Wichtung
  - Kann geschichtet sein und einen sehr hypointensen Ring aufweisen
  - Offenes Lumen zeigt deutliches Enhancement

Befunde anderer bildgebender Verfahren
- DSA/CTA/MRA
  - Abgrenzung Aneurysma, Beurteilung des Aneurysmahalses, Nachweis multipler Aneurysmen
  - Identifikation perforierender Arterien, die aus dem Aneurysmadom abgehen
  - Beurteilung des Potenzials des Kollateralkreislaufs
- Befunde
  - Runde/lobulierte, umschriebene Aussackung kann apikale Auszipfelung enthalten
  - Hals eng oder breitbasig

Empfehlungen
- CTA/MRA sind hervorragende Screening-Tools für Aneurysmen > 3–4 mm

Differenzialdiagnose

Kleines offenes Aneurysma
- Gefäßschlinge (in multiplen Projektionen beurteilen)
- Infundibulum (< 3 mm, konisch, kleiner Ramus communicans posterior aus dem Apex)

Thrombosiertes Aneurysma
- Eingebluteter Tumor, thrombosierte Gefäßmalformation

Pathologie
Allgemein
- Genetik (Rolle genetischer Faktoren wird zunehmend erkannt)
  - Abnormale Expression/funktionelle Polymorphismen einiger Gene
    - Endoglin, MMP-9
    - Überexpression von Genen, die extrazelluläre Matrixkomponenten kodieren (z. B. Kollagen, Elastin)
- Angeborene Bindegewebserkrankungen
  - Ehlers-Danlos-Syndrom Typ IV, Neurofibromatose Typ I
  - Fibromuskuläre Dysplasie
  - Autosomal-dominante polyzystische Nierendegeneration (in 10%)
  - Familiäre intrakranielle Aneurysmen (kein bekannter Erbgang)
    - Auftreten in „Clustern" (zwei direkte Blutsverwandte)
    - 10% Prävalenz (vs. 1–2% Prävalenz in Autopsie)
    - Signifikant jüngere Patienten
    - Bis zu 20% aller aneurysmatischen SAB
- Ätiologie/Pathogenese/Pathophysiologie
  - Biomechanische „Ermüdung" der Gefäßwand durch Blutfluss
  - Anomalie der Hämodynamik im Gefäß
    - Entstehung in Areal mit hohem biomechanischen Stress
    - Abnormale Strömungsvektoren
    - Hoher/gestörter Fluss, erhöhte Pulsatilität
- Epidemiologie
  - Von 1,22/100 000 Personen/Jahr (Alter 0–34 Jahre) bis 44,47/100 000 Personen/Jahr (Alter 65–74 Jahre)
    - Frauen > Männer (speziell bei multiplen Aneurysmen)
  - Selten bei Kindern
    - 1–2% aller Aneurysmen
    - Andere Lokalisation (Bifurkation A. carotis interna, M2-Segment der A. cerebri media)
  - In 20% multiple Aneurysmen

Makroskopische und intraoperative Befunde
- Runder/lobulierter Sack, dünne oder dicke Wand, +/- SAB

Mikroskopische Befunde
- Eingerissene, fehlende Membrana elastica interna
- Fehlende muskuläre Schicht
- Kann eine Ausstülpung von fragiler Adventitia enthalten

Klinik
Klinisches Bild
- Intrakranielle Blutung in 60–85%
  - Kopfschmerz (oft „Vernichtungskopfschmerz")
- Andere: „Migräne", Hirnnervenausfälle, TIA, Krampfanfall

Verlauf (Rupturrisiko)
- Größe (klein, falls < 10 mm; hoch, falls > 25 mm)
- Form (multilobuliert, Ausstülpung, Größenverhältnis > 1,6)
- Perianeurysmatische Umgebungsstrukturen (Kontakt mit anderen Strukturen)?
- Andere (arterielle Hypertonie, weibliches Geschlecht, Rauchen)

Literatur
Proust F et al (2001): Pediatric cerebral aneurysms. J Nuerosurg 94:733–739
White PM et al (2001): Intracranial aneurysms: CTA and MRA for detection. Radiol 219:739–749
Manghini W et al (2001): Clinical manifestations and survival rates among patients with saccular intracranial aneurysms. Neurosurg 49:251–258

Fusiformes Aneurysma (FA)

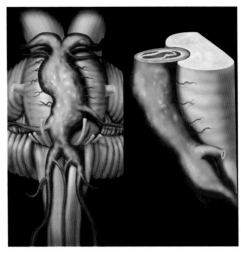

Die Grafik zeigt ein arteriosklerotisches, fusiformes Aneurysma im vertebrobasilären System.

Grundlagen
- FA seltener als Aneurysma sacciforme
- FA betreffen lange, sich nicht verzweigende Gefäßsegmente
- Akut (dissezierendes Aneurysma) oder chronisch (Arteriosklerose, nicht-arteriosklerotische Vaskulopathie)

Bildgebung
Allgemein
- Schlüsselzeichen = Fusiforme oder ovoide arterielle Dilatation eines längeren Segments

CT-Befunde
- Nativ-CT: Hyperdens; häufig Verkalkungen
- Kontrastmittel-CT: Lumen zeigt starkes Enhancement, intramuraler Thrombus nicht

MRT-Befunde
- Ektatisches Gefäß +/- mehr fokale aneurysmatische Vorwölbung
- Häufig gemischte Signalintensität, Variation mit:
  - Flussgeschwindigkeit, -richtung, -turbulenz
    - Langsamer Fluss zeigt hohe Signalintensität
  - Vorhandensein und Alter eines muralen Hämatoms
    - Häufig hyperintens in T1-, hypointenser Ring in T2-Wichtung
    - Parietalthrombose kann geschichtet sein (Schichten des organisierten Thrombus in verschiedenen Entwicklungsstadien)
- Starke Anreicherung des residualen Lumens

Befunde anderer bildgebender Verfahren
- MRA
  - Native 3-D-TOF kann inadäquat sein wegen:
    - Flussabsättigungseffekten
    - Phasendispersion innerhalb eines Voxels
  - Große fusiforme Aneurysmen benötigen zur adäquaten Darstellung dynamische kontrastmittelunterstützte Sequenzen

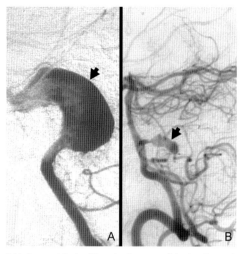

Seitliche Ansicht eines vertebrobasilären Angiogramms (A) zeigt ein arteriosklerotisches fusiformes Aneurysma (Pfeil). Das laterale vertebrobasiläre Angiogramm (B) eines 21-jährigen Patienten mit Kollagenose zeigt ein nicht-arteriosklerotisches fusiformes Aneurysma der A. cerebelli inferior anterior (Pfeil).

- DSA/CTA
  - Ausgeprägte arterielle Ektasie
  - Auch eine fokale fusiforme oder auch sackförmige Erweiterung kann auftreten
  - Kann solitär oder multifokal sein

Differenzialdiagnose

Vertebrobasiläre Dolichoektasie (Megadolichobasilaris)
- Alter Patient
- Arteriosklerotische Veränderungen in anderen Gefäßen
- Dilatative Ektasie reicht bis in die Aufzweigungen

Großes serpentiformes Aneurysma
- Große, teilthrombosierte Raumforderung
- Distale Aufzweigungen aus dem Aneurysmadom
- Kein definierbarer Aneurysmahals
- Meist vom fusiformen Aneurysma nicht zu unterscheiden

Nicht-arteriosklerotische fusiforme Vaskulopathie
- Junger Patient
- Anamnese einer angeborenen Vaskulopathie, Autoimmunerkrankung

Pathologie

Allgemein
- Fusiforme Aneurysmen können arteriosklerotisch oder nicht-arteriosklerotisch sein
- Nicht-arteriosklerotische fusiforme und dissezierende Aneurysmen
  - Typ 1 = Typisches dissezierendes Aneurysma
  - Typ 2 = Segmentale Ektasie
  - Typ 3 = Dolichoektatische dissezierende Aneurysmen
  - Typ 4 = Atypisch gelegenes Aneurysma sacculare (seitliche Gefäßwand, ohne Bezug zu Gefäßaufzweigungen)

- Genetik
  - Marfan-Syndrom: Mutation des Fibrillin-Gens (FBN1)
- Ätiologie/Pathogenese
  - Arteriosklerose ist normalerweise die Ursache des basilären fusiformen Aneurysmas bei älteren Patienten
    - Lipiddeposition als erster Schritt
    - Membrana elastica interna und Gefäßmedia reißen ein
    - Erhöhte Suszeptibilität für hämodynamischen Stress
  - Nicht-arteriosklerotische fusiforme Aneurysmen
    - Erster Schritt ist hier das Einreißen der Membrana elastica interna
    - Immundefekt (z. B. HIV)
    - Viren, andere infektiöse Erreger (z. B. Varizellen)
    - Kollagenosen (systemischer Lupus erythematodes)

Makroskopische und intraoperative Befunde
- Fokal dilatierte fusiforme arterielle Ektasie
- +/- Arteriosklerose

Mikroskopische Befunde
- Typ 1 = Langstreckiger Einriss der Membrana elastica interna, keine intimale Verdickung
- Typ 2 = Aufgeweitete und/oder eingerissene Membrana elastica interna mit Intimaverdickung
- Typ 3 = Einreißen der Membrana elastica interna, multiple Dissektionen der verdickten Intima, organisierter Thrombus
- Typ 4 = Fehlende Membrana elastica interna und Gefäßmedia

Klinik

Klinisches Bild
- Schmerz, Subarachnoidalblutung
- TIA, Hirnnervenausfälle

Verlauf
- Typ 1: Häufige Rezidivblutung
- Typ 2: Benigner klinischer Verlauf
- Typ 3: Langsame, aber progressive Erweiterung
- Typ 4: Hohes Risiko für Rezidivblutung

Therapie und Prognose
- Häufig kombiniert operativ und endovaskulär
- Nach 5 Jahren sind 80% der Patienten mit großem inoperablen Aneurysmen verstorben oder bleibend behindert

Literatur

Jager HR et al (2000): Contrast-enhanced MR angiography of intracranial giant aneurysms. AJNR 21:1900–1907

Nakatomi H et al (2000): Clinicopathological study of intracranial fusiform and dolichoectatic aneurysms. Stroke 31:896–900

Mizutani T et al (1999): Proposed classification of nonatherosclerotic cerebral fusiform an dissecting aneurysms. Neurosurg 45:253–260

„Blutblasenartiges" Aneurysma

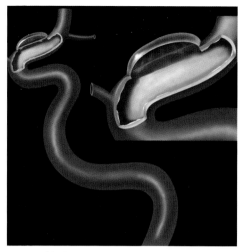

Die Grafik zeigt ein „blutblasenartiges" Aneurysma entlang der großen Kurvatur der A. carotis interna im supraklinoidalen Abschnitt. Die Aneurysmawand besteht aus einer dünnen, fibrösen Kappe.

Grundlagen

- Seltene, aber wichtige Ursache einer aneurysmatischen Subarachnoidalblutung
- Umschriebener Defekt der Arterienwand ist nur mit Bindegewebe bedeckt
- Frühere Tendenz zur Ruptur, bereits bei kleinerer Größe als Aneurysma sacciforme

Bildgebung

Allgemein
- Schlüsselzeichen = Kleine, breitbasige hemispärische Vorwölbungen

CT-Befunde
- Aneurysmatische Subarachnoidalblutung

MRT-Befunde
- Aneurysmatische Subarachnoidalblutung, ansonsten normalerweise negativ
- +/- Darstellung in hochauflösender MRA

Befunde anderer bildgebender Verfahren
- DSA
  - Erstes Angiogramm häufig als normal befundet („angiographisch negative Subarachnoidalblutung")
  - Geringe Irregularität/kleine fokale Vorwölbung der Arterienwand kann das einzige Zeichen sein!

Differenzialdiagnose

Aneurysma sacciforme
- Entstehung üblicherweise an arterieller Bifurkation/Aufzweigungsstelle
- Rund, lobuliert

„Blutblasenartiges" Aneurysma

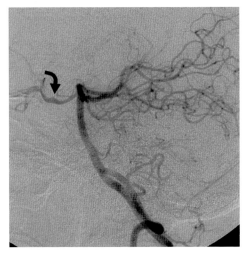

Seitliche Ansicht eines vertebrobasilären Angiogramms eines Patienten mit einer typischen aneurysmatischen Subarachnoidalblutung zeigt eine kleine, breitbasige Vorwölbung entlang des Ramus communicans posterior (Pfeil). Intraoperativ wurde ein rupturiertes, blutblasenartiges Aneurysma gefunden.

Infundibulärer Abgang des Ramus communicans posterior
- Trichterförmig
- Abgang des Ramus communicans posterior aus der Apex

Pathologie

Allgemein
- Blutblasenartiges Pseudoaneurysma
- Ätiologie/Pathogenese/Pathophysiologie
  - Unbekannt
  - Arteriosklerose mit Ulzeration, Hämatomentstehung?

Makroskopische und intraoperative Befunde
- Breitbasige Vorwölbung
- Entsteht aus seitlicher Gefäßwand (nicht an Aufzweigung)
- Kann überall entstehen
  - Häufigste Lokalisation ist die große Kurvatur der supraklinoidalen A. carotis interna
  - Auch im posterioren Kreislauf des Gehirns nicht selten

Mikroskopische Befunde
- Kappe besteht aus Bindegewebe/Adventitia
- Keine anderen Gefäßwandelemente
- Häufig signifikante arteriosklerotische Veränderungen des zugrunde liegenden Gefäßes

Klinik

Klinisches Bild
• Aneurysmatische Subarachnoidalblutung

Verlauf
• Trend zur früheren Ruptur bereits bei geringer Größe als Aneurysma sacciforme

Therapie und Prognose
• Hohe operative Mortalität/Morbidität
  ◦ Kleine Größe, sehr dünne Wand, breiter Hals
  ◦ Reißt leicht ein, intraoperative Ruptur häufig
  ◦ Beeinträchtigung des Lumens des zugrunde liegenden Gefäßes
  ◦ Wiederauftreten trotz Umhüllung
• Optionen: „Trapping" oder Stenting

Literatur

Kobayashi S et al (1999): Blisterlike aneurysms. J Neurosurg 91:164–166

Charbel FT et al (1999): Distal internal carotid artery pseudoaneurysms. Neurosurg 45:643–649

Abe M et al (1998): Blood blisterlike aneurysms of the internal carotid artery. J Neurosurg 89:419–424

PocketRadiologist™
Gehirn
Die 100 Top-Diagnosen

VASKULÄRE
MALFORMATIONEN

Arteriovenöse Malformation (AVM)

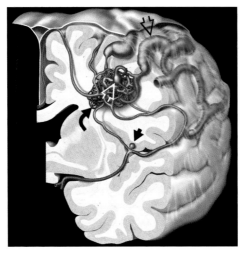

Die koronare Grafik zeigt eine arteriovenöse Malformation. Beachte den dicht gepackten Nidus (gebogener Pfeil) mit intranidalem Aneurysma (offener weißer Pfeil), pedikulärem Aneurysma (schwarzer Pfeil) und venösen Varizen (offener schwarzer Pfeil).

Grundlagen
- Häufigste symptomatische zerebrale Gefäßmalformation
- Arteriovenöse Malformationen haben eine dysregulierte Angiogenese und unterliegen einem kontinuierlichen vaskulären Remodelling

Bildgebung
Allgemein
- Dicht gepackte Raumforderung aus erweiterten Gefäßkanälen
- Enthält kein normales Hirnparenchym
- Schlüsselzeichen = „Tasche voller schwarzer Würmer" (Flow-void-Zeichen) mit minimalem/keinem Raumforderungseffekt im MRT

CT-Befunde
- Nativ-CT (kann normal sein bei sehr kleinen AVM)
  - Iso-/hyperdense schlangenartige Gefäße
  - Verkalkungen in 25–30%
  - Variable Blutungen
- Kontrastmittel-CT: Starkes Enhancement

MRT-Befunde
- Variiert mit Flussgeschwindigkeit, Richtung, Anwesenheit/Alter einer Blutung
- Honigwabenartig verteilte „flow voids" (Signalverlust im Gefäß durch schnell fließendes Blut)
- Der Nidus enthält wenig oder kein Hirnparenchym

Befunde anderer bildgebender Verfahren
- DSA
  - Darstellung der internen Gefäßarchitektur (am besten superselektiv)
  - Befunde
    - Geringer oder fehlender Raumforderungseffekt
    - Erweiterte Arterien
    - Nidus aus dicht gepackten Gefäßen
    - Arteriovenöser Shunt („früh drainierende Vene")

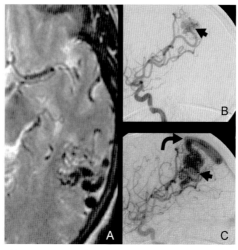

T2-Wichtung (A) zeigt eine typische arteriovenöse Malformation (AVM). Frühe (B) und späte Phase (C) einer DSA stellt den Nidus (Pfeile) und die früh drainierende Vene (gebogener Pfeil) dar.

- CTA/MRA
  - Hilfreich zur Übersichtsdarstellung des Blutflusses, nach Embolisation oder Radiatio
  - 3-D-Rekonstruktionen nach Kontrastmittelapplikation verbessern die Beurteilbarkeit

Differenzialdiagnose

Offene AVM vs. Glioblastom mit arteriovenösem Shunt
- Glioblastom reichert an, zeigt Raumforderungseffekt
- Einiges Hirnparenchym zwischen den Gefäßen

Thrombosierte („kryptische") AVM versus
- Kavernöses Angiom
- Kalzifizierter Tumor
- Oligodendrogliom
- Low-grade Astrozytom

Pathologie

Allgemein
- Verteilung
  - 85% supratentoriell; 15% infratentoriell
  - Sporadische AVM sind solitär
- Genetik
  - Keine spezifischen Mutationen für sporadische AVM bekannt
  - Multiple AVM (2% der Fälle)
    - HHT 1 (Mutation der Chromosomen 9 und 12)
    - Zerebrale arteriovenöse metamerische Syndrome (Wyburn-Mason) mit orbitalen/maxillofazialen/intrakranialen AVM

- Ätiologie/Pathogenese
  - Alte Hypothese: Retention des primitiven embryonalen Gefäßnetzwerkes?
  - Neue Hypothese: Dysregulation der Angiogenese
    - VEGF, Rezeptoren regulieren Endothelproliferationen und Migrationen
    - Zytokinrezeptoren regulieren die Gefäßausreifung und das Remodelling
- Epidemiologie
  - Prävalenz der sporadischen AVM = 0,04–0,52%

Makroskopische und intraoperative Befunde
- Zentraler Nidus mit arteriellen zuführenden Gefäßen, venöse Ausstrombahn

Mikroskopische Befunde (breites phänotypisches Spektrum)
- Zuführende Arterien, drainierende Venen
  - Ausgereifte Gefäße (können mäßige Wandverdickung zeigen)
- Nidus
  - Dünnwandige, dysplastische Gefäße (kein Kapillarbett)
    - Keine intakten Tight junctions, subendotheliale Strukturen nicht intakt
    - Verlust der normalen kontraktilen Eigenschaften
  - Konglomerat aus zahlreichen arteriovenösen Shunts
  - Kein normales Hirnparenchym (mäßige Gliose möglich)
- Assoziierte Anomalie
  - Flussabhängiges Aneurysma der zuführenden Arterie (10–15%)
  - Intranidales Aneurysma in > 50%
  - Blutung, +/- Verkalkung

Staging- oder Grading-Kriterien (Spetzler-Martin)
- Größe
  - Klein (< 3 cm)   1
  - Mittel (3–6 cm)   2
  - Groß (> 6 cm)   3
- Lokalisation
  - Nicht-eloquentes Areal   0
  - Eloquentes Areal   1
- Venöse Drainage
  - Nur oberflächlich   0
  - Tief   1

Klinik

Klinisches Bild
- Altersgipfel 20–40 Jahre (25% bis 15 Jahre)
  - Blutung 50%
  - Krampfanfälle 25%
  - Neurologisches Defizit 20–25%

Verlauf
- Kumulatives Blutungsrisiko 2–4%/Jahr
- Spontaner Verschluss selten (1–3% der Fälle)

Therapie und Prognose
- Embolisation, Bestrahlung, Operation

Literatur

Warren DJ et al (2001): Cerebral arteriovenous malformations: Comparison of novel MRA techniques and conventional angiography. Neurosurg 48:973–983

Uranishi R et al (2001): Vascular smooth muscle cell differentiation in human cerebral vascular malformations. Neurosurg 49:671–680

Berman MF et al (2000): The epidemiology of brain arteriovenous malformations. Neurosurg 47:389–397

Durale AV-Shunts

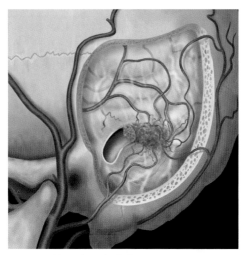

Die Grafik mit einem Bildausschnitt durch den Sinus transverus zeigt eine durale AV-Fistel. Der Sinus ist thrombosiert, es finden sich zahlreiche, feinverästelte Gefäße im Wandbereich des Sinus. Zuflüsse aus Duralästen sowohl der A. carotis externa wie interna.

Grundlagen
- Durale arteriovenöse Shunts werden auch als durale arteriovenöse Fisteln bezeichnet
- Ansammlung von zahlreichen „Mikro-"AV-Shunts innerhalb der Duralwandung des Sinus
- In der Regel erworben, Ausdruck aktiver Angiogenese
- Klinische Manifestation abhängig von Lokalisation und Entstehung einer venösen Hypertension

Bildgebung

Allgemein
- Erwachsenentyp der duralen AV-Shunts
  - Schlüsselzeichen = Netzwerk aus feinen, spinngewebsartigen Gefäßen im thrombosierten duralen Sinus
- Kindliche durale AV-Shunts (selten)
  - Schlüsselzeichen = Multiple High-flow-Shunts an verschiedenen duralen Sinus

CT-Befunde
- Nativ-CT: Häufig normal
- Kontrastmittel-CT:
  - Kann bei kleinen Shunts normal sein
  - +/- geschlängelte zuführende Arterien, erweiterte durale Sinus
  - Erweiterte V. ophthalmica superior (Fistel zwischen A. carotis und Sinus cavernosus)

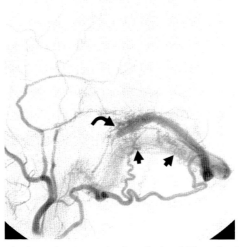

*Angiogramm der A. carotis externa zeigt einen duralen AV-Shunt. Beachte den ver-
schlossenen Sinus transversus (gebogener Pfeil) und die zahlreichen erweiterten, duralen, transossären Gefäße (schwarze Pfeile), die die Läsion in der Sinuswand versorgen.*

MRT-Befunde
- Kann normal sein
- Thrombosierter Sinus transversus oder sigmoideus enthält zahlreiche
  flow voids (Signalauslöschungen durch schnellen Blutfluss im Gefäß) durch
  „Mikro-"Fisteln (spinngewebsartige Gefäße)

Befunde anderer bildgebender Verfahren
- DSA
  - Häufigste Lokalisation = Durale AV-Shunts des Sinus transversus oder
    sigmoideus
    – Duraler Sinus häufig thrombosiert
    – Flussumkehr in duralen Sinus/kortikalen Venen korreliert mit
      Symptomprogression und Risiko einer Blutung
    – Geschlängelte, erweiterte piale Venen (pseudophlebitisches Muster) mit
      venöser Stauung/Hypertension (klinisch aggressive Form)
  - Zweithäufigste Lokalisation = Fistel zwischen A. carotis und Sinus cavernosus
    – Typ A: Direkter Shunt zwischen A. carotis interna und Sinus cavernosus
      (kein echter duraler AV-Shunt)
    – Typ B: Shunt aus duralen Ästen der A. carotis interna mit dem Sinus
      cavernosus
    – Typ C: Shunt von duralen Ästen der A. carotis externa mit dem Sinus
      cavernosus
    – Typ D: Shunt aus duralen Ästen aus A. carotis interna und externa zum
      Sinus cavernosus
- MR-Angiographie
  - Kann negativ sein bei kleinen Shunts oder geringem Flussvolumen
  - Übersichtsdarstellung, detaillierte Gefäßarchitektur nicht darstellbar
- PET/SPECT: Kann erhöhtes relatives zerebrales Blutvolumen und erniedrigten
  relativen zerebralen Blutfluss (venöse Ischämie) zeigen

Empfehlungen
- Zum Screening MRT mit Kontrastmittel
- DSA zur Darstellung der Gefäßversorgung und venösen Drainage

Differenzialdiagnose

Gemischte pial-durale arteriovenöse Malformation
- Echte piale Zuflüsse zum duralen AV-Shunt sind selten
- Auftreten üblicherweise bei großen duralen AV-Shunts der hinteren Schädelgrube

Gefäßreicher Tumor
- Akut thrombosierte durale AV-Shunts können anreichern, zusätzlich Ödem/Raumforderungseffekt möglich

Pathologie

Allgemein
- Allgemeine Anmerkungen
  - Kein echter Nidus vorhanden
- Ätiologie/Pathogenese/Pathophysiologie
  - Die meisten duralen AV-Shunts sind erworben
    - Können idiopathisch sein
    - Mögliche Entstehung nach Trauma, Sinusthrombose oder venöser Hypertension
  - Pathologische Aktivierung der Neoangiogense
    - Proliferierende Kapillaren in Granulationsgewebe innerhalb eines durch organisierte Thromben verschlossenen duralen Sinus
    - Zusammenschluss/Proliferation des mikrovaskulären Netzwerkes in der inneren Dura mit einem Plexus aus dünnwandigen venösen Kanälen
    - Hohe bFGF-, VEGF-Expression in duralen AV-Shunts
- Epidemiologie
  - 10–15% aller zerebrovaskulären Malformationen weisen AV-Shunts auf
  - Lokalisation: Kann überall entstehen, üblicherweise jedoch im Bereich der Schädelbasis

Mikroskopische und intraoperative Befunde
- Multiple erweiterte durale zuführende Gefäße konvergieren an einem duralen Sinus
- Ansammlung von spinngewebsartigen Gefäßen in der Wand des thrombosierten Sinus

Klinik

Klinisches Bild
- Abhängig von Alter, Lokalisation und Schwere des Grades des AV-Shunts
- Häufig
  - Ohrgeräusch, pulsatiler Tinnitus
  - Exophthalmus
  - Hirnnervenausfälle
- Weniger häufig
  - Progressive Demenz
  - Parkinsonismus
- Selten
  - Lebensbedrohliche Herzinsuffizienz
  - Üblicherweise Säuglinge, Kleinkinder

Verlauf
- Variabel; kann aggressiv verlaufen mit tödlicher Blutung
- Spontaner Verschluss selten

Therapie und Prognose
- Endovaskuläre Therapie
- Operative Resektion
- Stereotaktische Bestrahlung

Literatur

Kawaguchi T et al (2001): Classification of venous ischaemia with MRI.
  J Clin Neurosci 8 (suppl 1):82–88
Friedman JA et al (2001): Results of combined stereotactic radiosurgery and transarterial
  embolization for dural arteriovenous fistulas of the transverse and sigmoid sinuses.
  J Neurosurg 94:886–891
Uranishi R et al (1999): Expression of angiogenic growth factors in dural arteriovenous fistula.
  J Nuerosurg 91:781–786

Venöses „Angiom" (VA)

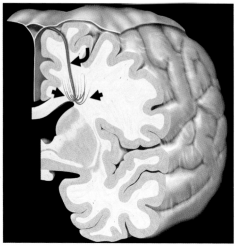

Die koronare Grafik zeigt ein venöses „Angiom". Beachte das Erscheinungsbild des umgekehrten Regenschirms aus ausgeprägten, medullären Venen („Caput medusae", schwarze Pfeile) und der solitären transkortikalen Sammelvene (gebogener Pfeil), die in den Sinus sagittalis superior drainiert.

Grundlagen
- Heute meist als venöse Entwicklungsanomalie („developmental venous anomaly" = DVA) bezeichnet (Anm. des Übersetzers)
- Venöse „Angiome" bestehen aus angiogenetisch reifen Elementen, die anatomische Varianten der normalen venösen Drainage repräsentieren
- Die meisten venösen „Angiome" sind asymptomatisch
- Venöse „Angiome" können histologisch gemischt sein (kavernöse Malformation)

Bildgebung
Allgemein
- Regenschirmartige Ansammlung von erweiterten, medullären (in der weißen Substanz gelegenen) Venen
- Häufig in der Nähe der Ventrikel (Vorderhorn und 4. Ventrikel als häufigste Lokalisationen)
- Große „Sammelvene" drainiert in einen duralen Sinus oder eine tiefe ependymale Vene
- Schlüsselzeichen = „Caput medusae" (erweiterte Venen in der weißen Substanz)
CT-Befunde
- Nativ-CT: Meist Normalbefund
- Kontastmittel-CT: Zahlreiche lineare oder punktförmig anreichernde Herde
  - Fließen zu einer einzigen erweiterten, tubulär drainierenden Vene zusammen
    - Gelegentlich als lineare Struktur in einer Einzelschicht dargestellt
    - Häufiger Darstellung als klar abgrenzbare, runde/ovoide anreichernde Herde in angrenzenden Schichten
MRT-Befunde
- Variable Signalintensität abhängig von Größe, Fluss
  - „Flow void" in T1- und T2-Wichtung
- Starkes Enhancement
- Sternartige, tubuläre Gefäße fließen zu einer Sammelvene zusammen

Venöses „Angiom" (VA)

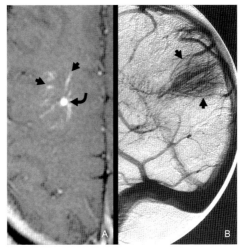

Die axiale kontrastmittelunterstützte T1-gewichtete MRT-Schicht (A) zeigt eine venöse Entwicklungsanomalie mit medullären Zuflüssen (Pfeile) und einer Sammelvene (gebogener Pfeil). Die venöse Phase der DSA (B) zeigt das typische „Caput medusae" (Pfeile).

- Sammelvene drainiert in duralen Sinus/ependymale Vene
- +/- Blutung (aus koexistierenden kavernösen Malformationen)

Befunde anderer bildgebender Verfahren
- DSA
  - Unauffällige arterielle Phase
  - Kapilläre Phase
    - Üblicherweise normal
    - Selten können venöse „Angiome" einen ausgeprägten Gefäß-Blush und AV-Shunts zeigen
  - Venöse Phase: „Caput medusae"

Differenzialdiagnose
Gefäßreicher Tumor (z. B. Glioblastoma multiforme)
- Erweiterte medulläre Venen
- Raumforderungseffekt, üblicherweise Anreicherung

Verschluss eines duralen Sinus mit venöser Stase
- Sinusthrombose
- Medulläre Venen erweitern sich zur kollateralen Drainage

Demyelinisierende Erkrankungen (selten)
- Aktive Demyelinisierung mit ausgeprägten medullären Venen

Pathologie
Allgemein
- Allgemeine Anmerkungen
  - Häufigste zerebrale vaskuläre Malformation in der Biopsie
- Genetik
  - Mutationen in Chromosomen 1 und 9
    - Diese kodieren Zelloberflächenrezeptoren
    - Tie-2-Mutation resultiert in einer fehlerhaften Aktivierung mit familiären venösen Malformationen in multiplen Organen
  - Einige sind autosomal-dominant vererbt

Venöses „Angiom" (VA)

- Embryologie
  - Persistenz von großen embryonalen Venen in der weißen Substanz
- Ätiologie/Pathogenese
  - Keine Expression von Wachstumsfaktoren
  - Expression normaler Strukturproteine der reifen Angiogenese
  - Möglicherweise extreme anatomische Variante einer ansonsten normalen venösen Drainage
- Epidemiologie
  - 60% der zerebralen vaskulären Malformationen
  - 2,5–9% Prävalenz in kontrastmittelunterstützten zerebralen MRT
  - Üblicherweise solitär
- Assoziierte Abnormalitäten
  - Syndrom des blauen Gummiblasen-Naevus (Bean-Syndrom; blue rubber bleb nevus syndrome)
  - Sinus pericranii
  - Andere kutane venöse Malformationen von Kopf/Hals
  - Störungen der Gyrierung und Migration

Makroskopische und intraoperative Befunde
- Radiär angeordnete, dilatierte medulläre Venen
- Dazwischen liegendes normales Hirnparenchym
- Erweiterte transkortikale oder subependymale drainierende Vene

Mikroskopische Befunde
- Erweiterte, ansonsten aber normale Venen
- Normales Hirnparenchym ohne Gliose
- In 20% gemischte Histologie, Blutung möglich

Klinik

Klinisches Bild
- Üblicherweise asymptomatisch, zufällige Entdeckung bei Bildgebung
- Selten
  - Kopfschmerz
  - Krampfanfälle (falls mit kortikaler Dysplasie assoziiert)
  - Blutung mit fokal neurologischem Defizit (bei Assoziation mit kavernöser Malformation)

Verlauf
- Blutungsrisiko 0,15%/Läsion/Jahr, erhöht bei:
  - Stenose oder Thrombose der drainierenden Vene
  - Koexistierende, kavernöse Malformation

Therapie und Prognose:
- Solitäres, venöses Angiom: Keine (Versuch der Entfernung kann zu venösem Infarkt führen)
- Histologisch gemischte venöse Angiome: Koexistierende Läsionen bestimmen die Therapie

Literatur

Kilic T et al (2000): Expression of structural proteins and angiogenic factors in cerebrovascular anomalies. Neurosurg 46:1179–1192

Komiyama M et al (1999): Venous angiomas with arteriovenous shunts. Neurosurg 44:1328–1335

Naff NJ et al (1998): A longitudinal study of patients with venous malformations. Neurol 50:1709–1714

Kapilläre Teleangiektasie

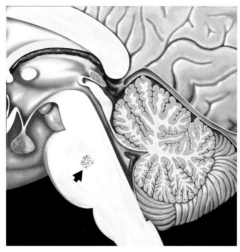

Die sagittale Grafik zeigt eine kapilläre Teleangiektasie in der Pons (Pfeil). Beachte die erweiterten Kapillaren mit normalem Hirnparenchym zwischen den dilatierten Gefäßen.

Grundlagen
- Die meisten kapillären Teleangiektasien werden zufällig bei der Bildgebung oder Autopsie entdeckt
- Klinisch benigne (soweit nicht histologisch gemischt mit anderen Malformationen wie kavernöser oder venöser Malformation)
- Kapilläre Teleangiektasien enthalten normales Hirnparenchym

Bildgebung
Allgemein
- Kleine, schlecht abgrenzbare Läsion(en)
- Bestehen aus erweiterten Kapillaren
- Enthalten normales Hirnparenchym
- Keine größere Blutung
- Mittelhirn, Pons, Medulla oblongata und Rückenmark sind die häufigsten Lokalisationen
- Schlüsselzeichen = Unscharf begrenzte Läsion mit subtilem „pinselartigen" Enhancement

CT-Befunde
- Üblicherweise Normalbefund

MRT-Befunde
- Solitäre Läsion
  - T1-Wichtung üblicherweise normal
  - 50% sind hyperintens in T2-Wichtung und FLAIR
  - Können hypointens in der T2*-Wichtung sein (der langsame Blutfluss innerhalb der Läsion erlaubt die Desoxygenierung von Oxy- zu Desoxyhämoglobin)
  - Subtiles, getüpfeltes oder pinselartiges Enhancement mit kleinen punktförmigen und linearen/sich verzweigenden Gefäßen
  - Bei bis zu 2/3 ist eine erweiterte Drainagevene vorhanden (kann gemischt mit venöser Malformation auftreten)

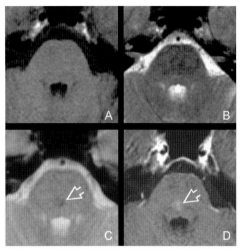

MRT-Schichten einer kapillären Teleangiektasie. Die Läsion ist in den T1- (A) und T2-gewichteten (B) Schichten nicht dargestellt. Die Läsion (offene Pfeile) ist hypointens in der T2*-Wichtung (C) und zeigt ein geringes, tüpfchenartiges, pinselartiges Enhancement (D).

* Multifokale Hypointensitäten in T2-Wichtung und Gradientenechosequenzen („schwarze Punkte")

Befunde anderer bildgebender Verfahren
* DSA/MRA/CTA
  * Negativ, falls nicht gemischte Malformation (z. B. venös)

Differenzialdiagnose

Metastase
* Üblicherweise starkes Enhancement
* Lokalisation (Grenze graue/weiße Substanz; Pons/Cerebellum selten)

Kavernöse Malformation
* Blutkammern mit Flüssigkeits-Flüssigkeits-Spiegeln
* Anomalien des angrenzenden Hirnparenchyms (z. B. Hämosiderinring)
* Gemischte kapilläre/kavernöse oder kapilläre/venöse Malformation

Pathologie

Allgemein
* Ätiologie/Pathogenese
  * Sporadische kapilläre Teleangiektasien: Unbekannt
  * Kann sich als Komplikation nach Bestrahlung entwickeln (üblicherweise ganzes Gehirn, häufig bei Leukämie)
* Epidemiologie
  * 15–20% aller intrakraniellen Gefäßmalformationen

Makroskopische und intraoperative Befunde
* Selten nachgewiesen, wenn nicht außergewöhnlich groß (bis zu 2 cm beschrieben) oder von Blutung begleitet (aus anderer Gefäßmalformation)

Kapilläre Teleangiektasie

Mikroskopische Befunde
- Zahlreiche dilatierte, aber histologisch normale Kapillaren
- Normales Hirnparenchym zwischen erweiterten kapillären Kanälen
- Unkomplizierte kapilläre Teleangiektasien zeigen keine Gliose, Blutung oder Verkalkungen
- Können histologisch gemischt sein (kavernöse Malformation am häufigsten)
  - Blutabbauprodukte

Klinik

Klinisches Bild
- Selten symptomatisch, üblicherweise zufällig entdeckt
- Selten
  - Kopfschmerz
  - Schwindel, Tinnitus
  - Hirnnervenausfälle

Verlauf
- Klinisch asymptomatisch, falls nicht histologisch gemischt
- Keine Änderungen der Größe oder Konfiguration

Therapie und Prognose
- Keine

Literatur

Castillo M et al (2001): MR imaging and histologic features of capillary telangiectasia of the basal ganglia. AJNR 22:1553–1555

Kuker W et al (2000): Presumed capillary telangiectasia of the pons. Eur Radiol 10:945–950

Huddle DC et al (1999): Clinically aggressive diffuse capillary telangiectasia of the brain stem. AJNR 20:1674–1677

Kavernöse Malformation

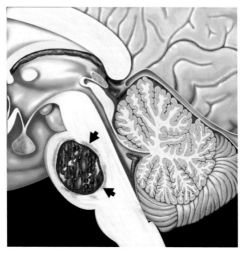

Die sagittale Grafik zeigt eine typische kavernöse Malformation, hier in der Pons gelegen. Kleine blutgefüllte Kammern mit Flüssigkeits-Flüssigkeits-Spiegeln, Blutung in unterschiedlichen Stadien und einige stippchenförmigen Verkalkungen sind enthalten. Ein Hämosiderinring umgibt die Läsion (Pfeile).

Grundlagen
- Eine kavernöse Malformation (kavernöses „Angiom", „Kavernom") sollte nicht mit einem kavernösen **Häm**angiom (echter vasoproliferativer Tumor) verwechselt werden
- Kavernöse Malformation = Häufigste angiographisch „okkulte" Gefäßmalformation
- Kavernöse Malformationen können eine große Bandbreite ihres Verhaltens zeigen (Vergrößerung, Regression, **De-novo**-Formation)
- Familiäre kavernöse Malformationen zeigen ein hohes Risiko bezüglich Blutungen und Bildung neuer Läsionen

Bildgebung
Allgemein
- Umschriebene, lobulierte Raumforderung
- Blutung, unterschiedlicher Reifegrad der Hämoglobindegratationsprodukte
- Schlüsselzeichen = „Popcorn-"Läsion mit komplettem Hämosiderinring
CT-Befunde
- Negativ in 30–50%
- Scharf begrenzte, runde/ovoide hyperdense Läsion, üblicherweise < 3 cm
- Umgebendes Hirnparenchym üblicherweise normal
- Kein Raumforderungseffekt, außer nach kurz zurückliegender Blutung
- Geringes/kein Enhancement
MRT-Befunde
- Variabel, abhängig von Blutung/Stadium
- Große akute Blutung kann die typischen Befunde der kavernösen Malformation überlagern
- Retikuläre „Popcorn-artige" Läsion am typischsten
  - Kern gemischter Signalintensität, kompletter Hämosiderinring
  - Kleine blutgefüllte Kammern mit Flüssigkeits-Flüssigkeits-Spiegeln

Kavernöse Malformation

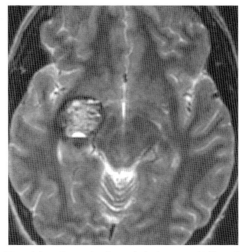

Der axiale T2-gewichtete Scan zeigt eine typische kavernöse Malformation mit „Popcorn-artigem" Erscheinungsbild (kleine, blutgefüllte Kammern mit Flüssigkeits-Flüssigkeits-Spiegeln) umgeben von einem kompletten Hämosiderinring.

- Suszeptibilitätseffekte (umgebende Signalauslöschungen in T2- und T2*-Wichtung)
- Minimales oder kein Enhancement (assoziierte venöse Malformation kann dargestellt werden)
- Falls > 3 Läsionen, zahlreiche, punktförmige hyperintense Herde („black dots") in Gradientenechosequenzen als häufigster Befund

Befunde anderer bildgebender Verfahren
- DSA
  - Negativ („angiographisch okkulte Gefäßmalformation")
    - Kavernöse Malformationen zeigen in der Läsion einen langsamen Fluss ohne AV-Shunt
  - Gefäßfreie Raumforderung bei großer oder akuter Blutung
  - +/- assoziierte andere Malformationen (z. B. venöse Malformation)
  - Selten: Venöses Pooling, Gefäß-Blush in der Parenchymphase

Differenzialdiagnose
„Popkorn-artige" Läsion
- Arteriovenöse Malformation (Ödem, Raumforderungseffekt, oft nur ein Blutabbauprodukt)
- Eingebluteter Tumor (inkompletter Hämosiderinring, unregelmäßige Bildung von Blutprodukten, starkes Enhancement)
- Kalzifizierter Tumor (z. B. Oligodendrogliom; zeigt üblicherweise mäßiges Enhancement)

Multiple „black dots" (hypointense Herde)
- Zustand nach Trauma (diffuse Axonschädigung, Kontusionen)
- Hypertensive Mikroblutungen (Anamnese einer lange bestehenden arteriellen Hypertonie)
- Amyloidangiopathie (ältere Patienten, dement, vorwiegend Marklager betroffen)
- Kapilläre Teleangiektasie (subtiles Stippchen oder pinselartiges Enhancement)

Pathologie

Allgemein

- Genetik
  - Multiples familiäres kavernöses Malformations-Syndrom
    - Autosomal-dominant, variable Penetranz
    - Mutation in den Chromosomen 3, 7q (KRIT1-Mutation am CCM1)
- Ätiologie/Pathogenese/Pathophysiologie
  - Kavernose Malformationen sind angiogenetisch unreife Läsionen mit Endothelproliferation und gesteigerter Angioneogenese
  - Exprimation von VEFG, ß-FGF, TGFα
  - Hochregulation von Rezeptoren (z. B. Flk-1)
- Epidemiologie
  - Prävalenz ca. 0,5%
  - In 75% solitäres Auftreten, sporadische Läsion
  - In 10–30% multipel, familiäre Häufung
  - Keine Geschlechtsdominanz

Makroskopische und intraoperative Befunde

- Umschriebener, lobulierter, blau-rosa („maulbeerartiger") Knoten
- Pseudokapsel aus gliotischem, hämosideringefärbtem Hirnparenchym

Mikroskopische Befunde

- Dünnwandige, mit Epithel ausgekleidete Räume
- Eingebettet in eine kollagenöse Matrix
- Blutung in verschiedenen Entwicklungsstadien
- +/- Verkalkungen
- Enthält kein normales Hirnparenchym
- Kann histologisch gemischt sein (am häufigsten mit venöser Malformation)

Klinik

Klinisches Bild

- Am häufigsten zwischen 40. und 60. Lebensjahr diagnostiziert, kann aber auch bereits in der Kindheit vorhanden sein
- Symptome
  - Krampfanfälle in 50%
  - Neurologisches Defizit in 25% (kann progressiv sein)
  - In 20% asymptomatisch

Verlauf

- Verschiedene dynamische Verlaufsformen möglich (kann progredient sein, sich vergrößern, auch Regression möglich)
- Entwicklung von **De-novo**-Läsionen möglich
- Neigung zu wiederholten Blutungen in der Läsion
  - Sporadische kavernöse Malformation = 0,25–0,7%/Jahr
  - Familiäre kavernöse Malformation = Ca. 1% pro Läsion pro Jahr
  - Risikofaktor für zukünftige Blutungen = Vorausgegangene Blutungen
  - Rezidivblutungsrate anfänglich hoch, nimmt nach 2–3 Jahren ab

Literatur

Clatterbuck RE et al (2001): The nature and fate of punctate (Type IV) cavernous malformations. Neurosurg 49:26–32

Sure U et al (2001): Endothelial proliferation, neoangiogenesis, and potential de novo generation of cererbrovascular malformations. J Neurosurg 94:972–977

Brunereau L et al (2000): Familial form of intracranial cavernous angioma. Radiol 214:209–216

PocketRadiologist™
Gehirn
Die 100 Top-Diagnosen

SCHLAGANFALL UND ZEREBROVASKULÄRE ERKRANKUNGEN

Akuter ischämischer Schlaganfall

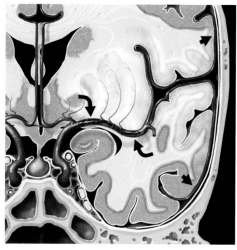

Die koronare Grafik zeigt einen hyperakuten Schlaganfall. Es findet sich ein frischer Thrombus (gebogene Pfeile) in der proximalen A. cerebri media. Retrograder Fluss über Grenzzonenkollateralen (Pfeile). Beachte die Blässe und Schwellung der Basalganglien und der betroffenen Hirnrinde mit abgeblasster Grenze zwischen grauer und weißer Substanz.

Grundlagen
- „Time is brain"
- Klinische Diagnose bei 15–20% der Betroffenen falsch
- Bildgebende Diagnose und frühzeitige Intervention sind die Schlüssel zur Rettung von noch überlebensfähigem Hirnparenchym

Bildgebung
Allgemein
- Akuter Thrombus in zerebralen Gefäßen
- Verminderte Perfusion innerhalb des Territoriums des verschlossenen Gefäßes
- Zytotoxisches Ödem
- Schlüsselzeichen
  - CT: Hyperdense Arterie
  - MRT: Hohe Signalintensität in der Diffusionswichtung
CT-Befunde (nativ)
- Hyperdenses Gefäß
  - Hyperdenses M1-Segment der A. cerebri media (hyperdenses Mediazeichen) in 35–50%
  - „Punktzeichen" = Verschlossene Äste der A. cerebri media in der Fissura Sylvii
- Verlust der Differenzierung zwischen grauer und weißer Substanz innerhalb der ersten 3 Stunden
  - Subtile Befunde in 50–70% der Fälle
    - Abblassung des Linsenkerns
    - Verlust der Inselrinde (Abblassung)
- Hypodensität
  - Falls im Initial-CT mehr als 1/3 des Versorgungsgebiets der A. cerebri media betroffen ist, ist später eine große Läsion zu erwarten

Akuter ischämischer Schlaganfall

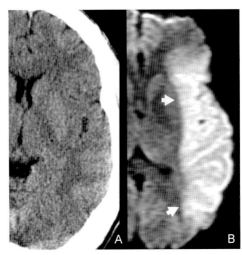

Unauffälliges Nativ-CT (A) eines Patienten 1 Stunde nach Schlaganfall. Das Routine-MRT war normal, in der Diffusionswichtung zeigte sich ein akuter Infarkt im Versorgungsgebiet der A. cerebri media (B, Pfeile).

- Schwellung der Gyri, die Sulci sind aufgebraucht
- Hämorrhagische Transformation
  - Subakuter Beginn (24–48 Stunden)
  - Kann großflächig oder petechial sein
  - Im Nativ-CT in 15–45% der Fälle
  - Risikofaktoren: Frühzeichen eines ischämischen Schlaganfalls im CT, thrombembolischer Schlaganfall, Diabetes mellitus, Bewusstseinsminderung, Thrombolysetherapie

MRT-Befunde
- Konventionelle Sequenzen in 70–80% positiv
  - T1-Wichtung: Frühe kortikale Schwellung, Abblassung der Grenze graue/weiße Substanz
  - T2-Wichtung: Hyperintensität im betroffenen Stromgebiet
  - T1-Wichtung nach Kontrastmittel: Fehlendes intravaskuläres Enhancement
- FLAIR
  - Kann positiv (hyperintens) sein, wenn andere Sequenzen normal sind
  - Intraarterielles Signal = Frühes Zeichen eines Verschlusses eines größeren Gefäßes

Befunde anderer bildgebender Verfahren
- DSA: Gefäßverschluss (Cut-off, spitz zulaufend, Meniskus-, Trambahnschienenzeichen), langsamer antegrader Fluss, retrograder Fluss in Kollateralen der Grenzzone
- Triphasische Perfusions-CT-Angiographie: Darstellung des ischämischen Kerns und der Penumbra
- TCD: Proximaler Gefäßverschluss in 70% der Thrombolysekandidaten
- DWI: Einschränkung der Diffusion (hohe Signalintensität), Erhöhung der Genauigkeit auf 95%

- Diffusionkoeffizient (ADC): Intermediär (Penumbra) bis signifikant erniedrigt (nicht überlebensfähiges Hirngewebe); schnellere Entwicklung eines thrombembolischen gegenüber einem Grenzzoneninfarkt
- Bolus-tracking PWI mit Darstellung des relativen zerebralen Blutflusses: Erniedrigte Perfusion (in 75% größere Läsion als in der DWI, Darstellung des ischämischen „tissue at risk")

Empfehlungen
- Nativ-CT zum Nachweis einer Blutung (z. B. hypertensive Blutung)
- MRT (mit FLAIR, DWI +/- PWI)
- DSA mit intraarterieller Thrombolyse bei ausgewählten Patienten

Differenzialdiagnose
Hyperdenses Gefäßzeichen
- Normal (zirkulierendes Blut ist gering hyperdenser als Hirnparenchym)
- Hoher Hämatokrit
- Mikrokalzifikationen in der Gefäßwand
- Bei erniedrigter Dichte des Hirnparenchyms (z. B. diffuses Hirnödem) erscheinen Gefäße relativ hyperdenser

Hypodenses Hirnparenchym
- Infiltrierender Tumor
- Entzündung (z. B. Enzephalitis)

Pathologie
Allgemein
- Ätiologie/Pathogenese/Pathophysiologie
  - Früh: Kritische Störung des zerebralen Blutflusses
    - Ausgeprägt ischämischer Kern zeigt einen zerebralen Blutfluss < 6 cm^3/100 g/min.
    - Verursacht Sauerstoffminderversorgung, Energiestoffwechselstörung, terminale Depolarisation, Versagen der Ionenhämostase
    - Repräsentiert Areale des entstehenden Infarktes
    - Die ischämische Penumbra zeigt einen zerebralen Blutfluss zwischen 7 und 20 cm^3/100 g/min.
  - Sekundäre Veränderungen beinhalten Exzitotoxizität, krampfartige Depolarisationen, Störungen der Ionenhämostase
  - Entwicklung von der Ischämie zum Infarkt hängt von verschiedenen Faktoren ab (z. B. Blutdruckschwankungen, Embolusauf-/ablösung, Reperfusion)
  - Späteffekte: Entzündung, Apoptose
- Epidemiologie
  - Zweithäufigste Todesursache weltweit
  - Eine der Hauptursachen für eine permanente Behinderung

Makroskopische oder intraoperative Befunde
- Akute Thrombose eines großen Gefäßes
- Blasses, geschwollenes Hirnparenchym; „verschmierte" Grenzen zwischen grauer und weißer Substanz

Mikroskopische Befunde
- Nach 4 Stunden: Eosinophile Neurone mit pyknotischen Nukleoli
- Nach 15–24 Stunden: Invasion neutrophiler Granulozyten; nekrotische Nukleoli sehen aus wie „eosinophile Geister"
- 2. bis 3. Tag: Phagozyteninvasion aus der Zirkulation
- Nach 1 Woche: Reaktive Astrozytose, zunehmende Kapillardichte
- Endstadium: Flüssigkeitsgefüllte Höhle, Wandung aus Astrozyten

Klinik

Klinisches Bild
- Abhängig vom Versorgungsgebiet des betroffenen Gefäßes

Verlauf
- Maligner Mediainfarkt (Koma, Tod)
  - Bis zu 10% aller Schlaganfallpatienten
  - Tödliche Hirnschwellung mit erhöhtem intrakraniellen Druck

Therapie und Prognose
- Ohne Therapie ungünstiges Outcome
- Patientenselektion = Wichtigster Faktor des Behandlungsergebnisses
  - < 6 Stunden
  - Im CT Ausschluss einer Blutung
  - Hypodensität von weniger als 1/3 des Mediaterritoriums

Literatur
Parsons MW et al (2001): Perfusion MRI maps in hyperacute stroke. Stroke 32:1581–1587

Huang I-J et al (2001): Time course of cerebral infarction in the middle cerebral artery territory:
    Deep watershed versus territorial subtypes on diffusion-weighted MR images. Radiol 221:35–42

Gashill-Shipley MF (1999): Routine CT evaluation of acute stroke.
    Neuroimag Clin N Amer 9:411–422

Kindlicher/jugendlicher Schlaganfall

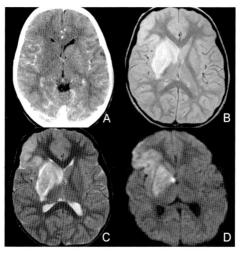

Kind mit akuter Varizellenvaskulitis. Das kontrastmittelunterstützte CT (A) zeigt einen Verlust der Differenzierung zwischen den rechten Basalganglien und der umgebenden weißen Substanz. Die axiale Protonendichtewichtung (B) und T2-Wichtung (C) zeigen eine hohe Signalintensität der Basalganglien, der Capsula interna und externa sowie des rechts-posterioren frontalen Kortex. Die Diffusionswichtung (D) zeigt eine Diffusions-einschränkung.

Grundlagen

- Die Ätiologie des kindlichen Schlaganfalls variiert stark
- Säugling/Kind: Kardialer Rechts-Links-Shunt, Geburtstrauma
- Alter < 15 Jahre: Gerinnungsstörungen verursachen 20–50% der arteriellen ischämischen Schlagfälle und 33–99% der Sinusvenenthrombosen
- Alter > 15 Jahre: Dissektion, Atherothrombose, eher „traditionelle" Risikofaktoren

Bildgebung

Allgemein
- Ähnlich wie bei Erwachsenen (siehe „Akuter ischämischer Schlaganfall")

CT-Befunde:
- Ähnlich wie bei Erwachsenen (siehe „Akuter ischämischer Schlaganfall")
- Auf Zeichen der dem Schlaganfall zugrunde liegenden Ätiologie achten
  - Basalganglienverkalkungen (Melas-Syndrom, zerebrale Bestrahlung)
  - Gefäßanomalien (Beurteilung von Anwesenheit/Größe des Canalis caroticus)
  - Präexistierende Atrophie (systemischer Lupus erythematodes, andere Kollagenosen)
  - Anreichernde „Punkte" in den Basalganglien (Kollateralen bei Moyamoya-Erkrankung)

MRT-Befunde
- Ähnlich wie bei Erwachsenen (siehe „akute ischämischer Schlaganfall")
- Nach Zeichen der dem Schlaganfall zugrunde liegenden Ätiologie suchen
  - Stigmata einer neurokutanen Erkrankung (z. B. Neurofibromatose Typ 1)
  - Malformationen der Mittellinie
  - Metabolische Erkrankungen (z. B. Melas-Syndrom, Leigh-Syndrom)

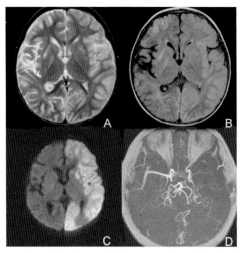

Die axiale T2-Wichtung (A) und FLAIR (B) bei einem Kind mit idiopathischer, progressiver Arteriopathie zeigt eine Atrophie der rechten Hemisphäre, Lakunen in den Basalganglien sowie ein Ödem des linksseitigen Kortex. Die Diffusionswichtung (C) zeigt eine Diffusionseinschränkung. In der MRA (D) zeigt sich eine verschlossene, linksseitige A. carotis interna im supraklinoidalen Abschnitt mit basalen „Moyamoya-"Kollateralen.

Befunde anderer bildgebender Verfahren

- Diffusionsgewichtetes MRT: Akute Diffusionseinschränkung plus chronische Stadien (neuer Schlaganfall überlagert alten, z. B. Sichelzellanämie, Moyamoya-Syndrom)

Empfehlungen

- Kontrastmittelunterstütztes Screening-CT kann früh Hinweise geben auf
  - Perfusion von normalem vs. ischämischem Gewebe
  - Offenen Circulus arteriosus Willisii
  - Sinusvenenverschluss
- MRT/MRA/MR-Venographie
- DWI

Differenzialdiagnose

Nicht-ischämische Ursachen der akuten Hemiparese in der Kindheit

- Todd'sche Lähmung (nach Krampfanfall)
- Akute demyelinisierende Enzephalomyelitis

„Neu erkannte" Hemiparese

- Perinataler Infarkt
- Kongenitale Anomalie (z. B. Schizenzephalopathie)
- Achtung:
  - Manchmal wird eine Hemiparese erst erkannt, wenn das Kind alt genug ist, um zu laufen und koordinierte Handbewegungen auszuführen
  - Hirnanomalie/perinataler Schlaganfall kann bis zu einem Alter von 9–18 Monaten „akut" erscheinen

Pathologie
Allgemein
- Ätiologie/Pathogenese/Pathophysiologie (multifaktoriell)
  - Kardial (Embolie, Klappenanomalie, linksatriales Myxom)
  - Angeborene Gerinnungsstörungen
    - Resistenz gegen aktiviertes Protein C (APC-Resistenz)
    - Mangel an AT3, Protein S und Protein C
    - Anwesenheit von Faktor V Leiden, Antikardiolipin-/Antiphospholipid-Antikörper, Lupusantikoagulans etc.
  - Erworbene Gerinnungsstörungen
    - Hyperlipidämie, Polyzythämie, Eisenmangelanämie, Thrombozytosen, Leukämie, Chemotherapie-Folge
  - Andere erbliche Erkrankungen
    - Schädelbasisanomalie mit fehlendem Canalis caroticus (z. B. Morning-Glory-Syndrom mit Kolobomen, Vaskulopathie, Hypophysenstörung, sphenoparietaler Enzephalozele)
    - Neurokutane Syndrome (Neurofibromatose Typ 1, tuberöse Sklerose)
    - Vaskulopathien: CADASIL-Syndrom, CARASIL-Syndrom, Sichelzellanämie
    - Metabolisch: Melas-Syndrom, Homozystinurie, frühzeitige Alterung (Progerie)
  - Andere erworbene Erkrankungen
    - Migräne, Dissektion
    - Kindesmisshandlung
    - Vaskulopathien: Varizellen, isolierte ZNS-Angiitis, systemische Angiitis (Kawasaki-Syndrom, Takayasu-Syndrom, Panarteriitis nodosa, Behçets-Syndrom); Moyamoya-Phänomen (idiopathisch oder sekundär)
    - Jede progressive Vaskulopathie → moyamoyaartiges Erscheinungsbild
    - Teenager/junger Erwachsener: Zusätzlich Drogenabusus, orale Kontrazeptiva
    - Junge Erwachsene: Zusätzlich atheroembolisch, Zigaretten, Diabetes mellitus

Staging- oder Grading-Kriterien
- Moyamoya-Stadium 1–6
  - 1 = Stenose der distalen A. carotis interna
  - 2–5 = Öffnung, dann Verschluss der basalen Kollateralen
  - 6 = Abhängigkeit von transduralen Kollateralen

Klinik
Klinisches Bild
- Kleinkind
  - Krampfanfall
  - Schlechter Ernährungszustand, Entwicklungsverzögerung
- Ältere Kinder
  - Abhängig von Größe, Gefäßterritorium

Therapie und Prognose
- Behandlung der ätiologischen Faktoren
- Antikoagulation (Aspirin/Heparin/Marcumar)
- Immunsuppression (Autoimmunerkrankung)
- Symptomatisch bei Moyamoya

Literatur
Chan AK, deVeber G (2000): Prothrombotic disorders and ischemic stroke in children. Semin Pediatr Neurol 7:301–308
Williams LS et al (1997): subtypes of ischemic stroke in children and young adults. Neurology 49:1541–1545
Giroud M et al (1997): Stroke in children under 16 years of age. Clinical and etiological difference with adults. Acta Neurol Scand 96:401–406

Primäre intrazerebrale Blutung

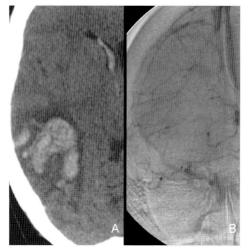

Nativ-CT (A) einer jungen Frau mit schlaganfallartigen Symptomen zeigt eine fleckige parietale, kortikale/subkortikale Blutung. Die venöse Phase der DSA (B) in AP-Ansicht zeigt den rechten Sinus transversus verschlossen. Venöser Infarkt.

Grundlagen
- Nicht-traumatische primäre intrazerebrale Blutung ist Ursache von 15–20% der akuten Schlaganfälle
- Arterielle Hypertonie, zerebrale Amyloidangiopathie und Gerinnungsstörung sind häufige Ursachen der primären intrazerebralen Blutung des Erwachsenen
- Patienten, die jünger als 45 Jahre sind, haben oft eine zugrunde liegende Gefäßerkrankung, wie ein Aneurysma, eine zerebrale Gefäßmalformation oder einen venösen Verschluss

Bildgebung

Allgemein
- Schlüsselzeichen
  - Tiefliegendes Hämatom (bei arterieller Hypertonie Basalganglien)
  - Lobäres/subkortikales Hämatom bei zerebraler Amyloidangiopathie, zerebraler Gefäßmalformation oder venöser Okklusion

CT-Befunde
- Runde/elliptische parenchymatöse Raumforderung
  - Akute intrazerebrale Blutung üblicherweise hyperdens
  - Kann bei schneller Blutung und Gerinnungsstörung gemischt iso-/hyperdens sein
  - Umgeben von hypodensem Areal (Ödem)
- Basalganglienblutung kann in den Seitenventrikel einbrechen

MRT-Befunde
- Signalintensität variiert abhängig von zahlreichen Faktoren
  - Sequenz
  - Flipwinkel
  - Suszeptibilitätseffekte (Hämoglobindesoxygenierung)
  - Erythrozytenstatus (lysiert oder intakt)

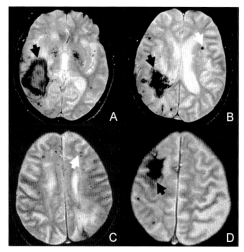

T2*-gewichtete Gradientenechosequenzen (A–D) eines älteren, normotensiven Patienten mit Demenz zeigt zwei lobäre Blutungen (schwarze Pfeile) und multiple, kleine „black dots" (schwarze Punkte; weiße Pfeile) an anderen Stellen. Zusätzlich ausgedehnte Marklagerveränderungen. Amyloidangiopathie.

- Hyperakutes Hämatom (< 6 Stunden)
  - Zentrum (oxygeniertes Hämoglobin): Iso-/hyperintens, heterogen in T2- und T2*-Wichtung
  - Peripherie (desoxygeniertes Hämoglobin, Gerinnsel-Parenchym-Übergang): Hypointens in T2- und T2*-Wichtung
  - Randbezirk (vasogenes Ödem): Hypointens in T1- und hyperintens in T2-Wichtung
- +/- Nachweis einer vorausgegangenen Blutung in anderen Lokalisationen
  - Hypointense Herde in der T2*-Wichtung in bis zu 1/3 der Fälle

Befunde anderer bildgebender Verfahren
- DWI: Hypo- oder gemischt hypo-/hyperintens (frühes Hämatom)
- ADC: Deutlich erniedrigt (frühes Hämatom)
- DSA: Gefäßmalformation kann im Akutstadium maskiert sein
- PET: Kann hilfreich sein zur Unterscheidung von Tumor- vs. Nicht-Tumor-Blutung

Empfehlungen
- Nativ-CT: Bei Blutung und typischer Anamnese für arterielle Hypertonie keine weitere Diagnostik
- Bei atypischem Hämatom oder unklarer Anamnese → kontrastmittelunterstützte MRT (mit T2*-gewichteter Gradientenechosequenz zum Nachweis koexistierender Mikroblutungen)
- DSA, falls Verdacht auf thrombosierte zerebrale Gefäßmalformation

Differenzialdiagnose

Arterielle Hypertonie vs. zerebrale Amyloidangiopathie
(siehe „Zerebrale Amyloidangiopathie")
- Beide treten bei älteren Patienten auf
- Bei beiden sind vorausgegangene Blutungen möglich
- Lokalisation: Arterielle Hypertonie üblicherweise Basalganglien; Amyloidangiopathie üblicherweise lobär
- Amyloidangiopathie: Alter > 70 Jahre, Normotension, Demenz

Hypertensive Blutung vs. Tumor, Gefäßmalformation
- Arterielle Hypertonie seltener bei jungen Patienten, außer bei Drogenabusus (z. B. Kokain)
- Bei Tumor häufig ungeordnete Entstehung der Blutung, Herde mit Kontrastmittel-Enhancement

Hirnvenenthrombose
- Benachbarter duraler Sinus häufig (aber nicht immer!) thrombosiert

Pathologie

Allgemein
- Ätiologie/Pathogenese/Pathophysiologie
  - Ältere Patienten
    - Basalganglien = Arterielle Hypertonie
    - Lobär = Amyloidangiopathie
    - Tumor (2–14% der „spontanen" intrazerebralen Blutung)
    - Gerinnungsstörung
    - Venöse Okklusion, Gefäßmalformation, Aneurysma
  - Jüngere Patienten
    - Lobär = Zerebrale Gefäßmalformation
    - Andere Ursachen: Drogenabusus, Vaskulitis, venöse Thrombose
- Epidemiologie
  - 15–20% der akuten Schlaganfälle

Makroskopische und intraoperative Befunde
- Akutes Hämatom lobär oder in den Basalganglien

Mikroskopische Befunde
- Koexistierende Mikroangiopathie häufig bei Amyloidangiopathie und arterieller Hypertonie

Staging- oder Grading-Kriterien
- Klinischer Score korreliert mit der 30-Tage-Mortalität
  - Glasgow Coma Scale bei Einlieferung
  - Alter > 80 Jahre, Volumen der intrazerebralen Blutung
  - Infratentoriell
  - Ventrikeleinbruch

Klinik

Klinisches Bild
- Mehr als 50% der Patienten mit primär intrazerebraler Blutung haben keine arterielle Hypertonie
- 90% der Patienten mit Rezidiv einer primären intrazerebralen Blutung sind hypertensiv

Verlauf
- Hämatomvergrößerung häufig in den ersten 24–48 Stunden
  - Risikofaktoren = Alkoholismus, niedriges Fibrinogen, Gerinnungsstörung, irregulär konfiguriertes Hämatom, Bewusstseinsstörung
- 30% der Patienten erleiden innerhalb 1 Jahres eine Rezidivblutung

Therapie und Prognose
- Mortalität 30–55% im ersten Monat
- Operative Entfernung wird kontrovers diskutiert
- Schlechtes Rehabilitationspotenzial; die meisten Überlebenden zeigen signifikante neurologische Defizite

Literatur
Wiesmann M et al (2001): Detection of hyperacute parenchymal hemorrhage of the brain using echoplanar T2*-weighted and diffusion-weighted MRI. Eur Radiol 11:849–853

Linfante I et al (1999): MRI features of intracerebral hemorrhage within 2 hours from symptom onset. Stroke 30:2263–2267

Offenbacher H et al (1996): MR of cerebral abnormalities concomitant with primary intracerebral hematomas. JNR 17:573–578

Hypertensive intrazerebrale Blutung

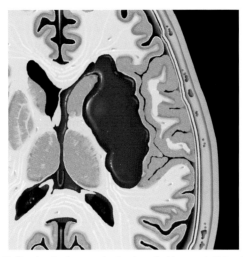

*Die axiale Grafik zeigt eine hypertensive Basalganglienblutung mit Einbruch in den Sei-
tenventrikel. Lateral wird das Hämatom vom lateralen Putamen/von der Capsula externa
begrenzt.*

Grundlagen
- Die arterielle Hypertonie ist die häufigste Ursache der spontanen
  intrazerebralen Blutung zwischen 45 und 70 Jahren
- Basalganglien sind die häufigste Lokalisation
- Die chronische arterielle Hypertonie kann multifokale „black dots" (schwarze
  Punkte) in T2- und T2*-gewichtete MRT-Sequenzen verursachen

Bildgebung
Allgemein
- Die hypertensive Blutung zeigt zwei unterschiedliche Verteilungsmuster:
  - Akutes fokales Hämatom
  - Multiple subakute/chronische „Mikroblutungen"
  - Schlüsselzeichen = Hämatom des Putamens bei Patienten mit arterieller
    Hypertonie

CT-Befunde
- Elliptische Raumforderung mit hoher Dichte
  - Häufigste Lokalisation zwischen Putamen und Inselrinde
  - Andere Lokalisationen: Thalamus, Hirnstamm
- Gemischte Dichte bei Gerinnungsstörungen, aktiver Blutung
- Andere Befunde: Hydrozephalus, intraventrikuläre Blutung, Herniation

MRT-Befunde
- Siehe „Primäre intrazerebrale Blutung"
- Kontrastmittelextravasation = Aktive Blutung, zunehmendes Hämatom
- Multifokale hypointense Läsion in T2*-Sequenzen
  - Häufig bei lange bestehender Hypertonie
  - Auch bei Amyloidangiopathien möglich

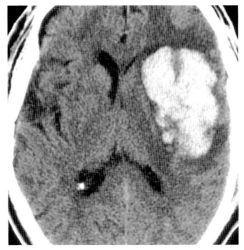

Nativ-CT eines älteren Patienten zeigt die typische Lokalisation und Konfiguration einer hypertensiven intrazerebralen Blutung. Der Blutdruck lag bei 180/120 mmHg.

Befunde anderer bildgebender Verfahren
- DSA/CTA
  - Praktisch immer Normalbefund bei arterieller Hypertonie und tiefer Basalganglien-Blutung
  - Nachweis einer gefäßlosen Raumforderung

Empfehlungen
- Nativ-CT
- Bei älteren Patienten mit arterieller Hypertonie und typischen Hämatomen keine weitere Diagnostik
- Bei unklarer Ursache oder atypischem Erscheinungsbild der Blutung: MRT (inkl. Kontrastmittelgabe und T2*-Sequenzen) und MRA erwägen
- Falls das MRT multifokale, koexistierende „black dots" zeigt, keine weitere Diagnostik
- Falls das MRT ein atypisches Hämatom zeigt: CTA
- Falls CTA nicht konklusiv: DSA erwägen

Differenzialdiagnose

Basalganglien-Blutungen
- Vaskuläre Malformation (jüngere Patienten)
- Eingebluteter Tumor (häufig gemischte Signalintensität, Anreicherung)
- Andere: Gerinnungsstörungen, Drogenabusus

Lobäre Blutung
- Amyloidangiopathie (ältere Patienten, Demenz, Normotension; selten Einbeziehung der tiefen subkortikalen Nuclei)
- Thrombosierte arteriovenöse Malformation oder durale AV-Shunts (jüngere Patienten mit Gefäßen ohne Blutfluss und früh drainierenden Venen in der Angiographie)
- Hirnvenenthrombose (koexistierende durale Sinusthrombose häufig, aber nicht immer vorhanden)

Multifokale „black dots"
- Hämorrhagische diffuse Axonschädigung
- Multiple Kavernome/kapilläre Malformationen
- Amyloidangiopathie

Pathologie

Allgemein
- Häufigste Lokalisation
  - Striatokapsulär (Putamen/Capsula externa) 60–65%
  - Thalamus 15–25%
  - Pons, Zerebellum 10%
  - Lobär 5–15%
  - Multifokale „Mikroblutungen" 1–5%
- Ätiologie/Pathogenese
  - Aneurysma einer perforierenden Arterie
  - Chronische arterielle Hypertonie mit Arteriosklerose, fibrinoider Nekrose, plötzlicher Wandruptur +/- Formation eines Pseudoaneurysmas
  - Cave: 10–15% der hypertensiven Patienten mit spontaner intrazerebraler Blutung haben ein zugrunde liegendes Aneurysma oder eine arteriovenöse Malformation
- Epidemiologie
  - 50% der primären intrazerebralen Hämatome sind verursacht durch eine hypertensive Blutung

Makroskopische und intraoperative Befunde
- Großes Basalganglienhämatom +/- intraventrikuläres Hämatom
- Subfalzine Herniation, häufig Hydrozephalus
- Koexistierende, kleine, chronische Blutungen und ischämische Läsionen häufig

Mikroskopische Befunde
- Fibrosierte miliäre Aneurysmen
- Schwere Arteriosklerose mit Hyalinisierung, Pseudoaneurysmen (fehlende Gefäßmedia und Membrana elastica interna)

Klinik

Klinisches Bild
- Große intrazerebrale Blutungen mit sensomotorischem Defizit, Bewusstseinsstörung
- Saisonale und zirkadiane Blutdruckvariationen verursachen höhere Inzidenz der zerebralen Blutung in kälteren Monaten

Verlauf
- Die Blutung kann bis zu 6 Stunden nach Symptombeginn andauern
- Neurologische Verschlechterung innerhalb der ersten 48 Stunden
  - Zunehmendes Hämatom
  - Ödem
  - Entwicklung eines Hydrozephalus
  - Symptome einer Herniation
- Rezidivblutung in 5–10% der Fälle, üblicherweise an anderer Stelle

Therapie und Prognose
- Prognose abhängig von Lokalisation und Größe der intrazerebralen Blutung
- 80% Mortalität bei massiver intrazerebraler Blutung mit Ventrikeleinbruch
- 1/3 der Überlebenden zeigen eine schwere Behinderung
- Stereotaktische Enukleation verbessert möglicherweise das Resultat

Literatur

Chung C-S et al (2000): Striatocapsular haemorrhage. Brain 123:1850–1862

Broderick JP et al (1999): Guidelines for the management of spontaneous intracerebral hemorrhage. Stroke 30:905–915

Tanaka A et al (1999): Small chronic hemorrhages and ischemic lesions in association with spontaneous intracerebral hematomas. Stroke 30:1637–1642

Hypertensive Enzephalopathie

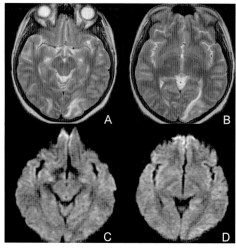

Die axialen T2-gewichteten Aufnahmen (A, B) eines Patienten mit akuter, schwerer, arterieller Hypertonie zeigen subkortikale Areale mit hoher Signalintensität in beiden Okzipitallappen (links > rechts). Die korrespondierenden diffusionsgewichteten Aufnahmen (C, D) zeigen keine Diffusionsrestriktion, damit besteht keine Ischämie. Die Läsionen bildeten sich nach Blutdrucknormalisierung zurück.

Grundlagen

- Synonyme = Posteriores reversibles Enzephalopathie-Syndrom (posterior reversible encephalopathy syndrome; PRES), reversibles posteriores Leukenzephalopathie-Syndrom (reversible posterior leukencephalopathy syndrome; RPLS)
- Verschiedene Ursachen (schwere arterielle Hypertonie, Immunsuppressiva, usw.)
- Ätiologie = Versagen der Autoregulation mit Blut-Hirn-Schrankenstörung, vasogenes Ödem
- Üblicherweise reversibel nach Blutdrucknormalisierung

Bildgebung

Allgemein

- Kortikales/subkortikales Ödem, Prädilektion des hinteren Kreislaufs (parietal und okzipital)
- Schlüsselzeichen = Patient mit hypertensiver Krise, fleckige Läsionen im Versorgungsgebiet der A. cerebri posterior

CT-Befunde

- Nativ-CT: Bilaterale, symmetrische hypodense Areale in den posterioren Parietal- und Okzipitallappen, manchmal auch in den Basalganglien
- Kontrastmittel-CT: Geringes, fleckiges, punktförmiges Enhancement möglich

MRT-Befunde

- Kortikale/subkortikale Läsion (hypointens in T1-, hyperintens in T2-Wichtung)
- FLAIR
  - Bei 95% ist eine kortikale Läsion nachweisbar (hohe Signalintensität)
  - +/- symmetrische Läsionen in den Basalganglien

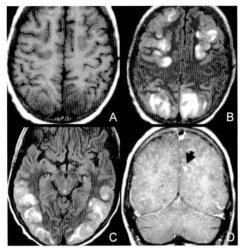

Ein Patient mit schwerer, hypertensiver Enzephalopathie zeigt ausgedehnte Anomalien im Bereich der Grenzzonen sowie dem Versorgungsgebiet der Aa. cerebri posteriores. T1-Wichtung (A), FLAIR (B, C) und T1-gewichtete, koronare Schichten nach Kontrastmittelapplikation (D) sind hier dargestellt. Beachte das fleckige Enhancement (D, Pfeil).

- Komplizierte/schwere Fälle können zusätzlich petechiale Blutungen zeigen, fleckiges Enhancement
- Seltener
  - Ausgedehnte Hirnstammhyperintensität
  - Generalisiertes Marklagerödem

Befunde anderer bildgebender Verfahren
- DWI: Üblicherweise isointens zur normalen weißen Substanz (kann gelegentlich hypointens sein)
- Diffusionskoeffizient (ADC): Deutlich erhöht

Empfehlungen
- Kontrastmittelunterstütztes MRT plus Diffusionswichtung
- Wiederholung der MRT-Untersuchung nach Blutdrucknormalisierung

Differenzialdiagnose
Akute zerebrale Ischämie
- Anamnese (arterielle Hypertonie, Zeitpunkt der Symptomatik) wichtig
- DWI-MRT: Üblicherweise hohe Signalintensität

Transiente zerebrale Hyperämie
- Iktal/postiktal
- Schnelle Dekompression eines chronisch subduralen Hämatoms
- Hyperperfusionssyndrom nach Karotisendarteriektomie

Pontine Enzephalopathie (reversibles Ponsödem)
- Pontines Gliom
- Hirnstammischämie/-infarkt

Bei Immunsuppression
- Progressive multifokale Leukenzephalopathie
- Demyelinisierende Erkrankung
- Gliomatosis cerebri

Pathologie

Allgemein

- Ätiologie/Pathogenese/Pathophysiologie
  - Kombination aus akuter arterieller Hypertonie und Endothelschädigung
  - **Kein** zytotoxisches Ödem (Ischämie/Infarkt selten)
  - **Sondern** „autoregulatorische Überlastung" mit vasogenem Ödem
    - Dilatation von Arteriolen mit zerebraler Hyperperfusion
    - Hydrostatisches Endothelleck (Extravasation, Transudation von Flüssigkeit und Makromolekülen durch die Wände von Arteriolen und Kapillaren)
    - Die interstitielle Flüssigkeit sammelt sich im Kortex und in der subkortikalen weißen Substanz
    - Hinterer Kreislauf geringer durch Sympatikus innerviert (Prädilektion für Parietal- und Okzipitallappen)
  - Spezifische Ursachen
    - Eklamsie/Präeklamsie
    - Schwere arterielle Hypertonie
    - Cyclosporintoxizität
    - Urämische Enzephalopathie

Makroskopische und intraoperative Befunde

- Allgemein
  - Kortikales/subkortikales Ödem
  - +/- petechiale Blutungen in Parietal- und Okzipitallappen
- Seltener: Läsionen in Basalganglien, Cerebellum, Hirnstamm, anteriorem Frontallappen

Mikroskopische Befunde

- Üblicherweise keine bleibenden Abnormalitäten nach Wiedereinstellung des Blutdrucks
- Die Autopsie in schweren Fällen zeigt mikrovaskuläre fibrinoide Nekrosen und ischämische Mikroinfarkte
- Die chronische arterielle Hypertonie ist assoziiert mit Wandverdickung und Ablagerung von Kollagen, Laminin und Fibronektin in den zerebralen Arteriolen

Klinik

Klinisches Bild

- Kopfschmerz, Übelkeit, Erbrechen, Krampfanfälle, Sehstörungen, neuropsychologische Defizite
- Akute oder subakute systemische arterielle Hypertonie
- **Einige Patienten, besonders Kinder, können auch normotensiv sein oder nur einen minimal erhöhten Blutdruck aufweisen!**

Verlauf

- Kann lebensbedrohlich sein
- In den meisten Fällen komplette Rückbildung nach Blutdrucknormalisierung
- Permanente Infarkte selten

Therapie und Prognose

- Günstige Prognose bei schneller Erkennung und Behandlung der arteriellen Hypertonie

Literatur

Mukherjee P et al (2001): Reversibel posterior leukoencephalopathy syndrome: Evaluation with diffusion-tensor MR imaging. Radiol 219:756–765

Provenzale JM et al (2001): Quantitative assessment of diffusion abnormalities in posterior reversible encephalopathy syndrome. AJNR 22:1455–1461

Port JD et al (1998): Reversible intracerebral pathologic entities mediated by vascular autoregulatory dysfunction. Radiographics 18:353–367

Hypoxisch-ischämische Enzephalopathie (HIE)

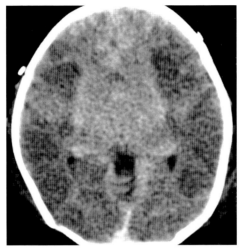

Nativ-CT eines Neugeborenen mit akuter partieller Asphyxie zeigt eine bilaterale, diffuse Dichteminderung kortikal und subkortikal unter relativer Aussparung der Basalganglien und Thalami.

Grundlagen
- Befunde variieren mit:
  - Gestationsalter, Reifegrad der zerebralen Gefäßversorgung
  - Chronische vs. akute Ischämie
  - Partielle (meistens) vs. kompletter (selten) Hypoxie

Bildgebung

Allgemein
- Partielle Ischämie (gering bzw. mäßig reduzierter zerebraler Blutfluss)
  - Primär kortikal/subkortikal (parasagittale „Grenzzonen")
  - Basalganglien, Hirnstamm/Cerebellum relativ ausgespart
- Komplette Ischämie (stark reduzierter oder fehlender zerebraler Blutfluss)
  - Schädigung von Arealen mit hohen metabolischen Anforderungen
  - Basalganglien (Globus pallidus, posteriores Putamen, lateraler Thalamus)
  - Myelinisierte oder aktiv myelinisierende weiße Substanz
  - Perirolandischer Kortex (in der Tiefe der Sulci)
- Schlüsselzeichen = Verlust der Grenze weiße/graue Substanz (komplette Ischämie)

CT-Befunde
- Partielle Ischämie
  - Akut
    - Verlust von Rindenband und Inselrinde
    - Sowohl kortikales als auch subkortikales Ödem der weißen Substanz
  - Chronisch
    - Ulegyrie (Hirnrindenvernarbung), diffuse Atrophie

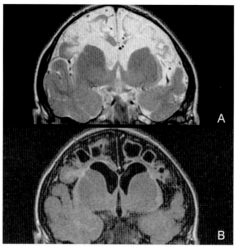

Die bei einer Kontrolluntersuchung durchgeführten koronaren T2-gewichteten (A) und FLAIR-Schichten (B) eines Kindes, das eine partielle Ischämie während der Geburt erlitten hat, zeigen eine ausgeprägte Enzephalomalazie mit Ulegyrie in beiden parasagittalen Grenzzonen. Beachte die Aussparung der Basalganglien.

- Komplette Ischämie
  - Akut
    - Dichteminderung der Basalganglien, Verlust der Mark-Rinden-Grenze
    - +/- petechiale Blutungen
  - Chronisch
    - Atrophische Basalganglien und Thalami, +/- Verkalkungen
    - +/- schlitzartige Lakunen

MRT-Befunde
- Partielle Ischämie
  - Hyperintenser Kortex/subkortikale weiße Substanz in T2-Wichtung, FLAIR
- Komplette Ischämie
  - Hyperintensität in T1-Wichtung ausgeprägter als in T2-Wichtung (ventrolateraler Thalamus, Globus pallidus, perirolandischer Kortex, usw.)
  - Im Gestationsalter > 37 Wochen Verlust des T1-Signals (myelinisiertes Crus posterior der Capsula interna)

Befunde anderer bildgebender Verfahren
- Sonographie: Hilfreich bei Frühgeborenen, deutlich weniger diagnostisch bei reifen Säuglingen
- DWI
  - Neugeborene haben ein weitgehend unmyelinisiertes („feuchtes") Hirngewebe
  - Akute Ischämie (1–7 Tage) zeigt Diffusions-Restriktion
- MRS
  - Laktat ist ein Zeichen des reifendes Gehirns < 37 Wochen Gestationsalter, nimmt als Normalbefund im Gestationsalter > 37 Woche ab
  - Vorhandensein eines α-Glutamat-/Glutamin-Peaks korreliert mit mäßiger bis schwerer Schädigung
  - Alterskorrigierte Erniedrigung der NAA korreliert mit schlechter Prognose

Empfehlungen
- DWI (am sensitivsten in der frühen Bildgebung einer akuten Ischämie)
- Es dauert bis zu 72 Stunden, bis man die maximale Ausdehnung der Schädigung im Standard-MRT darstellen kann
- Für die Darstellung im CT sind bis zu 4 Tage notwendig (Follow-up nach 2 Wochen empfohlen)

Differenzialdiagnose

Kernikterus
- Kann im Akutstadium in T1-Wichtung eine komplette Ischämie vortäuschen, jedoch kein abnormales Signal im Thalamus, klinischer/Laboranhalt für Hyperbilirubinämie
- Kann durch Sepsis, Hypoxie verstärkt werden

Stoffwechselerkrankungen
- Angeboren
  - Mitochondriale Enzephalopathien, Harnstoffzykluserkrankungen
- Erworben
  - Die neonatale Hypoglykämie betrifft die Parietal-/Okzipitallappen
  - Mangan-Vergiftung kann Veränderungen der hypoxisch-ischämischen Enzephalopathie der Basalganglien in der T1-Wichtung vortäuschen

Pathologie

Allgemein
- Allgemeine Anmerkungen
  - Ischämie betrifft oft mehrere Organe (z. B. Herz, Nieren)
- Embryologie
  - Lokalisation der Grenzzone der Gefäßversorgung („Wasserscheide") verändert sich von periventrikulär beim unreifen Frühgeborenen nach parasagittal beim reifen Säugling
  - Frühgeborene: Die verminderte Perfusion der periventrikulären weißen Substanz (Ort der Oligodendrozytenproliferation für die Myelinisierung) verursacht eine periventrikuläre Leukenzephalopathie
- Ätiologie/Pathogenese/Pathophysiologie
  - Partielle Ischämie: Der zerebrale Blutfluss wandert zu Basalganglien, Hirnstamm, Cerebellum
  - Komplette Ischämie: Keine Zeit zur Umverteilung des zerebralen Blutflusses
    – Betroffen sind die Areale mit den größten metabolischen Bedürfnissen bzw. aktiv myelinisierende Regionen
  - Verschiedene Muster der Asphyxie treten in verschiedenen Gestationsaltern auf
    – Glutamat wird in den synaptischen Spalt und an NMDA-Rezeptoren freigesetzt
    – Reaktionskaskade in den postsynaptischen Neuronen führt zum Zelltod
    – Die postsynaptische Rezeptorverteilung ändert sich mit der Entwicklung, daher ändern sich die Schädigungsmuster mit dem Gestationsalter
- Epidemiologie
  - Bis zu 2 von 1 000 (0,2 %) Lebendgeburten

Makroskopische und intraoperative Befunde
- Parasagittale Ulegyrie (chronische partielle Ischämie)
- Atrophie von Hippocampus und Basalganglien (komplette Ischämie)

Mikroskopische Befunde
- < 30. Gestationswoche: Verflüssigung und Resorption des Hirnparenchyms
- > 30. Gestationswoche: Reaktive Astrogliose, Makrophagen

Klinik

Klinisches Bild
- Stadien der hypoxisch-ischämischen Enzephalopathie nach Sarnat:
  - I (leicht): Irritabel, Mydriasis, EEG normal
  - II (mäßig): Lethargie, Hypotonie, verminderte Herzfrequenz, Anfälle
  - III (schwer): Stupor, schlaff, fehlende Reflexe; Anfälle

Verlauf
- Reicht von normalem Outcome (Sarnat I) bis zu spastischer Quadriparese, Entwicklungsverzögerung, Mikrozephalus und Anfällen (Sarnat III)
- Häufig kommt es bei Überlebenden einer kompletten Asphyxie nach 1 Jahr zu einer Choreoathetose

Therapie und Prognose
- Korrektur von Hypoxie und metabolischen Störungen (Hypoglykämie, Azidose)

Literatur
Bydder GM et al (2001): Diffusion-weighted imaging ind neonates. Childs Nerv Syst 17:190–194

Barkovich AJ et al (1998): Prediction of neuromotor outcome in perinatal asphyxia: Evaluation of MR scoring systems. AJNR 19:143–149

Azzarelli B et al (1996): Hypoxic-ischemic encephalopathy in areas of primary myelination: A neuroimaging and PET study. Pediatr Neurol 14:108–116

Venöse Okklusion

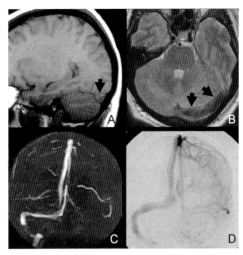

Akute Thrombose des Sinus transversus. Das Gerinnsel ist isointens zum Hirnparenchym in T1-Wichtung (A, Pfeil) und hypointens in T2-Wichtung (B, Pfeile). Die MRV (C) und die DSA (D) zeigen den verschlossenen linken Sinus transversus.

Grundlagen
- 1% der akuten Schlaganfälle
- Klinische Diagnose häufig schwierig
- Befund der initialen Bildgebung häufig subtil, wird häufig übersehen

Bildgebung
Allgemeine Befunde
- Thrombus in den duralen Sinus und Venen
- Parenchymödem, petechiale Blutungen
- Schlüsselzeichen = „Empty-delta"-Zeichen im Kontrastmittel-CT und im kontrastmittelunterstütztem MRT

CT-Befunde
- Nativ-CT
  - Hyperdenser duraler Sinus häufiger als kortikale Vene („cord sign")
  - +/- Abnormes Hirnparenchym
    - Kortikale/subkortikale petechiale Blutungen, Ödem
    - Bei Verschluss der inneren Hirnvenen Hypodensität von Thalami/ Basalganglien
- Kontrastmittel-CT
  - „Empty-delta"-Zeichen (anreichernde Dura umgibt nicht-anreichernden Thrombus) in 25–30% der Fälle
  - Irregulär verlaufende Venen (Kollateralen)

MRT-Befunde
- Signalintensität variiert mit Thrombusalter
  - Akut
    - Fehlendes „flow void" (Signalverlust durch Blutfluss)
    - Gerinnsel isointens in T1- und hypointens in T2-Wichtung
  - Subakut: Hyperintens in T1- und T2-Wichtung

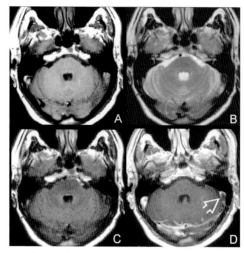

Darstellung einer akuten linksseitigen Sinus-transversus-Thrombose (A–D). Die kontrast-mittelunterstützte T1-Wichtung zeigt ein „Empty-delta"-Zeichen (D, Pfeil), verursacht durch die anreichernde Dura, die das nicht-anreichernde Blutgerinnsel umgibt.

- Venöser Infarkt (50% der Fälle)
  - Schwellung der Gyri, Verstreichen der Sulci
    - Hyperintens in T2-Wichtung, FLAIR
    - Petechiale Blutungen (kortikal/subkortikal)
  - Fleckiges Enhancement

Befunde anderer bildgebender Verfahren
- MRV/CTV
  - Verlust des Flusssignals im Gefäß
  - Wie „ausgefranst" erscheinende venöse Sinus
  - Abnormale kollaterale Gefäße (z. B. erweiterte medulläre Venen)
- Befunde in der DWI variabel, heterogen
- SPECT/PET: Erniedrigter relativer zerebraler Blutfluss

Empfehlungen
- Nativ-CT, Kontrastmittel-CT +/- CTV
- Falls CT-Untersuchung negativ, MRT mit MRV
- Falls MRV unspezifisch, DSA

Differenzialdiagnose
Normalbefund
- Im Nativ-CT ist Blut in Gefäßen normalerweise gering hyperdens

Anatomische Variante
- Kongenital hypoplastischer/fehlender Sinus transversus
- Hohe Aufzweigung des Sinus sagittalis in die Sinus transversus

Große arachnoidale Granulation
- Runder/ovoider Füllungsdefekt (Gerinnsel ist lang, linear)
- Dichtewerte bzw. Signalintensität wie Liquor

Falsches „Empty-Delta"-Zeichen
- Subdurales Hämatom, subdurales Empyem

Tumor
- Venöser Infarkt kann anreichern und Tumor vortäuschen

Pathologie

Allgemein

- Genetik (angeborene, prädisponierende Faktoren)
  - APC-Resistenz (typischerweise assoziiert mit Faktor-V-Leiden Mutation) = Häufigste Ursache der sporadischen zerebralen Venenthrombose
  - Protein-S-Mangel
  - Genmutation (G20210A) bezüglich des Prothrombins (Faktor 2)
- Ätiologie/Pathogenese/Pathophysiologie
  - Weites Spektrum an Ursachen (mehr als 100 identifiziert)
    - Trauma, Infektion, Entzündung
    - Schwangerschaft, orale Kontrazeptiva
    - Metabolisch (Dehydratation, Thyreotoxikose, Zirrhose usw.)
    - Hämatologisch (Koagulopathie)
    - Kollagenosen
    - Vaskulitis (z. B. Behcet-Syndrom)
  - Häufigstes Verteilungsmuster: Thrombus tritt zunächst im duralen Sinus auf
    - Thrombus breitet sich in den kortikalen Venen aus
    - Obstruktion der venösen Drainage, Erhöhung des venösen Drucks
    - Blut-Hirn-Schrankenstörung mit vasogenem Ödem, Blutung
    - Venöser Infarkt mit zytotoxischem Ödem
- Epidemiologie
  - 1% der akuten Schlaganfälle

Makroskopische und intraoperative Befunde

- Okklusion der Sinus, Erweiterung bei akuter Thrombose
- Thrombus in den benachbarten kortikalen Venen
- Angrenzender Kortex ödematös, üblicherweise mit kleinen petechialen Blutungen

Staging- oder Grading-Kriterien

- Venöse Ischämie
  - Typ 1: Normalbefund in der Bildgebung
  - Typ 2: Hohe Signalintensität in T2-Wichtung, FLAIR; kein Enhancement
  - Typ 3: Hohe Signalintensität in T2-Wichtung/FLAIR; mit Kontrastmittelanreicherungen
  - Typ 4: Blutung oder venöser Infarkt

Klinik

Klinisches Bild

- Extrem variabel (von asymptomatisch bis Koma, Tod)
- Häufig: Kopfschmerz, Übelkeit, Erbrechen +/- fokal neurologisches Defizit

Verlauf

- In bis zu 50% der Fälle Ausbildung eines venösen Infarktes
- Potenziell tödlicher Ausgang

Therapie und Prognose

- Heparin +/- rtPA
- Endovaskuläre Thrombolyse

Literatur

Liang L et al (2001): Evaluation of the intracranial dural sinuses with a 3D contrast-enhanced MP-RAGE sequence. AJNR 22:481–492

Kawaguchi T et al (2001): Classification of venous ischemia with MRI. J Clin Neurosci 8 (suppl 1):82–88

Provenzale JM et al (1998): Dural sinus thrombosis: Findings on CT and MR imaging and diagnostic pitfalls. AJR 170:777–783

Arteriosklerose

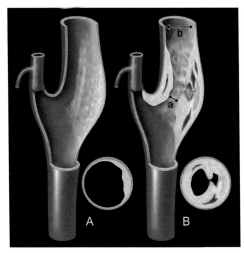

Graphische Darstellung einer geringen und schweren Arteriosklerose der A. carotis interna. Die frühesten Zeichen der Arteriosklerose (A) sind streifige Fetteinlagerungen und eine geringe Verdickung der Intima. Dargestellt ist eine hochgradige Stenose (B) mit Einblutungen in den Plaque, Ulzerationen und Thrombozytenembolie. Stenosegradberechnung in Prozent nach NASCET = b–a/b * 100.

Grundlagen

- Die Atherogenese ist ein komplexer, multifaktorieller Prozess
- Im Kopf-Hals-Bereich ist die Karotisbifurkation die häufigste Lokalisation
- Das pathologische Spektrum umfasst Ektasie, Stenose, Ulzeration mit Thrombozytenthromben, Embolisation und stumme oder symptomatische Infarkte

Bildgebung

Allgemein

- Schlüsselzeichen = Glatte oder irreguläre Einengung der proximalen A. carotis interna

CT-Befunde

- Verkalkungen in der Gefäßwand (häufigste Lokalisationen: A. carotis interna, A. basilaris)
- Ektasie, Kinking
- Fusiforme Erweiterung
- Stenose, Verschluss (CTA)

MRT-Befunde

- Lumen eingeengt, Wand verdickt
- Fehlendes „flow void" (Auftreten bei Okklusion oder sehr langsamen Fluss)
- Stenose (eine schwere Einengung verursacht ein „flow gap" [kurzstreckigen Signalverlust] in der MRA)

Befunde anderer bildgebender Verfahren

- Ultraschall
  - Plaquecharakterisierung und klinische Korrelation
    - Echoarme Plaques sind ein unabhängiger Risikofaktor für einen Schlaganfall
    - Schallschattenbildung korreliert mit ischämischen Schlaganfall
  - Erhöhte Intima-/Mediadicke = Frühzeichen der Arteriosklerose, die klinische Signifikanz wird jedoch kontrovers diskutiert

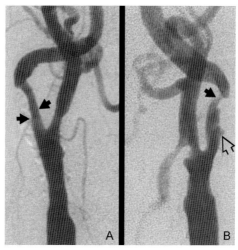

Zwei Patienten mit Arteriosklerose der A. carotis. Es zeigt sich ein glatter, kalzifizierter Plaque (A) der distalen A. carotis communis und proximalen A. carotis interna (Pfeile). Dagegen hochgradige Stenose (B, schwarzer Pfeil) mit irregulärer Oberfläche (offener Pfeil) auf der rechten Seite. Dieser Patient hatte TIAs.

- DSA
  - Eine Unregelmäßigkeit der Plaqueoberfläche ist bei allen Stenosegraden assoziiert mit einem erhöhten Schlaganfallrisiko
  - Darstellung von Tandemstenosen (Karotissiphon), Darstellung des Kollateralkreislaufs
- ^{111}In-Thrombozytenszintigraphie
  - Darstellung thrombotischer Komplikationen in einem Karotisplaque

Empfehlung
- Ultraschall als initiale Screening-Untersuchung
- CTA/MRA
- DSA vor Endarteriektomie erwägen

Differenzialdiagnose

Dissektion
- Aussparung des Bulbus
- Üblicherweise glatte, langstreckige Einengung
- Keine Verkalkungen

Pathologie

Allgemein
- Allgemeine Anmerkungen
  - Schweregrad der Gefäßeinengung ist wichtig
  - Zusätzliche wichtige Faktoren: Plaqueinstabilität, Ruptur, lokaler Thrombus, Möglichkeit einer distalen Embolisation (arterio-arteriell)
- Genetik
  - Wahrscheinlich multigenetisch
  - Viele spezifische Polymorphismen identifiziert

- Ätiologie/Pathogenese/Pathophysiologie
  - Entstehung und Progression der Arteriosklerose sind komplexe, multifaktorielle Geschehen
    - Ernährung, Gene
    - Mechanische Faktoren (z. B. anatomische Varianten, Gefäßwandstress)
    - Die Rolle von Infektionen (z. B. Helicobacter, Clamydien) und Entzündungen (aktivierte Endothelzellen, Zytokinausschüttung) wird kontrovers diskutiert
- Epidemiologie
  - Führende Ursache für Morbidität und Mortalität in der westlichen Welt
    - Ischämischer Schlaganfall ist die Ursache für bis 40% der Todesfälle älterer Menschen
    - Hirninfarkte treten bei mehr als 70% der Patienten mit Karotisverschluss auf
    - 90% der großen zerebralen Infarkte werden durch Thrombembolie verursacht
    - Lakunäre Infarkte korrelieren sowohl mit arterieller Hypertonie als auch Arteriosklerose

Makroskopische und intraoperative Befunde
- Intimale Fetteinlagerungen als Frühzeichen
- Mit dem Fortschreiten der Erkrankung fibrotische Hülle um einen Kern aus Schaumzellen, nekrotischem Debris, Cholesterol

Mikroskopische Befunde
- Aus Monozyten entstehende Makrophagen, Proliferation glatter Muskelzellen
- Diese werden zu fettgefüllten Schaumzellen
- Neovaskularisation kann eine Einblutung in den Plaque verursachen
- Auftreten von Ulzerationen, Adhäsionen von Thrombozyten, Thrombusformation

Staging- oder Grading-Kriterien
- Siehe „Karotisstenose"

Klinik
Klinisches Bild
- Variabel
  - Kann asymptomatisch sein
  - Auskultationsgeräusch
  - Schlaganfall
- Das Schlaganfallrisiko wird erhöht durch Nikotinabusus, arterielle Hypertonie, Diabetes mellitus, Übergewicht, schlechten sozioökonomischen Status

Verlauf
- Progressiv; eine signifikante Stenose kann eine verminderte Perfusion verursachen
- Arterioarterielle Embolie

Therapie und Prognose
- Karotisendarteriektomie bei Stenose > 70%

Literatur
Ameriso ST et al (2001): Detection of Helicobacter pylori in human carotid atherosclerotic plaques. Stroke 32:385–391
Shaaban AM, Duerinckx AJ (2000): Wall shear stress and early atherosclerosis: A review. AJR 174:1657–1665
Ballotta E et al (2000): Carotid plaque gross morphology and clinical presentation. A prospective study of 457 carotid artery specimens. J Surg Res 89:78–84

Karotisstenose

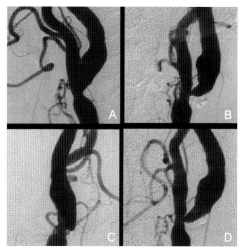

4 Projektionen (A–D) einer DSA der A. carotis communis. Die maximale Stenoseausdehnung ist in D dargestellt. Zur Berechnung des Stenosegrades siehe Grafik unter „Arteriosklerose".

Grundlagen
- Weltweit stellt der Schlaganfall die zweithäufigste Todesursache dar
- Die meisten zerebralen Infarkte betreffen das Gefäßterritorium der A. carotis
- Karotisstenose ≥ 70% assoziiert mit signifikantem Schlaganfallrisiko, Vorteil einer Endarteriektomie

Bildgebung
Allgemeine Befunde
- Glatte oder unregelmäßige Einengung des Abgangs der A. carotis interna

CT-Befunde
- +/- Verkalkungen in der Gefäßwand
- Große Plaques können Areale erniedrigter Dichte enthalten

MRT-Befunde
- MRA ermöglicht multidirektionale Bildgebung (vs. konventionelle DSA)
- „Flow gap" (kurzstreckige Signalauslöschung) im Falle einer hochgradigen Stenose
- Bei einer Einengung > 95% kann eine komplette Signalauslöschung auch ohne Okklusion auftreten
- T2-Wichtung und FLAIR des Hirnparenchyms können „rosenkranzartige" Läsionen im ipsilateralen Zentrum semiovale zeigen (hämodynamische Störungen?)

Befunde anderer bildgebender Verfahren
- CTA
  - Darstellung des Lumens
  - Darstellung von Wandverkalkungen
  - Bei großen nekrotischen/lipidhaltigen Plaques werden häufig fleckige/homogene Areale erniedrigter Dichte in der Gefäßwand gesehen
  - Schlechte Korrelation mit Ulzerationen

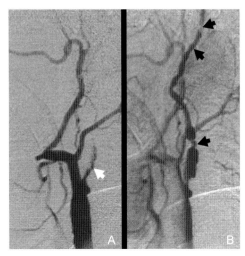

Frühe (A) und späte (B) Phase einer DSA der A. carotis communis. (A): A. carotis interna scheint verschlossen (weißer Pfeil). (B): Es zeigt sich eine sehr langsame Füllung der zervikalen A. carotis interna, ein Karotis-„string-sign" (B, Pfeile).

- DSA
  - Aktuell Goldstandard (Bemerkung: CTA, MRA adäquat zur Evaluation der Karotisstenose)
  - Rolle der DSA:
    - Evaluation der großen Gefäßabgänge
    - Berechnung des Karotisstenosegrads
    - Mindestens 4 Projektionen (AP, lateral, beide Obliqueprojektionen) werden empfohlen
    - Beurteilt wird die maximale Einengung
  - Identifikation von Tandemstenosen der distalen A. carotis interna (2% der Fälle)
  - Darstellung des Kollateralflusses (niedrigeres Schlaganfall- oder TIA-Risiko)
  - Darstellung anderer Läsionen (z. B. Aneurysma)
- Berechnung der Karotisstenose
  - Verschiedene Methoden (siehe „Arteriosklerose" für NASCET-Kriterien)
- Unregelmäßige Plaqueoberfläche = Erhöhtes Schlaganfallrisiko bei allen Stenosengraden
- „Pseudookklusion"
  - Sehr hochgradige Stenose
  - Langsames antegrades „Tröpfeln" des Kontrastmittels kann nur in der späten Phase des Angiogramms dargestellt werden
  - Wichtig, da die Endarteriektomie eine Option darstellt, falls die A. carotis interna noch offen ist
  - Hohes Schlaganfallrisiko

Empfehlungen
- Ultraschall als Sreening-Untersuchung
- CTA/MRA
- DSA, wenn CTA/MRA eine „Okklusion" anzeigen

Differenzialdiagnose

Kompression von außen (selten)
- Karotisnaher Tumor

Dissektion
- Typischerweise Aussparung des Bulbus und des Abgangs der A. carotis interna (Arteriosklerose involviert beide Lokalisationen)
- Keine Kalzifizierung

Pathologie

Allgemein
- Allgemeine Anmerkungen
  - Signifikante Einengung der A. carotis interna bei 20–30% der Schlaganfälle im Versorgungsgebiet der A. carotis (vs. 5–10% in der Allgemeinbevölkerung)
- Ätiologie/Pathogenese/Pathophysiologie
  - Schlaganfallrisiko steigt mit Stenosegrad
    – Hypoperfusion?
    – Arterio-arterielle Embolien
  - Stenose ist nicht der einzige Faktor (Plaquemorphologie ebenfalls wichtig)

Makroskopische und intraoperative Befunde
- Siehe „Arteriosklerose"

Mikroskopische Befunde
- Siehe „Arteriosklerose"

Klinik

Klinisches Bild
- TIA
- Schlaganfall (kann auch stumm sein)

Verlauf
- Progressiv

Therapie und Prognose
- NASCET
  - Symptomatische Stenosen ≥ 70% profitieren von Endarteriektomie
  - Symptomatische mäßige Stenosen (50–69%) profitieren ebenfalls von Endarteriektomie
- ACAS: Asymptomatische Patienten profitieren auch bei Stenose von 60%

Literatur

Randoux B et al (2001): Carotid artery stenosis: Prospective comparison of CT, Gadolinium-enhanced MR, and conventional angiography. Radiology 220:179–185

Rothwell PM et al (2000): Interrelation between plaque surface morphology and degree of stenosis on carotid angiograms and the risk of ischemic stroke in patients with symptomatic carotid stenosis. Stroke 31:615–621

Rothwell PM et al (2000): Critical appraisal of the design and reporting of studies of imaging and measurement of carotid stenosis. Stroke 31:1444–1450

Dissektion

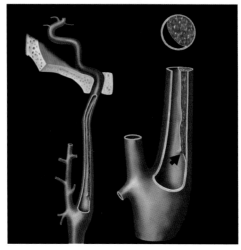

Die Grafik zeigt eine subintimale Dissektion der zervikalen A. carotis interna. Beachte den proximalen Einriss der Intima (Pfeil) und die exzentrische Stenosierung der A. carotis interna. Der Bulbus ist ausgespart, die Dissektion endet an der Schädelbasis.

Grundlagen
- Arteria carotis interna = Häufigste Lokalisation einer Dissektion im Kopf-Hals-Bereich
- Eine Dissektion ist die Ursache von 10–25% der ischämischen Schlaganfälle junger Erwachsener
- Bei Patienten jungen oder mittleren Alters mit Kopfschmerz und/oder TIA an Dissektion denken

Bildgebung
Allgemeine Befunde
- Schlüsselzeichen = Tubuläre Einengung mit Aussparung des Bulbus, Ende an der Schädelbasis
- Sekundäre Embolie und Schlaganfall sind häufig

CT-Befunde
- Nativ-CT
  - Kann negativ sein
  - +/- hyperdense Raumforderung im Karotislumen (dissezierendes Aneurysma)
- Kontrastmittel-CT kann wahres und falsches Lumen getrennt durch eine linienförmige Aufhellung darstellen

MRT-Befunde
- Halbmondförmiges, intramurales Hämatom
  - Akutes Gerinnsel iso-, subakutes hyperintens in T1- und T2-Wichtung
- Exzentrische Einengung des residualen Lumens
  - Fehlendes/vermindertes „flow void" möglich
  - Erniedrigte Flussgeschwindigkeit kann intravaskuläre Signalanhebung verursachen

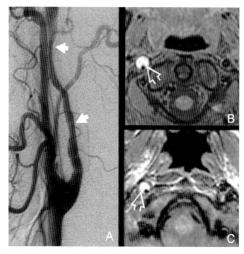

DSA (A) einer typischen, extrakraniellen Karotisdissektion (Pfeile). Beachte die Aussparung des Bulbus. Die axiale T1-gewichtete, fettunterdrückte MRT-Sequenz (B, C) zeigt die hohe Signalintensität des subakuten Hämatoms in der Karotiswand (offene Pfeile).

Befunde anderer bildgebender Verfahren
- Angiographie (DSA/CTA/MRA)
  - Dissektion der A. carotis interna spart üblicherweise den Bulbus aus und endet an der Schädelbasis
  - Glatte/unregelmäßig begrenzte Einengung +/- Intimaflap
  - Es kann eine extraluminale Aussackung vorliegen (dissezierendes Aneurysma)
  - Wahres Lumen kann verschlossen sein

Empfehlungen
- MRT (fettunterdrückte T1-Wichtung hilfreich bei subakutem Gerinnsel), MRA
- DSA, falls MRT/MRA negativ

Differenzialdiagnose
Fibromuskuläre Dysplasie
- Perlschnurartiges Erscheinungsbild im Gegensatz zur langstreckigen tubulären Einengung

Thrombose
- Bulbus häufig involviert
- Intraarterielles Kontrastmittel kann intraluminalen Thrombus und Meniskus abgrenzen

Arteriosklerose
- Bulbus involviert
- Unregelmäßig begrenzte häufiger als glatt begrenzte Einengung
- Häufig Verkalkungen

Vasospasmus (Migräne, katheterinduziert etc.)

Dissektion

Pathologie

Allgemein
- Allgemeine Anmerkungen
  - Kann zwischen oder innerhalb der Schichten auftreten
    - Unter der Intima > unter der Adventitia
  - Zervikale A. carotis interna > A. vertebralis (Schädelbasis/C1, C1–C2 am häufigsten)
    - In 15% mehrere Gefäße
  - Selten: Intrakranielle Dissektion
- Ätiologie/Pathogenese
  - Angeborener/erworbener Defekt der Lamina elastica interna
  - Trauma
    - Perforierendes oder stumpfes, Überdehnung/Torsion (inkl. chiropraktische Manöver, diese betreffen häufiger die A. vertebralis als die A. carotis interna)
    - Nur geringe Torsion des Halses oder triviales Trauma in 25% (intensive körperliche Aktivität, Husten, Nießen)
  - „Spontan"
    - Zugrunde liegende Vaskulopathie häufig (z. B. fibromuskuläre Dysplasie, Marfan-Syndrom, Ehlers-Danlos-Syndrom)
    - Familiäre Dissektion der A. carotis interna möglich
    - Arterielle Hypertonie bei 1/3 aller Patienten
- Epidemiologie
  - Jährliche Inzidenz 3,5 pro 100 000

Makroskopische und intraoperative Befunde
- Lange segmentale Einengung mit intramuralem Gerinnsel

Klinik

Klinisches Bild
- 70% der Patienten im Alter zwischen 35 und 50 Jahre
- Männlich = weiblich
- Kopfschmerz, Hals-/Gesichtsschmerz
  - 60–90% der Patienten mit Dissektion der zervikalen A. carotis interna
  - Beginn einige Stunden bis zu 3–4 Wochen nach dem Ereignis
- Horner-Syndrom bei 1/3 der Fälle
- Selten: Hirnnervenausfälle (Hirnnerv XII > IX, X, XI)
- Ischämische Symptome können als Komplikation auftreten

Verlauf
- Üblicherweise spontane Rückbildung (6–8 Wochen)

Therapie und Prognose
- Therapie: Antithrombotisch
- Prognose
  - Keines oder leichtes bleibendes neurologisches Defizit bei 70%
  - Behinderung bei 25%
  - Tödlich für 5%

Literatur
Iu PP, Lam HS (2001): Migrainous spasm simulating carotid dissection: A pitfall in MR arteriographic findings. AJNR 22:1550–1552
Lee WW et al (2000): Bilateral internal carotid artery dissection due to trivial trauma. J Emerg Med 19:35–41
Oelerich M et al (1999): Craniocervical artery dissection: MR imaging and MR angiographic findings. Eur Radiol 9:1385–1391

PocketRadiologist™
Gehirn
Die 100 Top-Diagnosen

NEOPLASIEN

Niedriggradiges Astrozytom

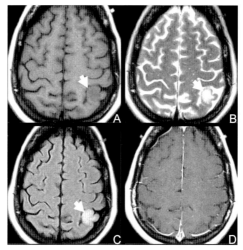

Patient mit linksparietalem EEG-Fokus. In den T1- (A), T2-gewichteten (B) und FLAIR-Sequenzen (C) zeigt sich eine kleine Raumforderung in der subkortikalen weißen Substanz (Pfeile). Es findet sich keine Kontrastmittelanreicherung (D). Es handelt sich um ein fibrilläres Astrozytom (WHO Grad II).

Grundlagen

- Gut differenzierter, aber infiltrierender Tumor mit langsamem Wachstumsmuster
- Trotz umschriebenem Erscheinungsbild in der Bildgebung ist er meist nicht umschrieben (häufig Nachweis von Tumorzellen außerhalb der in der Bildgebung dargestellten Signalabnormalität)
- Intrinsische Tendenz zur malignen Progression, Degeneration in ein anaplastisches Astrozytom (WHO Grad III)

Bildgebung

Allgemeine Befunde
- Homogene Raumforderung mit mäßiger Erweiterung/Verlagerung der betroffenen Strukturen
- Schlüsselzeichen = Fokale/diffuse, nicht-anreichernde Raumforderung in der weißen Substanz

CT-Befunde
- Nativ-CT
  - Unscharf begrenzte, homogene hypo-/isointense Raumforderung
  - In 20% Verkalkung
  - Zysten selten
- Kontrastmittel-CT: Keine Anreicherung (eine Anreicherung sollte den V.a. eine fokale maligne Degeneration erheben)

MRT-Befunde
- Signalintensität
  - Am häufigsten: Homogen hypointens in T1-Wichtung; hyperintens in T2-Wichtung/FLAIR
  - Weniger häufig: Verkalkungen, Zyste
  - Selten: Blutung, umgebendes Ödem

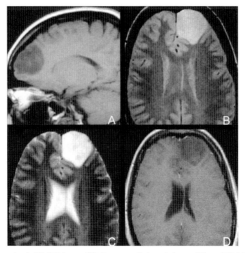

Die native sagittale T1-Wichtung (A), Protonendichtewichtung (B) und T2-Wichtung (C) zeigen eine sehr scharf begrenzte, frontale kortikale/subkortikale Raumforderung, die nicht anreichert (D). Intraoperativ zeigte sich ein nicht resezierbares Grad-II-Astrozytom mit einer Tumorausbreitung weit jenseits der bildgebenden Abnormalitäten.

- Kann angrenzenden Kortex erweitern
- Mag umschrieben erscheinen, infiltriert jedoch das umgebende Hirnparenchym
- Üblicherweise kein Enhancement; Anreicherung impliziert Progression zu einem höheren Grad

Befunde anderer bildgebender Verfahren
- DWI: Diffusionsrestriktion normalerweise nicht vorhanden
- MRS
  - Hohe Cholin-, niedrige NAA-Peaks
  - Hohe MI/Cr-Ratio (0,82 +/- 0,25)
  - Kann Tumorausdehnung in manchen Fällen besser darstellen als konventionelles MRT
- Dynamische kontrastmittelangereicherte T2*-Perfusions-MRT: Relativ niedrigeres zerebrales Blutvolumen im Vergleich zu anaplastischem Astrozytom und Glioblastoma multiforme

Differenzialdiagnose

Anaplastisches Astrozytom
- Läsion in der weißen Substanz einer Hemisphäre, üblicherweise nicht anreichernd
- Kann ohne Biopsie nicht zu unterscheiden sein

Ischämie
- Gefäßterritorium, plus Diffusionseinschränkung (akut/subakut)

Zerebritis
- Ödem, fleckiges Enhancement charakteristisch
- Zeigt üblicherweise Diffusionsrestriktion

Pathologie

Allgemein
- Allgemeine Anmerkungen
  - Lokalisation
    - In 2/3 supratentoriell (1/3 Frontal-, 1/3 Temporallappen)
    - In 1/3 infratentoriell (Hirnstamm; 50% der Hirnstamm-„Gliome" sind Low-grade Astrozytome)
- Genetik
  - TP53 Mutation in > 60% der Fälle
  - Überexpression des PDGFR-α
  - Chromosomenabnormalitäten: Verstärkung der 7q; 8q-Amplifikation; LOH (loss of heterozygosity) 10p, 22q; Chromosom-6-Deletionen
- Ätiologie/Pathogenese/Pathophysiologie
  - Entstehung aus differenzierten Astrozyten oder astrozytischen Precursorzellen
- Epidemiologie
  - Repräsentiert 25–30% der Gliome der Erwachsenen
  - 10–15% aller Astrozytome
  - Zweithäufigstes Astrozytom in der Kindheit (pilozytisches am häufigsten)

Makroskopische und intraoperative Befunde
- Erweiterung/Verlagerung der infiltrierten Strukturen
- Infiltrierende Raumforderung mit Unschärfe der Grenzfläche weiße/graue Substanz
- Kann makroskopisch umschrieben erscheinen, infiltriert jedoch diffus das umliegende Hirnparenchym
- Selten Zysten, Verkalkungen

Mikroskopische Befunde
- Gut differenzierte fibrilläre oder gemistozytische Tumorastrozyten
- Hintergrund aus lose strukturierter, oft mikrozystischer Tumormatrix
- Gering erhöhte Zellularität
- Selten Kernatypien
- Mitotische Aktivität generell fehlend oder sehr gering
- **Keine** mikrovaskuläre Proliferation oder Nekrose
- Histologische Varianten
  - Fibrillär
  - Gemistozytisch
  - Protoplastisch
- MIB-1 niedrig (<4%)
- GFAP positiv

Staging- oder Grading-Kriterien
- WHO Grad II

Klinik

Klinisches Bild
- Inzidenzgipfel 30.–40. Lebensjahr; Durchschnittsalter 34 Jahre
- Männlich = weiblich
- Häufige Initialsymptome sind Anfälle und erhöhter Hirndruck

Verlauf
- Die Patienten erliegen selten der Ausbreitung des niedriggradigen Tumors
- Inhärente Tendenz zur malignen Progression in ein anaplastisches Astrozytom
- Ein Rezidiv ist in 50–75% der Fälle mit einer Entdifferenzierung assoziiert

Therapie und Prognose
- Mittleres Überleben 6–10 Jahre
- Behandlung: Resektion, +/- Chemotherapie, Bestrahlung
- Verlängertes Überleben: Junges Alter, makroskopisch vollständige Resektion
- Prognose schlechter bei pontinen, besser bei medullären (besonders dorsalen exophytischen) Tumoren

Literatur

Castillo M et al (2000): Correlation of Myo-inositol levels and grading of cerebral astrocytomas. AJNR 21:1645

Kleihues P et al (2000): Diffuse Astrocytoma. In: Kleihues P, Cavenee WK (eds.): Tumours of the Central Nervous System. 22–26. IARC Press

Knopp EA et al (1999): Glial neoplasms: Dynamic contrast-enhanced T2*-weighted MR imaging. Radiology 211:791–798

Anaplastisches Astrozytom (AA)

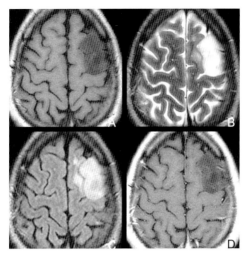

Die T1-gewichteten Scans vor (A) und nach Kontrastmittelgabe (D), die T2-gewichteten (B) und FLAIR-Scans (C) zeigen eine ziemlich scharf abgegrenzte Raumforderung links-posterior frontal, die sowohl den Kortex als auch die subkortikale weiße Substanz einbezieht. Anaplastisches Astrozytom (WHO Grad III).

Grundlagen
- Diffus infiltrierende Raumforderung einer Hemisphäre, variable Befunde in der Bildgebung
- Intermediär zwischen diffusem Astrozytom (WHO Grad II) und Glioblastoma multiforme (WHO Grad IV)
- Tumorzellen praktisch immer jenseits des Areals der abnormalen Signalintensität nachgewiesen

Bildgebung
Allgemeine Befunde
- Unscharf begrenzte Raumforderung der weißen Substanz einer Hemisphäre
- Schlüsselzeichen = Nicht-anreichernde, infiltrierende Raumforderung, die vorwiegend die weiße Substanz befällt

CT-Befunde
- Nativ-CT
  - Hypodense Raumforderung
  - Verkalkungen selten
- Kontrastmittel-CT: Die meisten zeigen keine Anreicherung

MRT-Befunde
- Variable Signalintensität
  - Gemischt iso- bis hypointens in T1-Wichtung
  - Heterogen hyperintens in T2-Wichtung und FLAIR
  - Selten: Verkalkungen, Blutabbauprodukte, Zysten
- Anreicherung
  - Normalerweise keine; jedoch wurden sowohl fokale, noduläre, homogene und fleckige Anreicherungen berichtet
  - Jede Anreicherung sollte den Verdacht auf ein Glioblastom lenken!

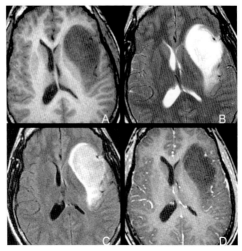

Die T1-Wichtung vor Kontrastmittelgabe (A), die T2-Wichtung (B) und die FLAIR-Scans (C) zeigen eine Raumforderung, die die linke Insel infiltriert. In der T1-Wichtung (D) nach Kontrastmittelgabe zeigt sich kein Enhancement. Anaplastisches Astrozytom (WHO Grad III).

Befunde anderer bildgebender Verfahren
- MRS: Erhöhte Cho/Cr-Ratio, erniedrigte NAA
- Dynamische kontrastmittelunterstützte T2*-gewichtete MR: Erhöhtes maximales zerebrales Blutvolumen im Vergleich zu niedriggradigem Astrozytom

Empfehlung
- MR (inkl. Kontrastmittel) und MRS

Differenzialdiagnose
Niedriggradiges Gliom
- Umschrieben
- Kann ohne Biopsie nicht zu unterscheiden sein

Glioblastoma multiforme
- In 95% nekrotischer Kern und anreichernder Ring

Zerebritis
- +/- Diffusionsrestriktion

Ischämie
- Im Versorgungsgebiet von Gefäßen
- Diffusionsrestriktion, wenn akut/subakut

Pathologie
Allgemein
- Allgemeine Anmerkungen
  - Lokalisation: Weiße Substanz einer Hemisphäre, Frontal- und Temporallappen häufig
- Genetik
  - Hohe Frequenz von TP53-Mutation (> 70%)
  - Abnorme Regulationsgene des Zellzyklus
  - P16-Deletion, RB-Alterationen, P19ARF-Deletion, CDK4-Amplifikation
  - PTEN/MMAC1-Mutation

- Verlust der Heterozygotie: Chromosom 10q, 19q, 22q
- Deletion auf dem Chromosom 6 (30%)
- Ätiologie/Pathogenese/Pathophysiologie
  - Entsteht typischerweise aus diffusem Astrozytom (WHO Grad II)
  - Entsteht selten **de novo**
- Epidemiologie
  - 25% der Gliome
  - 1/3 der Astrozytome

Makroskopische und intraoperative Befunde
- Infiltrierende Raumforderung mit unscharfer Begrenzung
- Häufig Expansion der infiltrierten Strukturen
- Mag diskret erscheinen, der Tumor infiltriert jedoch **immer** das angrenzende Hirnparenchym
- Zysten, Blutung selten

Mikroskopische Befunde
- Erhöhte Zellularität
- Mitotische Aktivität vorhanden
- Umschriebene Kernatypien
- Hohe Nukleus-Zytoplasma-Ratio
- Nukleus-/Zytoplasmaphleomorphismus
- Grobkörniges nukleäres Chromatin
- **Keine** Nekrose oder mikrovaskuläre Proliferation
- GFAP häufig positiv
- MIB-1: 5–10%
- Gemistozytische Variante möglich

Staging- oder Grading-Kriterien
- WHO Grad III

Klinik
Klinisches Bild
- Durchschnittsalter 40–50 Jahre
- Männlich : weiblich = 1,8 : 1
- Abhängig von der Lokalisation
  - Anfälle, häufig fokalneurologisches Defizit
  - Kopfschmerz oder andere Symptome eines erhöhten intrazerebralen Drucks können auftreten

Natürlicher Verlauf
- Progression in ein sekundäres Glioblastom häufig
- Tritt üblicherweise als Rezidiv nach Resektion eines Grad-II-Tumors auf
- Ausbreitung entlang der Trakte der weißen Substanz
- Andere Lokalisationen: Ependym, Leptomeningen, Liquor

Therapie und Prognose
- Medianes Überleben 2–3 Jahre
- Therapie: Resektion und Bestrahlung, +/- Chemotherapie
- Verlängertes Überleben: Junges Alter, hoher Karnofsky-Index, makroskopisch vollständige Resektion

Literatur
Wild-Bode C et al (2001): Molicular determinants of glioma cell migration and invasion. J Neurosurg 94:978–984
Kleihues P et al (2000): Anaplastic Atrocytoma. In: Kleihues P, Cavenee WK (eds.): Tumours of the Central Nervous System, 27–28. IARC Press
Rutherfood GS et al (1995): Contrast enhanced imaging is critical to glioma nosology and grading. IJNR 1:28–38

Glioblastoma multiforme (GBM)

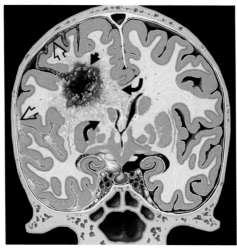

Die koronare Grafik zeigt ein Glioblastoma multiforme mit einem Rand aus lebensfähigem Tumor, der einen zentral nekrotischen Kern (schwarzer Pfeil) umgibt. Ausbreitung des Tumors entlang der Tractus der weißen Substanz (gebogene Pfeile), der subarachnoidal und subpialen Räume (offene Pfeile) sowie des Ependyms.

Grundlagen
- Häufigster primärer Hirntumor
- Zwei Typen: Primäres (de novo) und sekundäres (Degeneration von niedriggradigerem Astrozytom) Glioblastoma multiforme

Bildgebung

Allgemeine Befunde
- Unscharf begrenzte diffus die Hemisphäre infiltrierende Raumforderung
- Schlüsselzeichen = Dicker, unregelmäßig anreichernder Rand aus Tumorgewebe, der einen zentral nekrotischen Kern umgibt (in 95% der Fälle)

CT-Befunde
- Nativ-CT: Rinde iso-, Zentrum hypodens; +/- Blutung; Verkalkungen selten
- Kontrastmittel-CT: Starkes, aber inhomogenes, irreguläres Enhancement

MRT-Befunde
- Variable Signalintensität (häufig gemischt)
  - Iso-, hypointens in T1-Wichtung (kann subakute Blutung enthalten)
  - Hyperintens mit angrenzendem vasogenen Ödem in T2-Wichtung, FLAIR
    - Lebensfähiger Tumor breitet sich **weit** jenseits der Signalabnormalitäten aus!
  - Suszeptibilitätsartefakte in T2* häufig
- Dynamisches kontrastmittelunterstütztes MRT zeigt mikrovaskuläre Permeabilität, hilfreich in der Einschätzung des Tumorgrades

Glioblastoma multiforme (GBM)

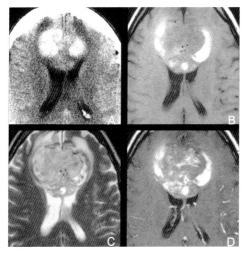

Nativ-CT (A) zeigt eine eingeblutete Raumforderung in beiden medialen Frontallappen. T1-Wichtung vor (B) und nach Kontrastmittelgabe (D) sowie T2-Wichtung (C) zeigen eine ausgedehnte Raumforderung mit fleckigem Enhancement. „Schmetterlings"-Glioblastoma multiforme (WHO Grad IV).

Befunde anderer bildgebender Verfahren
- DSA: Hypervaskulär mit ausgeprägtem Tumor-Blush, AV-Shunts
- MRS: Erniedrigtes NAA, MI; erhöhte Cho/Cr- und Laktat/Wasser-Ratios
- DWI: Niedriger **gemessener** ADC als bei niedriggradigen Gliomen
- PWI: Unterscheidung zwischen Glioblastoma multiforme und niedriggradigen Tumoren (Glioblastoma multiforme hat höheres relatives Blutvolumen)
- ^{201}Tl, ^{123}I-IMT zeigen hohes Uptake

Empfehlungen
- MRT (inkl. Kontrastmittel), MRS

Differenzialdiagnose

Andere Tumoren
- Anaplastisches Astrozytom (üblicherweise kein Enhancement; anreichernde Herde können eine Degeneration in einen Grad-IV-Tumor anzeigen)
- Metastasen

Nicht-tumorartige, ringförmig anreichernde Raumforderungen
- Abzess (MRS zeigt Metaboliten wie Sukzinat, Aminosäuren)
- Tumefaktive Demyelinisierung (hufeisenförmig, inkompletter, anreichernder Ring, offen zum Kortex)

Pathologie

Allgemein
- Allgemeine Anmerkungen
  - Zwei genetisch unterschiedliche Gliobastomtypen, gleiches Erscheinungsbild
  - Rot-gräuliche „Rinde" aus Tumor umgibt einen nekrotischen Kern

- Genetik
  - Primäres Glioblastoma multiforme
    - Ältere Patienten, Tumor biologisch aggressiver
    - Entwicklung **de novo** (ohne präexistierenden niedriggradigen Tumor)
    - Amplifikation, Überexpression von EGFR, MDM2
    - PTEN-Mutation
    - Chromosom 10p LOH
  - Sekundäres Glioblastoma multiforme
    - Jüngere Patienten, Tumor weniger aggressiv als primäres Glioblastom
    - Entwicklung aus niedriggradigem Astrozytom
    - TP53-Mutationen
    - PDGFR-Amplifikation, -Überexpression
    - Chromosomen 10q, 17p LOH
    - Erhöhte Telemeraseaktivität und hTERT-Expression
- Ätiologie/Pathogenese/Pathophysiologie
  - Auftreten sporadisch oder als Teil eines angeborenen Tumorsyndroms
    - Neurofibromatose Typ-1
    - Turcot-Syndrom, Li-Fraumeni-Syndrom
  - Ausbreitung durch Erzeugung einer permissiven Umgebung
    - Produktion von Proteasen
    - Deposition von extrazellulären Matrixmolekülen
    - Expression von Integrinen (Neoangiogenese, Zellinvasion)
    - Tumorzellen haften an extrazellulären Matrixmoleküle, wandern, proliferieren
- Epidemiologie
  - Häufigster primärer Hirntumor
  - 12–15% aller intrakraniellen Tumoren
  - Bis 60% der Astrozytome
  - Multifokal in bis zu 20% (2–5% synchrone unabhängige Tumoren)

Makroskopische und intraoperative Befunde
- Die meisten Glioblastome sind deutlich vaskularisiert
- +/- makroskopische Blutung

Mikroskopische Befunde
- Histologische Kennzeichen = Nekrose, mikrovaskuläre Proliferation
- Pleomorphe Astrozyten
- Deutliche Kernatypien
- Häufige Mitosen
- Gemistozytische Astrozyten = Große eosinophile Zellen, sphärische Nucleoli
- Niedrige GFAP-Expressionen, hohe MIB-1

Staging- oder Grading-Kriterien
- WHO Grad IV

Klinik

Klinisches Bild
- Abhängig von Lokalisation (Anfälle häufig)
- Altersgipfel 45–70 Jahre, Auftreten jedoch in jedem Alter

Verlauf

- Unaufhaltsame Progression
- Muster der Dissemination
  - Am häufigsten = Entlang der Tractus der weißen Substanz, perivaskuläre Räume
  - Seltener = Ependymale/subpiale Ausbreitung, Liquormetastasen
  - Noch seltener: Dura/Kalotteninvasion
  - Rarität: Extraneurale Ausbreitung (Lunge, Leber, Lymphknoten, Knochen)

Therapie und Prognose

- Biopsie/Tumordebulking gefolgt von Bestrahlungen
- Prognose schlecht (Tod innerhalb von 9–12 Monaten)
- Unabhängige Prädiktoren eines längeren Überlebens
  - Alter (jünger)
  - Karnofsky-Index (höher)
  - Vollständigkeit der Resektion (makroskopisch total vs. subtotal)
  - Ausdehnung der Nekrose/des Enhancements im präoperativen MRT

Literatur

Lacroix M et al (2001): A multivariate analysis of 416 patients with GBM: Prognosis, extent of resection, and survival. J Neurosurg 95:190–198

Ludemann L et al (2001): Comparison of dynamic contrast-enhanced MRI with WHO tumor grading for gliomas. Eur Radiol 11:1231–1241

Kleihues P et al (1997): Genetics of glioma progression and the definition of primary and secondary glioblastoma. Brain Pathol 7:1131–1136

Gliomatosis cerebri (GC)

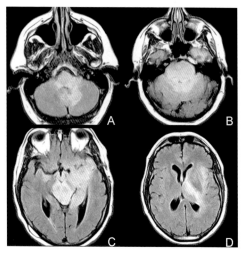

Die axialen FLAIR-Scans (A–D) zeigen eine ausgedehnte, infiltrierende Raumforderung in der Medulla oblongata, der Pons, dem Mittelhirn, dem linken Temporallappen sowie dem Thalamus. Gliomatosis cerebri.

Grundlagen

- Seltener, aber wichtiger, diffus infiltrierender, glialer Tumor, der mit einer zerebralen Mikroangiopathie der weißen Substanz verwechselt werden kann
- Glioblastosis cerebri befällt zwei oder mehr Lappen

Bildgebung

Allgemeine Befunde

- Infiltriert und erweitert, erhält jedoch die zugrunde liegende Gehirnarchitektur
- Zwei oder mehr Lappen, diffuse Vermehrung der weißen Substanz
  - Basalganglien, Thalami (75%)
  - Corpus callosum (50%)
  - Hirnstamm, Rückenmark (10–15%)
  - Cerebellum (10%)

CT-Befunde

- Nativ-CT: Unscharf begrenzt, asymmetrisch, niedrige Dichte (kann subtil sein)
- Kontrastmittel-CT: Normalerweise keine Anreicherung

MRT-Befunde

- MRT der CT deutlich überlegen
- Iso-/hypodens in T1-Wichtung
- Hyperintens in T2-Wichtung, FLAIR
- Minimales Enhancement; Herd kann malignes Gliom repräsentieren

Befunde anderer bildgebender Verfahren

- MRS: Cho/Cr, Cho/NAA erhöht; +/- Laktat, Lipidpeaks
- FDG PET: Ausgeprägter Hypometabolismus

Empfehlungen

- MRT, MRS

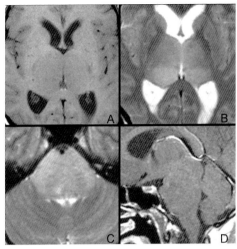

Die axialen nativen T1- (A) und T2-gewichteten (B, C) MRT-Sequenzen zeigen eine bithalamische Raumforderung sowie eine Raumforderung der Pons mit geringem obstruktiven Hydrozephalus. Die sagittale T1-gewichtete Studie (D) nach Kontrastmittelgabe zeigt kein Enhancement. Gliomatosis cerebri verursacht durch ein fibrilläres Astrozytom WHO-Grad II.

Differenzialdiagnose

Erkrankung der weißen Substanz (Altersinvolution, Mikroangiopathie)
- Kein Raumforderungseffekt
- Einige Fälle können ohne Biopsie nicht von der Gliomatosis cerebri zu unterscheiden sein!

Astrozytom, anderer glialer Tumor
- Glioblastoma multiforme reichert normalerweise an; Gliomatosis cerebri meistens nicht
- Kann ohne Biopsie nicht von der Gliomatosis cerebri zu unterscheiden sein

Infektion, Entzündung
- Eher akutes Krankheitsbild
- +/- Einbeziehung der Meningen

Pathologie

Allgemein
- Allgemeine Anmerkungen
  - Diffuses Tumorwachstum
  - Zugrunde liegende Gehirnarchitektur erhalten
  - Zwei oder mehr Lappen betroffen
- Genetik
  - Karyotyp übereinstimmend mit einem klonalen Tumor, der aus einer einzelnen Zelle entsteht
    - Chromosomenveränderung unterscheidet sich von der beim Astrozytom
    - Stellt wahrscheinlich separate Kategorie von Hirntumoren dar
- Ätiologie/Pathogenese
  - Kontrovers (klassifiziert als Tumor unklarer Histogenese)
  - Teilt einige, aber nicht alle, Befunde eines diffus infiltrierenden Astrozytoms

- Epidemiologie
  - Selten
  - Hauptinzidenz zwischen 40. und 50. Lebensjahr

Makroskopische und intraoperative Befunde
- Zwei hauptsächliche Typen der Gliomatosis cerebri können unterschieden werden
  - Typ 1: Tumorartige(s) Wachstum/Expansion von existierenden Strukturen ohne umschriebene Tumorraumforderung
  - Typ 2: Diffuse Läsion plus fokale Tumorraumforderung

Mikroskopische Befunde
- Neuroepithelialer Tumor
- Elongierte gliale Zellen mit hyperchromatischen Nuclei, variabele Mitosen
- Tumorzellen häufig in parallelen Reihen angelegt
- Diffuse Infiltration entlang und zwischen myelinisierten Nervenfasern
- Mikrovaskuläre Proliferationen, Nekrosen fehlen üblicherweise
- Häufig GFAP positiv
- KI-67-Labeling-Index korreliert mit Überlebenszeit
- Dominanter Zelltyp ist gelegentlich ein Oligodendrogliom

Staging- oder Grading-Kriterien
- Üblicherweise WHO Grad III

Klinik

Klinisches Bild
- Unspezifische, progressive neurologische Symptome
  - Pyramidenbahnschädigung
  - Demenz, Persönlichkeitsveränderung
  - Kopfschmerz, Anfälle
  - Hirnnervenausfälle

Verlauf
- Unaufhaltsame Progression

Therapie und Prognose
- Stereotaktische Biopsie (anreichernder Herd, falls vorhanden)
- Geringes Ansprechen auf Chemotherapie oder Bestrahlung
- Schlechte Prognose
  - 50% Mortalität nach 1 Jahr
  - 75% nach 3 Jahren

Literatur

Rust P et al (2001): Gliomatosis cerebri: Pitfalls in diagnosis. J Clin Neurosci 8:361–363

Bendszus M et al (2000): MR spectroscopy in gliomatosis cerebri. AJNR 21:375–380

Lantos PL et al (2000): Gliomatosis cerebri. In: Kleihues P, Cavanee WK (eds.): Tumours of the Central Nervous System, 92–93. IARC Press

Pilozytisches Astrozytom (PA)

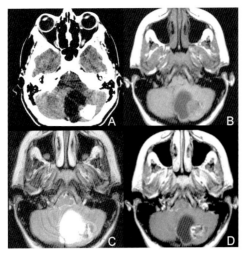

Das Kontrastmittel-CT (A) zeigt eine zystische Raumforderung der hinteren Schädelgrube mit einem anreichernden Nodulus. Die nativen T1- (B) und T2-gewichteten (C) MR-Scans zeigen, dass die Zyste hyperintens im Vergleich zum Liquor ist. Der T1-Scan nach Kontrastmittelgabe (D) zeigt ein inhomogenes Enhancement des Nodulus.

Grundlagen

- Häufigster Tumor bei Kindern
- Umschrieben, langsam wachsend
- Cerebellum > dem 3. Ventrikel benachbart > Hirnstamm

Bildgebung

Allgemeine Befunde

- Schlüsselzeichen
  - Zystische zerebelläre Raumforderung mit wandständigem Nodulus
  - Nervus opticus/Chiasma opticum/Tractus opticus erweitert

CT-Befunde

- Nativ-CT
  - Diskrete zystische, solide Raumforderung des Vermis cerebelli oder der Hemisphäre
  - Kein umgebendes Ödem
  - Hypo- bis isoindens
  - Verkalkungen in 20% der Fälle
  - Blutung selten
  - Kann obstruktiven Hydrozephalus verursachen
- Kontrastmittel-CT
  - In > 95% Enhancement (Muster variabel)
    - In 50% nicht-anreichernde Zyste mit stark anreicherndem, wandständigen Nodulus
    - In 40% solide, mit nekrotischem Zentrum, heterogenes Enhancement
    - In 10% solide, homogen

Pilozytisches Astrozytom (PA)

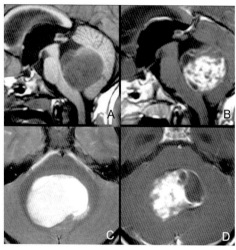

10-jähriger Junge mit Kopfschmerzen. Die sagittale T1-Wichtung vor (A) und nach Kontrastmittelgabe (B), die axiale T2-Wichtung (C) und T1-Wichtung nach Kontrastmittelgabe (D) zeigen eine median gelegene Raumforderung der hinteren Schädelgrube, die zum Teil solide, zum Teil zystisch ist mit inhomogenem Kontrastmittel-Enhancement. Pilozytisches Astrozytom.

MRT-Befunde

- Solider/nodulärer Anteil üblicherweise hypo- bis isointens in T1-; hyperintens in T2-Wichtung
- Zyste hyperintens im Vergleich zum Liquor in T1-Wichtung und Protonendichtewichtung; kein Signalverlust in FLAIR
- Ausgeprägtes, aber heterogenes Enhancement
- Leptomeningeale Ausbreitung, Enhancement kann auftreten

Befunde anderer bildgebender Verfahren

- MRS: Hohes Cholin, niedriges NAA, hohes Laktat; hohes MI/Cr

Differenzialdiagnose

Medulloblastom (PNET-MB)

- Hyperdense, solide Raumforderung der Mittellinie, die den 4. Ventrikel ausfüllt
- Heterogenes Enhancement

Ependymom

- „Plastischer" Tumor; Ausbreitung über die Foramina des 4. Ventrikels
- Verkalkungen, Zysten und Blutung häufig; heterogenes Enhancement

Gangliogliom

- Umschrieben, solide/zystisch, auf dem Kortex gelegene, anreichernde Raumforderung
- Verkalkungen häufig

Pleomorphes Xanthoastrozytom

- An die Pia mater angrenzender, anreichernder Nodulus
- Häufigste Lokalisation Temporallappen

Hämangioblastom

- Falsches Alter!

Demyelinisierung

- Akute MS und ADEM können ein Optikusgliom vortäuschen

Pathologie

Allgemein
- Allgemeine Befunde
  - Lokalisation
    - Häufig: Cerebellum (60%), Nervus opticus/Chiasma opticum/ Hypothalamus (25–30%)
    - Seltener: Hirnstamm, Thalamus, Basalganglien
    - Zerebrale Hemisphären
  - Kann in den Subarachnoidalraum aussäen
- Genetik
  - Im Rahmen eines Syndroms: Assoziation mit Neurofibromatose Typ 1
    - 15% der Patienten mit Neurofibromatose Typ 1 entwickeln ein pilozytisches Astrozytom
    - Bis zu ⅓ der Patienten mit pilozytischen Astrozytomen der Sehbahnen haben eine Neurofibromatose Typ 1
  - Sporadisch: Kein definierter Verlust eines Tumorsuppressorgens identifiziert
- Ätiologie/Pathogenese/Pathophysiologie
  - Astrozytische Precursorzellen
- Epidemiologie
  - > 80% unter 20. Lebensjahr
  - Häufigstes Astrozytom bei Kindern
  - 5–10% der Gliome

Makroskopische und intraoperative Befunde
- Umschriebene, weiche, graue Raumforderung +/- Zyste

Mikroskopische Befunde
- Klassisches „biphasisches" Muster
  - Kompakte bipolare Zellen mit Rosenthalfasern
  - Gering texturierte, multipolare Zellen mit Mikrozysten, eosinophilen granulären Körperchen
- Hochvaskularisiert mit glomeruloiden Anteilen
- Leptomeningeale Aussaat möglich
- MIB-1 = 0–3,9% (im Mittel 1,1%)

Staging- oder Grading-Kriterien
- WHO Grad I

Klinik

Klinisches Bild
- Hauptinzidenz: 1.–2. Dekade
- Männlich = weiblich
- Kopfschmerz, Übelkeit und Erbrechen (erhöhter Hirndruck), Sehverschlechterung (Läsion der Sehbahn)

Verlauf
- Langsames Wachstum; kann sich stabilisieren; auch Regression/Involution möglich
- Selten: Tumor kann aussäen, trotzdem WHO Grad I

Therapie und Prognose
- Mediane Überlebensraten bis zum 20. Lebensjahr: 70%
- Behandlung
  - Zerebellär: Resektion; +/- Chemotherapie, +/- Bestrahlung
  - Optikochiasmatisch/hypothalamisch: Oft keine Behandlung

Literatur

Burger PC et al (2000): Pilocytic astrocytoma. In Kleihues P, Cavenee WK (eds.): Tumours of the Central Nervous System, 45–51. IARC Press

Castillo M et al (2000): Correlation of Myo-Inositol levens and grading of cerebral astrocytomas. AJNR 21:1645–1649

Hwang JH et al (1998): Proton MR spectroscopic characteristics of pediatric pilocytic astrocytomas. AJNR 19:535–540

Pleomorphes Xanthoastrozytom

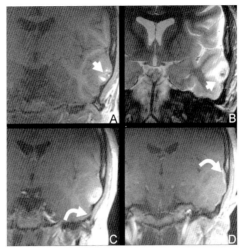

18-jähriger Patient mit langjähriger Epilepsie. Die hochauflösende native koronare T1-(A) und T2-Wichtung (B) zeigt eine kalzifizierte kortikale Raumforderung (Pfeile). Beachte das Remodelling der anliegenden Schädelkalotte. Sowohl die Raumforderung (C, gebogene Pfeile) als auch die Meningen (D) reichern an. Pleomorphes Xanthoastrozytom (WHO Grad II).

Grundlagen
- Klar umschriebener Typ eines (gewöhnlich) gutartigen, supratentoriellen Astrozytoms, das praktisch nur bei jungen Erwachsenen gefunden wird
- Zystische Raumforderung mit wandständigem Nodulus, den Meningen benachbart
- Seltene, aber wichtige Ursache der Temporallappenepilepsie

Bildgebung
Allgemeine Befunde
- Peripher lokalisierte Raumforderung einer Hemisphäre
  - 50–60% zystisch mit wandständigem Nodulus, der den Meningen benachbart ist
- Minimales/kein perifokales Ödem
- Schlüsselzeichen = Supratentorielle intrakortikale Raumforderung und angrenzendes „Dural-tail"-Zeichen (anreichernde Meningen)

CT-Befunde
- Nativ-CT
  - Zystisch = Hypodens mit gemischt dichtem Nodulus
  - Solide = Variabel (kann hypo-, hyperdens oder gemischt sein)
  - Verkalkungen, Blutung, Kalottenerosion selten
- Kontrastmittel-CT: Starkes, manchmal heterogenes Enhancement

MRT-Befunde
- Niedrige oder gemischte Signalintensität in T1-Wichtung
- Hohe oder gemischte Signalintensität in T2-Wichtung, FLAIR
- Enhancement üblicherweise mäßig bis stark, gute Abgrenzbarkeit; +/- „Dural-tail"
- In einigen Fällen assoziierte kortikale Dysplasien

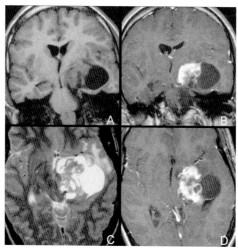

Die T1-Wichtung vor (A) und nach (B, D) Kontrastmittelgabe sowie die T2-Wichtung (C) zeigen eine inhomogene, partiell anreichernde, temporale Raumforderung. Pleomorphes Xanthoastrozytom (WHO Grad III).

Befunde anderer bildgebender Verfahren
- PET kann hypermetabolische Herde auch in niedriggradigen pleomorphen Xanthoastrozytomen zeigen

Empfehlungen
- MR und MRS

Differenzialdiagnose
Gangliogliom
- Wandständiger Nodulus häufig nicht den Meningen benachbart

Pliozytisches Astrozytom
- Supratentorielle Lokalisation (außer hypothalamisch/Chiasma opticum) selten
- Kein „Dural-tail"-Zeichen (anreichernde Meningen)

Meningeom
- Üblicherweise ältere Patienten
- Meningeomartige Raumforderung eines jungen Patienten sollten den Verdacht auf ein pleomorphes Xanthoastrozytom lenken

Andere
- Dysembryoplastischer neuroepithelialer Tumor (DNET)
- Glioneurales Hamartom

Pathologie
Allgemein
- Allgemeine Anmerkungen
  - Oberflächliche Lokalisation (häufig Kortex und Meningen involviert)
  - 98% supratentoriell
- Genetik
  - Keine definitive Assoziation mit hereditären Tumorsyndromen
  - Einige Berichte über pleomorphe Xanthoastrozytome mit TP53-Mutationen wurden veröffentlicht

- Ätiologie/Pathogenese
  - Kann aus den kortikalen (subpialen) Astrozyten entstehen
  - Entstehung auch aus multipotenten neuroektodermalen Precursorzellen, die die Vorläufer sowohl der Neuronen als auch der Astrozyten bilden
- Epidemiologie
  - < 1% aller Astrozytome

Makroskopische und intraoperative Befunde
- Zystische kortikale Raumforderung mit einem wandständigen Knötchen, den Meningen angrenzend

Mikroskopische Befunde
- Tumor scharf vom Kortex abgrenzbar
- GFAP positiv
- Einige pleomorphen Xanthoastrozytome sind positiv für Synaptophysin und Neurofilamentproteine
- „Pleomorphes" Erscheinungsbild
  - Fibrilläre und multinukleäre Riesen-Tumorastrozyten
  - Große xanthomatöse (Lipid enthaltende) Zellen
  - Dichtes Retikulinnetzwerk
  - Lymphozytäre Infiltrate
- Nekrosen, Mitosen selten/fehlend
  - MIB allgemein < 1%
- Kann mit kortikaler Dysplasie assoziiert sein

Staging- oder Grading-Kriterien
- WHO Grad II
- Pleomorphes Xanthoastrozytom mit anaplastischen Merkmalen
  - Signifikante Mitosen (5 oder mehr per 10 HPF)
  - +/- Nekrosen

Klinik

Klinisches Bild
- In der Mehrheit langjährige Epilepsie
- Tumor von Kindern, jungen Erwachsen
  - 2/3 jünger als 18 Jahre
  - Es liegen Berichte von Patienten vom 2. bis zum 66. Lebensjahr vor
- Männlich = weiblich

Verlauf
- Üblicherweise umschrieben, langsam wachsend
- Seltenes Auftreten eines aggressiven pleomorphen Xanthoastrozytoms mit maligner Progression und Dissemination

Therapie und Prognose
- Operative Resektion
- 75% rezidivfreies 5-Jahres-Überleben

Literatur

Kepes JJ et al (2000): Pleomorphic xantoastrocytoma. In Kleihues P, Cavenee WK (eds.): Tumours of the Central Nervous System, 52–45. IARC Press

Russo CP et al (1996): Pleomorphic xantoastrocytoma: Report of two cases and review of the literature. IJNR 2:570–578

Lipper MH et al (1993): Pleomorphic xantoastrocytoma, a distinctive astoglial tumor: Neuroradiologic and pathologic features. AJNR 14:1397–1404

Oligodendrogliom

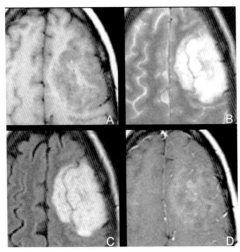

Die native T1- (A), die T2-Wichtung (B) und FLAIR-Scans (C) zeigen eine glatt abgrenzbare, kortikal basierte Raumforderung des posterioren Frontallappens. Kein perifokales Ödem. Die T1-Wichtung (D) nach Kontrastmittel zeigt ein minimales Enhancement. Oligodendrogliom (WHO Grad II)

Grundlagen
- Gut differenzierter, langsam wachsender, aber infiltrierender Tumor
- Typischerweise Infiltration des Kortex sowie der subkortikalen weißen Substanz
- In 20–50% aggressiv (anaplastisches Oligodendrogliom)

Bildgebung

Allgemeine Befunde
- Schlüsselzeichen = Partiell verkalkte, kortexbasierte Raumforderung beim Erwachsenen mittleren Alters
- Kann expansiv wachsen, Erosion des Calvariums

CT-Befunde
- Nativ-CT
  - Hypo-/isodens
  - In der Mehrheit kalzifiziert
  - +/- Blutungen/Zysten (20%)
- Kontrastmittel-CT: Das Enhancement variiert von fehlend bis zu ausgeprägt

MRT-Befunde
- Häufig heterogen
  - Hypo-/isointens zur grauen Substanz in T1-Wichtung
  - Hyperintens in T2-Wichtung
  - Blutung, Nekrose selten, wenn nicht anaplastisch
- Kann scharf umschrieben erscheinen mit minimalem assoziierten Ödem
- In 50% Enhancement

Differenzialdiagnose

Astrozytom
- Kalzifikation seltener
- Üblicherweise weiße Substanz infiltriert, Kortex relativ ausgespart

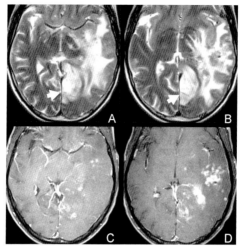

Anaplastisches Oligodendrogliom (WHO Grad III). Die T2-Wichtung (A, B) zeigt eine kortexbasierte, okzipitale Raumforderung (Pfeile) mit ausgedehntem perifokalen Ödem. Die T1-Wichtungen nach Kontrastmittelgabe (C, D) zeigen ein noduläres Enhancement sowie die Tumorausbreitung

Gangliogliom
- Tumor des Kindes oder des jungen Erwachsenen
- Üblicherweise Temporallappen, tiefe weiße Substanz
- Scharf begrenzt, üblicherweise zystisch
- Kalzifizierung häufig

Dysembryoplastischer neuroepithelialer Tumor (DNET)
- Tumor des Kindes oder jungen Erwachsenen
- Scharf begrenzter kortikaler Tumor
- Heterogenes „blasenartiges" Erscheinungsbild
- Häufig assoziiert mit heterotoper grauer Substanz

Pathologie

Allgemein
- Allgemeine Anmerkungen
  - Beginnt im Kortex und wächst in die subkortikale weiße Substanz
  - Lokalisation: In der Mehrheit supratentoriell (85%)
    - Häufigste Lokalisation = Frontallappen
    - Kann auch die Temporal-, Parietal- oder Okzipitallappen befallen
    - Hintere Schädelgrube selten
  - Hochdifferenzierte und anaplastische Typen
  - Solide, infiltrative Läsionen
  - Variante = Oligoastrozytom (gemischter Tumor mit zwei unterschiedlichen Tumorzellarten)
- Genetik
  - LOH für 1p und 19q (50–70%)
- Ätiologie/Pathogenese
  - Entstehung aus neoplastischer Transformation von reifen Oligodendrozyten oder unreifen glialen Precursorzellen

Oligodendrogliom

- Epidemiologie
  - 5–10% der intrakraniellen Tumoren
  - 5–25% aller Gliome

Makroskopische und intraoperative Befunde
- Klar begrenzte, grau-rosa weiche Raumforderung
- Lokalisation in Kortex und subkortikaler weißer Substanz
- Verkalkungen häufig
- +/- zystische Degeneration, Blutung
- Selten: Infiltration der Leptomeningen

Mikroskopische Befunde
- Mäßig zellulärer Tumor mit gelegentlichen Mitosen
- Gerundete, homogene Nucleoli und klares Zytoplasma („Spiegelei", Honigwabenmuster wahrscheinlich Artefakt)
- +/- Mikrokalzifikationen, mukoide, zystische Degeneration
- Kann ein dichtes Netzwerk aus verzweigten Kapillaren enthalten

Staging- oder Grading-Kriterien
- WHO Grad II
- Anaplastisches Oligodendrogliom = WHO Grad III
  - Zahlreiche Mitosen
  - Mikrovaskuläre Proliferation
  - +/- Nekrosen

Klinik

Klinisches Bild
- Hauptinzidenz: 4. und 5. Lebensdekade
- Geringes Überwiegen des männlichen Geschlechts
- Patienten haben eine relativ langdauernde Befundanamnese
  - Am häufigsten Anfälle, Kopfschmerz

Verlauf
- Gutes Outcome
  - Junges Alter
  - Frontale Lokalisation
  - Fehlendes Enhancement
  - Komplette Resektion
- Schlechtere Prognose
  - Nekrosen
  - Mitotische Aktivität, Kernatypien
  - Zelluläre Polymorphismen
  - Mikrovaskuläre Proliferation
- Lokalrezidiv häufig; maligne Progression möglich

Therapie und Prognose
- Operative Resektion mit adjuvanter Chemotherapie +/- Bestrahlung
- Medianes postoperatives Überleben reicht von 3 bis 6 Jahren
- 5-Jahres-Überlebensrate 50%

Literatur

Reifenberger G et al (2000): Oligodendroglioma. Anaplastic Oligodendroglioma. In: Keihues P, Cavenee WK (eds.): Pathology & Genetics of Tumours of the Central Nervous System, 56–69. IARC Press

Prayson RA et al (2000): Clinicopathologic Study of Forty-Four Histologically Pure Supratentorial Oligodendrogliomas. Ann Diagn Pathol 4:218–227

Fortin D et al: Oligodendroglioma: An Appraisal of Recent Data Pertaining to Diagnosis and Treatment. Neursurgery 45:1279–1291

Ependymom

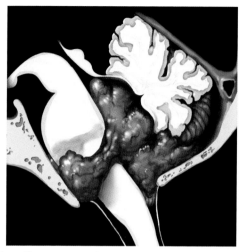

Die sagittale Grafik zeigt ein typisches, lobuliertes Ependymom, das den 4. Ventrikel auskleidet. Der Tumor wächst lateral durch die Foramina Luschkae in die beiden Klein-hirn-Brücken-Winkel und posteror-inferior durch das Foramen Magendii in die Cisterna magna.

Grundlagen
- Langsam wachsender Tumor von Kindern und jungen Erwachsenen
- Dritthäufigste Raumforderung der hinteren Schädelgrube des Kindes
- Entsteht aus ependymalen Zellen oder Ependymresten

Bildgebung
Allgemeine Befunde
- Schlüsselzeichen = „Auskleidender" Tumor, der sich aus dem 4. Ventrikel über die Foramina in die Kleinhirnbrückenwinkel und Cisterna magna ausbreitet
CT-Befunde
- Nativ-CT
  - Infratentoriell (Kinder < 3. Lebensjahr)
    - Boden des 4. Ventrikels, Ausbreitung in die Cisterna magna/Kleinhirn-Brücken-Winkel
    - In der Mehrheit isodens zum Hirnparenchym
    - Verkalkungen häufig (50%) +/- Zysten, Blutungen
  - Supratentoriell (Kinder > 3. Lebensjahr, junge Erwachsene)
    - Große heterogene parenchymale > peri-/intraventrikuläre Raumforderung
    - Verkalkungen häufig (50%)
  - Hydrozephalus häufig
- Kontrastmittel-CT
  - Variables, heterogenes Enhancement
MRT-Befunde
- Heterogen
  - Gering hypointens zum Hirnparenchym in T1-Wichtung
  - Iso-/hypointens in T2-Wichtung
  - Verkalkungen, Zysten, Nekrosen, Blutabbauprodukte häufig
- Hydrozephalus (> 90%)
- Mäßiges, heterogenes Enhancement

Ependymom

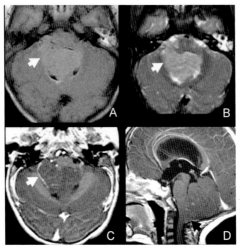

Die axiale native T1- (A) und T2-Wichtung (B) sowie die kontrastmittelunterstützten axialen (C) und sagittalen (D) T1-gewichteten MR-Scans zeigen ein Ependymom des 4. Ventrikels, das durch die Foramina Luschkae (Pfeile) in den rechten Kleinhirnbrückenwinkel wächst.

Befunde anderer bildgebender Verfahren
• MRS: Höhere NAA/Cho-, Cr/Cho-Ratio als Astrozytome oder Medulloblastome

Differenzialdiagnose
Medulloblastom (PNET-MB)
• Hyperdens im Nativ-CT
• Homogen
Zerebelläres Astrozytom
• Zystisch/solide
• Häufig nicht mittelliniennah
Hirnstammgliom
• Hypodense (häufig dorsal exophytische) Raumforderung des Hirnstamms
• Wächst vor in Richtung des 4. Ventrikels, entsteht nicht dort

Pathologie
Allgemein
• Allgemeine Anmerkungen
  • Lokalisation
    – 2/3 infratentoriell (Boden des 4. Ventrikels)
    – 1/3 supratentoriell (parenchymal/periventrikulär > intraventrikulär)
  • 4 Subtypen
    – Zellulär
    – Papillär
    – Klarzellig
    – Tanyzytisch
  • Kann durch die Ventrikelwand wachsen, haftet an benachbartem Hirnparenchym
• Genetik
  • Multiple Befunde beschrieben; am häufigsten = Deletionen und Translokationen des Chromosoms 22
  • NF-2 (multiple spinale Ependymome)

Ependymom

- Ätiologie/Pathogenese
  - Mögliche Verbindung mit SV40
- Epidemiologie
  - 8–15% aller intrakraniellen Tumoren in der Kindheit
  - Dritthäufigste Raumforderung der hinteren Schädelgrube bei Kindern
  - Geringe männliche Dominanz
  - Bimodale Altersverteilung
    - Am häufigsten zwischen 1. und 5. Lebensjahr
    - Zweiter kleiner Altersgipfel um das 35. Lebensjahr

Makroskopische und intraoperative Befunde
- Gut abgrenzbar
- Weiche, lobulierte, grau-rötliche Raumforderung
- +/- Zysten, Nekrosen, Blutungen
- Wächst aus den Foramina des 4. Ventrikels heraus
- Gelegentlich Invasion des benachbarten Hirnparenchyms

Mikroskopische Befunde
- Ependymom
  - Perivaskuläre Pseudorosetten
  - Echte ependymale Rosetten (seltener)
  - Mäßige Zellularität mit niedriger mitotischer Aktivität
  - Gelegentliche Kernatypien, gelegentliche bis keine Mitosen
  - S100 und Vimentin positiv
- Anaplastisches Ependymom
  - Hohe Zellularität
  - Kernatypien, Hyperchromasie
  - Deutliche mitotische Aktivität
  - +/- mikrovaskuläre Proliferationen
  - Pseudopalliasadenbildung mit variablen Nekrosen

Staging- oder Grading-Kriterien
- WHO Grad II
- WHO Grad III (anaplastisch)

Klinik
Klinisches Bild
- Häufig: Kopfschmerz, Übelkeit, Erbrechen
- Andere Symptome
  - Ataxie, Hemiparese, Sehstörungen, Nackenschmerzen, Tortikollis, Schläfrigkeit
  - Kinder: Irritabilität, Lethargie, Entwicklungsverzögerung, Erbrechen, Makrozephalus

Verlauf
- 3–17% Dissemination über Liquor

Therapie und Prognose
- Schlechte Prognose (5-Jahres-Überlebensraten 50–60%)
- Makroskopisch vollständige Resektion korreliert mit verbessertem Überleben
- Aktuelle Therapie: Operative Resektion, +/- Chemotherapie, Bestrahlung

Literatur

Smyth MD et al (2000): Intracranial ependymomas of childhood: current management strategies. Pediatric Neurosurgery 33:138–150

Wiestler OD et al (2000): Ependymoma. In Kleihues P, Cavanee WK (eds.): Pathology & Genetics of Tumours of the Central Nervous System, 72–77. IARC Press

Robertson PL et al (1998): Survival and prognostic factors following radiation therapy and chemotherapy for ependymomas in children: a report of the Children's Cancer Group. J Neurosurg 88:695–703

Plexus-choroideus-Tumor

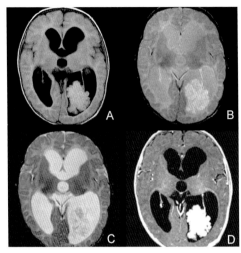

*Die axiale FLAIR (A), Protonendichtewichtung (B), T2-Wichtung (C) und kontrastmittel-
unterstützte T1-Wichtung (D) zeigen eine lobulierte, stark anreichernde Raumforderung
im Trigonum des linken Seitenventrikels. Die Ventrikel sind deutlich erweitert. Plexus-
choroideus-Papillom.*

Grundlagen

- Häufigster Hirntumor bei Kindern < 1 Jahr
- Zwei Typen: Papillom und Karzinom des Plexus choroideus
- Prävalenz des Plexus-choroideus-Papilloms 4- bis 8-mal häufiger als Plexus-
  choroideus-Karzinom
- Sowohl Papillome als auch Karzinome können sich über den Liquor ausbreiten

Bildgebung

Allgemeine Befunde

- Schlüsselzeichen = Kind < 5 Jahre mit lobulierter, traubenartiger
  Raumforderung im Trigonum des Seitenventrikels
- Hydrozephalus (obstruktiv oder durch Liquorüberproduktion)

CT-Befunde

- Nativ-CT
  - In 75% iso-/hyperdens
  - Hydrozephalus
  - Pünktchenförmige Verkalkungen in 25%
  - Gelegentlich: Blutung mit Blut-Liquor-Spiegel
  - Selten: Überwiegend zytisches Plexus-choroideus-Papillom
- Kontrastmittel-CT
  - Intensives, homogenes Enhancement

MRT-Befunde

- Gesprenkelt, iso-/hypointens in T1-Wichtung
- Traubenartige Papillome mit dazwischen liegendem Liquor
- Intensives Enhancement
- Begrenzte, fokale Hirnparenchyminvasion kann bei Plexus-choroideus-
  Papillomen auftreten; ausgedehnte Invasion sollte den Verdacht auf eine
  Plexus-choroideus-Karzinom lenken
- +/- „flow voids" (Signalverlust durch schnell fließendes Blut), Blutung

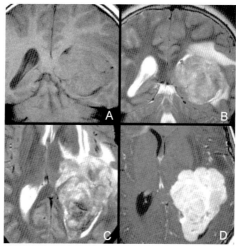

Die koronaren nativen T1- (A) und T2-gewichteten (B) Bilder zeigen eine große intraventrikuläre Raumforderung. Die axialen T2-gewichteten (C) und T1-gewichteten Bilder nach Kontrastmittelgabe (D) zeigen eine inhomogene, stark anreichernde Raumforderung, die das angrenzende Hirnparenchym infiltriert. Plexus-choroideus-Karzinom (mit freundlicher Genehmigung G. Halvorsen).

Befunde anderer bildgebender Verfahren
- Ultraschall: Deutlich echogene Raumforderung mit irregulären Begrenzungen, Hydrozephalus
- Farbkodierte Duplex-Sonographie: Kann vaskulären Tumorstiel zeigen
- DSA
  - Erweiterte choroidale Arterien
  - Dichte, verlängerte, vaskuläre Parenchymphase
  - Arterio-venöses Shunting häufig

Empfehlungen
- Kontrastmittelunterstütztes MRT des Hirns sowie des Rückenmarks vor Shuntanlage, Operation

Differenzialdiagnose

Villöse Hypertrophie
- Diffuse Erweiterung der Plexus choroideus in beiden Seitenventrikel
- Kann mit einem hypersekretorischen Hydrozephalus assoziiert sein

Andere intraventrikuläre Tumoren/Zysten
- Metastasen, Meningeom (selten bei Kindern, wenn nicht eine Neurofibromatose Typ 1 vorliegt)
- Ependymom (Ventrikel seltene supratentorielle Lokalisation)
- Xanthogranulom (avaskulär, ältere Patienten)

Gefäßläsion
- Arteriovenöse Malformation, kavernöses Angiom

Physiologische Erweiterung
- Venöse Kollateraldrainage (z. B. Sturge-Weber-Syndrom)
- Postoperativ (temporale Lobektomie)

Pathologie

Allgemein
- Allgemeine Anmerkungen
  - Plexus-choroideus-Papillom = Blumenkohlartige intraventrikuläre Raumforderung
  - Plexus-choroideus-Karzinom infiltriert Hirnparenchym, kann nekrotisch sein
- Genetik
  - Li-Fraumeni, Aicardi-Syndrome (p53-Mutation)
  - Keine bekannten Mutationen bei sporadischen Tumoren
- Ätiologie/Pathogenese/Pathophysiologie
  - SV40-virusartige DNA wurde in 50% nachgewiesen
  - Hydrozephalus verursacht durch Liquorüberproduktion oder -obstruktion (intraventrikulärer obstruktiver Hydrozephalus oder extraventrikulärer obstruktiver Hydrozephalus durch Blutung, Arachnoiditis)
- Epidemiologie
  - 0,5% aller Hirntumoren der Erwachsenen
  - 2–4% aller Hirntumoren der Kindheit
  - Häufigster Hirntumor bei Kindern < 1. Lebensjahr

Makroskopische und intraoperative Befunde
- Gut umschriebene, traubenartige/papilläre intraventrikuläre Raumforderung
- Zysten/Blutung häufig
- Atrium des Seitenventrikels ist häufige Lokalisation bei Kindern; 4. Ventrikel und/oder Kleinhirnbrückenwinkel bei Erwachsenen

Mikroskopische Befunde
- Plexus-choroideus-Papillom
  - Trauben aus kuboidalen Epithelzellen mit fibrovaskulärem Zentrum
  - Keine Nekrosen, Blutung, makroskopische Parenchyminvasion
  - S-100-Protein in 90%, GFAP positiv in 25–50%
  - Immunhistochemie: Zytokeratine, Vimentin positiv
- Plexus-choroideus-Karzinom
  - Erhöhte Zellularität (hohe Nukleus/Zytoplasma-Ratio)
  - Nukleäre Pleomorphismen, häufige Mitosen
  - Diffuse Hirnparenchyminvasion häufig

Staging- oder Grading-Kriterien
- Plexus-choroideus-Papillom = WHO Grad I
- Plexus-choroideus-Karzinom = WHO Grad III

Klinik

Klinisches Bild
- Zeichen des erhöhten Hirndrucks
- 75% < 10. Lebensjahr (Durchschnittsalter 5. Lebensjahr)
- Männlich > weiblich

Verlauf
- Plexus-choroideus-Papillom = Benigne, langsam wachsender Tumor
- Plexus-choroideus-Karzinom = Maligne
- **Sowohl** Plexus-choroideus-Papillom als auch Plexus-choroideus-Karzinom können über den Liquor aussäen

Therapie und Prognose

- Plexus-choroideus-Papillom = Operative Resektion
  - 5-Jahres-Überlebensrate annähernd 100%
- Plexus-choroideus-Karzinom = Resektion und adjuvante Chemotherapie
  - 5-Jahres-Überlebensrate 25–40%

Literatur

Levy ML et al (2001): Choroid plexus tumors in children: Significance of stromal invasion. Neurosurg 48:303–309

Shin JH et al (2001): Choroid plexus papilloma in the posterior cranial fossa: MR, CT, and angiographic findings. J Clin Imaging 25:154–162

Aguzzi A et al (2000): Choroid plexus tumors. In: Kleihues P, Cavenee WK (eds.): Tumours of the Central Nervous System, 84–86. IARC Press

Gangliogliom

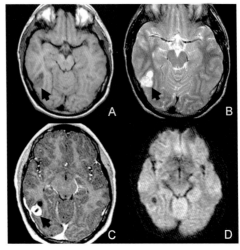

Die native-T1- (A) und T2-Wichtung (B) zeigt eine scharf abgrenzbare, partiell zystische Raumforderung des posterioren Temporallappen (Pfeile). Die Dünnschicht-T1-Wichtung nach Kontrastmittelgabe (C) zeigt ein anreicherndes Knötchen. In der Diffusionswichtung (D) keine Restriktion. Gangliogliom.

Grundlagen
- Mischung aus ausgereiften, aber tumorartigen Ganglionzellen und neoplastischen Astrozyten
- Häufiger Tumor, der eine chronische Temporallappenepilepsie verursacht
- Tumor von Kindern und jungen Erwachsenen

Bildgebung
Allgemeine Befunde
- Drei Muster
  - Am häufigsten = Umschriebene Zyste und wandständiges Knötchen
  - Solider Tumor (häufig Verdickung und Expansion von Gyri)
  - Selten = Infiltrierende, unscharf abgrenzbare Raumforderung
- Schlüsselzeichen = Partiell zystische, anreichernde, kortexbasierte Raumforderung bei Kindern oder jungen Erwachsenen mit Temporallappenepilepsie

CT-Befunde
- Nativ-CT
  - Variable Dichte
    - 60% hypodens
    - 40% gemischt hypo- (Zyste), isodens (Nodulus)
    - 35–40% Verkalkungen
  - Oberflächliche Läsionen können expansiv wachsen, Kalottenremodelling
- Kontrastmittel-CT
  - Annähernd 50% reichern an
    - Variabel von mäßig homogen zu heterogen
    - Kann solide, ringförmig oder knötchenförmig sein

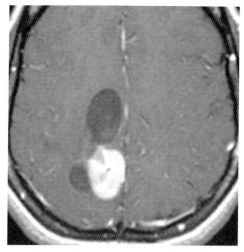

Die axiale kontrastmittelunterstützte T1-Wichtung zeigt eine scharf abgegrenzte, kortexbasierte Raumforderung mit einem anreichernden Knötchen. Intraoperativer Befund: Gangliogliom.

MRT-Befunde
- Variable Signalintensität
  - Die meisten sind iso-/hypointens im Vergleich zur grauen Substanz in der T1-Wichtung
  - Leicht bis mäßig hyperintens in T2-Wichtung
- Werden in der FLAIR nicht unterdrückt
- 50% reichern an
  - Üblicherweise mäßig, aber heterogen
- In 50% assoziiert mit Kortexdysplasie

Befunde anderer bildgebender Verfahren
- MRS: Erhöhte Cho/Cr-Ratio
- PET: Üblicherweise erniedrigte bis normale Stoffwechselaktivität, niedriggradige Gangliogliome können jedoch einige hypermetabolische Herde enthalten
- ^{201}Tl-SPECT: Erhöhte Aktivität bei hochgradigen Gangliogliomen

Empfehlungen
- MR, MRS

Differenzialdiagnose

Andere Tumoren
- Pilozytisches Astrozytom
- Pleomorphes Xanthoastrozytom
- Niedriggradiges fibrilläres Astrozytom

Glioneurales Hamartom

Nicht-neoplastische Zyste
- Neurozystizerkose

Pathologie

Allgemein

- Allgemeine Anmerkungen
  - Häufigster gemischter neuroglialer Tumor
  - Kann überall auftreten
    - 80% Temporallappen, 10% Frontallappen
    - 10% andere Lokalisationen (Hirnstamm, Rückenmark)
  - Das desmoplastische infantile Ganglioglioml kann sehr groß, multizystisch, mit einer peripher anreichernden soliden Komponente sein
- Genetik
  - Sporadisch
    - TP53-Mutationen bei maligner Degeneration nachgewiesen
  - Im Rahmen eines Syndroms: Ganglioglioml wurde bei Patienten mit Turcot-Syndrom berichtet
- Ätiologie/Pathogenese/Pathophysiologie
  - Zwei Theorien
    - Neoplastische Transformation eines gliösen Hamartoms oder der subpialen Granulazellen
    - Differenzierte Überbleibsel eines embryonalen Neuroblastoms/PNET
- Epidemiologie
  - 1% der primären intrakraniellen Tumoren
  - 80% der Patienten jünger als 30 Jahre
  - Männlich = weiblich

Makroskopische und intraoperative Befunde

- Solide oder zystische Raumforderung mit einem wandständigen Knötchen
- Häufig Expansion in den Kortex

Mikroskopische Befunde

- Dysmorphe, gelegentlich binukleoläre Neurone
  - Elektronenmikroskopisch dichte Kerngranula, variable Synapsen
  - Immunhistochemie
    - Synaptophysin positiv
    - Die Mehrheit zeigt eine positive Immunreaktivität auf CD34
- Neoplastische Gliazellen (üblicherweise Astrozyten)
  - GFAP positiv
  - Mitosen selten (in 75% Ki-67 < 1%, niedriger MIB)

Staging- oder Grading-Kriterien

- WHO Grad I oder II
- Selten: Anaplastisches Ganglioglioml (WHO Grad III)
- Sehr selten: Maligne mit glioblastomartiger glialer Komponente (WHO Grad IV)

Klinik

Klinisches Bild

- In > 90% chronische Epilepsie

Verlauf

- Gut differenzierter Tumor mit langsamem Wachstumsmuster
- In 5–10% maligne Degeneration (gliale Komponente)

Therapie und Prognose

- Hervorragende Prognose bei vollständiger Resektion

Literatur

Hayashi Y et al (2001): Malignant transformation of a gangliocytoma/ ganglioneuroma into a glioblastoma multiforme: A molecular genetic analysis. J Neurosurg 95:138–142

Nelson JS et al (2000): Ganglioglioma and gangliocytoma. In: Kleihues P, Cavenee WK (eds.): Tumours of the Central Nervous System 96–98. IARC Press

Provenzale JM et al (1999): Gangliomas: Characterization by registered PET-MR images. AJR 172:1103–1107

Dysembryoplastische neuroepitheliale Tumoren (DNET)

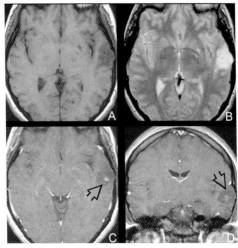

Abbildung eines klassischen dysembryoplastischen neuroepithelialen Tumors (DNET) des linken Gyrus temporalis superior. Die nativen T1- (A), T2- (B) und kontrastmittelunterstützten axialen (C) und koronaren (D) T1-gewichteten Sequenzen zeigen eine blasenartige Läsion, die scharf abgegrenzt ist und die darüber liegende Kalotte imprimiert. Nur subtiles Enhancement (offene Pfeile)

Grundlagen

- Benigne, fokale, intrakortikale Raumforderung
- Häufig im Zusammenhang mit einer kortikalen Dysplasie
- Typischerweise langjährige komplexpartielle Anfälle bei Kindern/jungen Erwachsenen

Bildgebung

Allgemeine Befunde

- Schlüsselzeichen = Blasenartige kortikale Raumforderung eines jungen Patienten mit langjährigen Anfällen
- Minimaler oder fehlender Raumforderungseffekt
- Evtl. Remodelling des darüber liegenden Knochens
- Sehr langsames Wachstum über viele Jahre

CT-Befunde

- Nativ-CT
  - Unscharf begrenztes Areal niedriger Dichte
    - Kortikal/subkortikal
    - Ausbreitung in Richtung Ventrikel (30%)
    - Remodelling der Tabula interna der Kalotte (> 60%)
    - In 20% Verkalkungen
  - Kann einem Schlaganfall ähneln (im zeitlichen Verlauf kein Progress zur Atrophie)
- Kontrastmittel-CT
  - In 80% kein Enhancement
  - In 20% subtiles noduläres/flächiges Enhancement

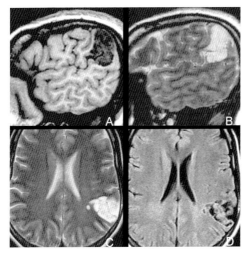

Ein klassischer DNET des Parietallappens. Dargestellt sind sagittale T1- (A) und T2-Wichtung (B) sowie axiale T2-Wichtung (C) und FLAIR-Scans (D)

MRT-Befunde
- Pseudozystische, multinoduläre („blasenartige") Raumforderung
  - Gut umschrieben
  - Hypointens in T1-Wichtung
  - Dünner, heller Ring in Protonenwichtung
  - Deutlich hyperintens in T2-Wichtung
  - Gemischt (hypo-/isointens) in FLAIR
- Kein perifokales Ödem
- 1/3 zeigen eine subtiles punkt-/ringförmiges Enhancement

Befunde anderer bildgebender Verfahren
- PET kann einen Hypometabolismus zeigen
- Ein iktales Tc99m-HMPAO-SPECT kann eine Hyperperfusion zeigen, ansonsten interiktal Hypoperfusion
- MRS: Unspezifisch

Differenzialdiagnose
Gangliogliom
- Verkalkungen häufig
- Starkes Enhancement

Pleomorphes Xanthoastrozytom (PXA)
- Anreichernder Nodulus der Pia benachbart
- Auf „Dural-tail" sign (anreichernde benachbarte Meningen) achten

Pathologie
Allgemein
- Genetik
  - Unbekannt bei familiärem Syndrom obwohl fokal kortikale Dysplasien syndrombezogen auftreten
  - Berichtete Fälle im Zusammenhang mit einer Neurofibromatose Typ 1

- Embryologie
  - Wahrscheinlich Ursprung in abnormalen Zellen in der Germinalmatrix
- Ätiologie/Pathogenese/Pathophysiologie
  - Dysplastische Zellen in der Germinalmatrix
  - Ausdehnung entlang der Migrationspfade der Neurone in Richtung Kortex
  - Häufig assoziiert mit kortikaler Dysplasie
- Epidemiologie
  - Wahrscheinlich ca. 1–2% der primären Hirntumoren bei Patienten jünger als 20 Jahre
  - Berichtete Häufigkeit bei Epilepsiechirurgie: 5–80%

Makroskopische und intraoperative Befunde
- Verdickter Gyrus
- Temporallappen häufigste Lokalisation
- Andere Lokalisationen: Parietaler Korpus, Nucleus caudatus

Mikroskopische Befunde
- Multinoduläre Architektur
- Kennzeichen = „Spezifisches glioneurales Element"
  - Reihen von heterogenen Zellen senkrecht zum Kortex orientiert
  - Oligodendrozytenartige Zellen um die Kapillaren gelegen
  - Andere Zellen zeigen eine astrozytische, neurale Differenzierung
- Mikrozystische Degeneration
  - Die Neuronen „schwimmen" in einer blassen, eosinophilen, mukoiden Matrix
- Benachbarte kortikale Dysplasie häufig
- Niedriges Proliferationspotenzial mit variablem MIB-1-Index

Staging- oder Grading-Kriterien
WHO Grad I

Klinik

Klinisches Bild
- Komplexe partielle Anfälle
- Kinder/junge Erwachsene
- Typischerweise diagnostiziert vor dem 20. Lebensjahr

Verlauf
- Benigne Läsionen
- Keine Progression oder Rezidiv

Therapie und Prognose
- Anfälle können zunehmen und nicht mehr therapierbar sein
- Chirurgische Resektion des epileptogenen Fokus (kann die kortikale Dysplasie einschließen)

Literatur

Lee DY et al (2000): Dysembryoplastic neuroepithelial tumor: Radiological findings (including PET, SPECT, and MRS) and surgical strategy. J Neurooncol 47:167–174

Daumas-Duport C et al (2000) : Dysembryoplastic neuroepithelial tumors. In: Kleihues P, Cavenee WK (eds.): Tumors of the Nervous System, 103–106. IARC Press

Ostertun B et al (1996): Dysembryoplastic neuroepithelial tumors: MR and CT evaluation. AJNR 17:419–430

Zentrales Neurozytom

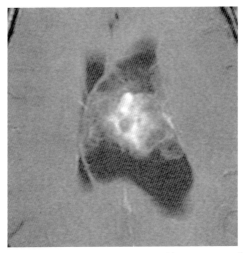

Die kontrastmittelunterstützte T1-Wichtung zeigt eine „blasenartige" Raumforderung im Korpus des Seitenventrikels, die an das Septum pellucidum angeheftet ist. Zentrales Neurozytom.

Grundlagen
- Neuroepithelialer Tumor mit neuronaler Differenzierung
- Intraventrikuläre Raumforderung, an das Septum pellucidum angeheftet
- Charakteristisches „blasenartiges" Erscheinungsbild in der Bildgebung

Bildgebung
Allgemeine Befunde
- Schlüsselzeichen = „Blasenartige" Raumforderung in Frontalhorn/Korpus des Seitenventrikels

CT-Befunde
- Nativ-CT
  - Üblicherweise gemischt solide/zystisch (iso-/hyperdens)
  - +/- Kalzifikationen (50%)
  - Hydrozephalus häufig
- Kontrastmittel-CT: Mäßiges, heterogenes Enhancement

MRT-Befunde
- Heterogen; am häufigsten isointens zum Kortex in T1-Wichtung
- Hyperintenses, „blasenartiges" Erscheinungsbild in T2-Wichtung
- „Flow voids" in einigen Fällen
- Mäßiges bis starkes heterogenes Enhancement

Befunde anderer bildgebender Verfahren
- MRS: Großer Cho-Peak; nicht identifizierbarer Peak bei 3,55 ppm
- DSA: Kann stark vaskularisiert sein

Differenzialdiagnose
Subependymom
- Ältere Patienten
- Üblicherweise subtiles oder kein Enhancement
- 4. Ventrikel häufiger als Seitenventrikel betroffen

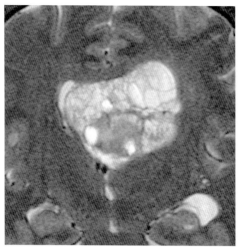

Gleicher Fall wie vorhergehende Abbildung. Die koronare T2-Wichtung zeigt eine in-homogene, hyperintense Raumforderung, die den Seitenventrikel ausfüllt, jedoch das angrenzende Hirnparenchym nicht infiltriert. Zentrales Neurozytom.

Ependymom
- Supratentorielle Ependymome liegen selten intraventrikulär
- Zeichen aggressiven Wachstums

Riesenzellastrozytom
- Kann nicht unterscheidbar vom Neurozytom sein
- Auf Stigmata der Tuberösen Sklerose achten
  - Subependymale Noduli, kortikale Tubera, Herde in der weißen Substanz

Metastasen
- Selten, üblicherweise ältere Patienten
- Solides Enhancement

Pathologie
Allgemein
- Allgemeine Anmerkungen
  - Lokalisation
    - > 50% im Frontalhorn/Korpus des Seitenventrikels
    - In 15% Ausdehnung in den 3. Ventrikel; in 3% nur 3. Ventrikel betroffen
    - In 13% beide Seitenventrikel betroffen
    - Selten extraventrikuläre Tumoren mit Merkmalen eines Neurozytoms berichtet
  - Parenchyminvasion selten
- Ätiologie/Pathogenese
  - Können aus neuronalen oder bipotenziellen Progenitorzellen entstehen
- Epidemiologie
  - < 1% aller primären intrazerebralen Tumoren
  - 10% der intraventrikulären Tumoren

Makroskopische und intraoperative Befunde
- Graue, leicht zerreißbare, umschriebene intraventrikuläre Raumforderung
- Mäßige Vaskularisierung; kann bluten, kalzifizieren

Mikroskopische Befunde
- Erinnert an Oligodendrogliom
- Uniforme, runde Zellen mit neuronaler Differenzierung
  - Getüpfelte Nuclei, perinukleäre Halos
- Unterschiedliche Architekturmuster (kann an andere Tumore erinnern)
  - Monotone Schichten aus Zellen
  - Perivaskuläre Pseudorosetten (Ependymom)
  - Honigwabenmuster (Oligodendrogliom)
  - Große fibrilläre Areale (Pineozytom)
- Benigne (niedrige Proliferationsrate, seltene Mitosen)
- Anaplasie, Nekrose selten
  - Gelegentlich erhöhte mitotische Aktivität
  - Mikrovaskuläre Proliferation
- Immunpositiv für Synaptophysin; selten für GFAP

Staging- oder Grading-Kriterien
- WHO Grad II

Klinik

Klinisches Bild
- Junge Erwachsene (20.–40. Lebensjahr)
- Männlich = weiblich
- Kopfschmerz (Hydrozephalus, erhöhter Hirndruck)
- Hydrozephalus sekundär durch Obstruktion des Foramen Monroi
- Bei Tumoren des Septums, des 3. Ventrikels oder des Hypothalamus Sehstörungen oder hormonelle Dysfunktionen möglich

Verlauf
- Üblicherweise benigne
- Lokalrezidiv möglich
- Kraniospinale Dissemination extrem selten

Therapie und Prognose
- Komplette operative Resektion
- Gamma-knife-Radiochirurgie verbessert die lokalen Kontrollraten und erhöht das Überleben
- 5-Jahres-Überlebensrate = 80%

Literatur

Anderson RC et al (2001): Radiosurgery for the treatment of recurrent central neurocytomas. Neurosurg 48:1231–1238

Figarella-Branger D et al (2000): Central neurocytoma. In Kleihues P, Cavenne WK (eds.): Pathology & Genetics of Tumours of the Nervous System, 107–109. IARC Press

Kim DG et al (2000): In vivo proton MRS of central neurocytoma. Neurosurg 46:329–334

Meningeom

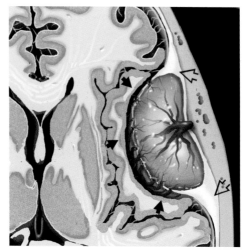

Die axiale Grafik zeigt ein typisches Meningeom. Beachte die breitbasige Konfiguration, die reaktive Verknöcherung mit endostalem „Sporn", den vaskulären Tumorstiel sowie die liquor- und gefäßgefüllte „Spalte" (schwarze Pfeile). Die nicht-neoplastische durale Verdickung („tail") ist mit den offenen Pfeilen markiert.

Grundlagen
- Häufigster nicht-glialer primärer Hirntumor
- Häufigste intrakranielle, extraaxiale Neoplasie bei Erwachsenen

Bildgebung

Allgemeine Befunde
- Extraaxiale Raumforderung
  - Breitbasig der Dura aufliegend
  - Hirnparenchym verlagert (graue Substanz eingedellt)
  - Liquor- und gefäßgefüllte „Spalte"
- Schlüsselzeichen = Duraler „tail" (Schwanz), dieser jedoch nicht pathognomonisch

CT-Befunde
- Nativ-CT
  - Hyperostose, irreguläres Kortexband, endostaler Sporn häufig
  - 70–75% hyperdens
  - 20–25% kalzifiziert
  - 2–3% intra- oder peritumorale Zysten
- Kontrastmittel-CT: In > 90% starkes, uniformes Enhancement

MRT-Befunde
- Üblicherweise isointens zum Kortex in allen Sequenzen
- 25% atypisch (extensive Nekrose, Zysten, Blutung)
- Ödem in 50–65%
- > 95% starkes Enhancement; häufig heterogen
- Duraler „tail"
  - 35–80% der Fälle
  - Die verdickte Dura verjüngt sich vom Tumor weg

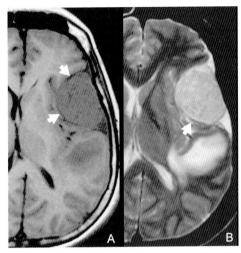

Die axialen T1- (A) und T2-gewichteten (B) Bilder zeigen eine klassisches Meningeom. Beachte die liquor- und gefäßgefüllte „Spalte" (Pfeile) und die Verlagerung („Einbucke- lung") der Grenze graue/weiße Substanz. Die Raumforderung ist isointens zur Hirn- rinde.

Befunde anderer bildgebender Verfahren

- DWI, ADC maps: Variables Erscheinungsbild
- MRS: Cho/Cr-Ratio korreliert mit proliferativen Potenzial; Ala-Peak bei 1,5 ppm legt Meningeom nahe
- DSA
  - Piale Gefäße versorgen die Peripherie
  - Durale Gefäße versorgen das Zentrum der Läsion
    - „Sunburst" (Sonnenaufgang) der erweiterten duralen zuführenden Gefäße
    - Verlängerte vaskuläre Anfärbung
- SPECT: Hoher Uptake des Somatostatinanalogons

Differenzialdiagnose

Durale Metastase

- Darüber liegende Schädelkalotte häufig arrodiert
- Metastasen eines Mammakarzinoms können nicht unterscheidbar sein

Andere

- Sarkoidose
- Idiopathische hypertrophische Pachymeningitis (siehe Diagnose „Pachymeningopathie")
- Durale vaskuläre Malformation (z. B. Hämangiom)
- Hämangioperizytom

Meningeom

Pathologie
Allgemein
- Allgemeine Anmerkungen
  - Im Allgemeinen langsam wachsende, benigne Tumoren
- Genetik
  - Sporadisch
    - Bis zu 60% zeigen eine NF2-Genmutation (Chromosom 22)
    - In der Mehrzahl Expression von GH-Rezeptoren
    - Progression, Anaplasie assoziiert mit anderen allelischen Deletionen
  - Multipel
    - NF2 (aber: Multiple Meningeome können auch ohne NF2 auftreten)
    - Monoklonale Ursache
- Ätiologie/Pathogenese/Pathophysiologie
  - „Dural-tail"-Zeichen
    - Der Tumor zeigt einen vaskulären Stiel an der Anhaftungsstelle
    - Vaskuläre Stauung der angrenzenden Dura
    - Die verdickte Dura enthält vermehrt lose verbundenes Bindegewebe, erweiterte Gefäße
    - Üblicherweise keine Tumorinvasion
  - Entstehung aus arachnoidalen meningothelialen Zellen
  - Peritumorales Ödem durch die piale Blutversorgung, VEGF-Expression
- Epidemiologie
  - 15–20% aller primären intrakraniellen Tumoren
  - 1–1,5% Prävalenz bei Autopsie
  - In 90% supratentoriell (parasagittal/Konvexität > Keilbeinflügel > Planum sphenoidale/Frontobasis > juxtasellär
  - 8–10% infratentoriell (am häufigsten Kleinhirnbrückenwinkel)
  - 1–2% andere Lokalisationen (z. B. intraventrikulär, paranasale Sinus)

Makroskopische und intraoperative Befunde
- Scharf abgrenzbare, runde/lobulierte oder „en plaque" durabasierte Raumforderung
- Hyperostose, Kalotteninvasion häufig
- Nicht-tumoröse durale Verdickung („dural tail") häufig
- Sehr selten Invasion des Hirnparenchyms

Mikroskopische Befunde
- Meningeome haben viele Untertypen
  - Meningothelial (uniforme Tumorzellen, kollagenöse Septen)
  - Fibrös (Faszikel aus spindelförmigen Zellen, Kollagen-/Retikulinmatrix)
  - Transitional (gemischt; zwiebelschalenartige Schichten, Psammom-Körper)
  - Andere = Angiomatös (**nicht** zu verwechseln mit einem Hämangioperizytom), mikrozystisch, sekretorisch, chordoid etc.
- Atypische Meningeome (erhöhte Mitosen, Zellularität etc.)
- Anaplastische (maligne) Meningeome

Staging- oder Grading-Kriterien
- 90% = WHO Grad I
- 5–7% = WHO Grad II (atypisch, klarzellig, chordoid)
- 1–3% = WHO Grad III (anaplastisch, rhabdoid, papillär, invasiv)

Klinik

Klinisches Bild

- Mittelalte oder ältere Patienten (35.–70. Lebensjahr), Auftreten jedoch auch bei Kindern möglich
- Weiblich : männlich = 2 : 1
- Symptome abhängig von der Lokalisation; 1/3 der Fälle asymptomatisch

Verlauf

- Im Allgemeinen langsames Wachstum und Kompression der anliegenden Strukturen

Therapie und Prognose

- Inkomplett resezierte, atypische/anaplastische Meningeome und Tumoren mit einer hohen VEGF-Expression haben eine höhere Rezidivrate

Literatur

Filippi CG et al (2001): Appearance of meningiomas on DWI: Correlating diffusion constants with histopathologic findings. AJNR 22:65–72

Kawahara Y et al (2001): Dural congestion accompanying meningioma invasion into vessels: the dural tail sign. Nueroradiol 43:462–465

Louis DN et al (2000): Meingiomas. In: Kleihues P, Cavenee WK (eds.): Tumours of the Nervous System, 176–184. IARC Press

Hämangioblastom

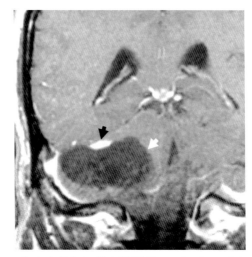

Die koronare kontrastmittelunterstützte T1-Wichtung zeigt eine zystische zerebelläre Raumforderung (weißer Pfeil). Stark anreichernder Nodulus (schwarzer Pfeil) an die Pia angrenzend. Sporadisches Hämangioblastom.

Grundlagen
- Die häufigste intraaxiale Raumforderung der hinteren Schädelgrube bei Patienten mittleren Alters oder bei älteren Patienten ist eine Metastase, nicht ein Hämangioblastom.
- 75% der Hämangioblastome treten sporadisch auf; in 25% Auftreten mit einem Von-Hippel-Lindau-Syndrom

Bildgebung
Allgemeine Befunde
- Siehe Diagnose Von-Hippel-Lindau-Syndrom
- In 60% Zyste plus „wandständiges" Knötchen; in 40% solide
- Schlüsselzeichen = Zystische Raumforderung mit einem anreichernden wandständigen Knötchen, das an die Pia angrenzt
CT-Befunde
- Nativ-CT: Zyste mit niedriger Dichte plus isodenser Nodulus
- Kontrastmittel-CT
  - Häufig: Nodulus zeigt starke Anreicherung, uniform; Zyste reichert nicht an
  - Seltener: Solider Tumor
  - Selten: Ringförmige Anreicherung
MRT-Befunde
- Sensitivität für kleine Hämangioblastome in MRT deutlich höher als im CT
- Zyste hypo-, Nodulus isointens zum Hirnparenchym in T1-Wichtung
- Hyperintens in T2-Wichtung
- Ausgeprägte „flow voids" in einigen Fällen
- Nodulus zeigt starkes Enhancement
Befunde anderer bildgebender Verfahren
- DSA: Große avaskuläre Raumforderung (Zyste) und stark vaskularisierter Nodulus (verlängerter „blush", manchmal arteriovenöser Shunt)
- Thallium-201-SPECT zeigt schnellen washout

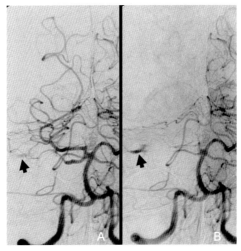

Gleicher Fall wie vorhergehende Abbildung. Frühe (A) und späte (B) arterielle Phase einer DSA des vertebrobasilären Systems zeigt den vaskulären „blush" des Tumornodulus (Pfeil). Hämangioblastom.

Empfehlungen
- Beginn des MRT-Screenings von Patienten aus Von-Hippel-Lindau-Familien nach dem 10. Lebensjahr

Differenzialdiagnose
Metastase
- Häufigste parenchymale Raumforderung der hinteren Schädelgrube bei Patienten mittleren und höheren Alters
- Üblicherweise nicht so stark vaskularisiert wie Hämangioblastom

Gliom
- Sehr seltene Raumforderung der hinteren Schädelgrube bei älteren Erwachsenen

Andere
- Ependymom vom Klarzelltyp

Pathologie
Allgemein
- Allgemeine Anmerkungen
  - Von-Hippel-Lindau-Phänotypen
    - Typ 1 = Ohne Phäochromozytom
    - Typ 2A = Mit Phäochromozytom, Nierenzell-CA
    - Typ 2B = Mit Phäochromozytom, ohne Nierenzell-CA
- Genetik
  - Familiäre Hämangioblastome (Von-Hippel-Lindau-Syndrom)
    - Autosomal-dominant
    - Chromosom-3p-Mutation
    - Suppressorgenprodukt (Von-Hippel-Lindau-Protein) verursacht neoplastische Transformation
    - Starke Exprimation von VEGF in Stromazellen
    - Andere Von-Hippel-Lindau-Genmutationen häufig

- Sporadische Hämangioblastome
  - Hochregulation von Erythropoetin häufig sowohl beim sporadischen als auch beim von-Hippel-Lindau-assoziierten Hämangioblastom
- Ätiologie/Pathogenese/Pathophysiologie
  - Unbekannte Ursache
- Epidemiologie
  - 2% aller primären ZNS-Tumoren
    - 7–10% aller Tumoren der hinteren Schädelgrube
    - Selten: Supratentoriell (üblicherweise entlang der Sehbahnen)
  - 3–13% alle Rückenmarkstumoren
  - 75% der Hämangioblastome entstehen sporadisch; 25% assoziiert mit Von-Hippel-Lindau-Syndrom

Makroskopische und intraoperative Befunde
- Gut abgrenzbarer, stark vaskularisierter Nodulus +/- Zyste

Mikroskopische Befunde
- Zystenwand komprimiert üblicherweise das Hirnparenchym, keine Infiltration
- Nodulus = Große, vakuolisierte stromale Zellen und reichhaltiges kapilläres Netzwerk

Staging- oder Grading-Kriterien
- WHO Grad I

Klinik

Klinisches Bild
- Sporadisches Hämangioblastom
  - 40.–60. Lebensjahr
  - Kopfschmerz (85%), Unwohlsein, Schläfrigkeit
- Familiär
  - Von-Hippel-Lindau-assoziierte Hämangioblastome treten im jüngeren Alter auf, sind jedoch vor dem 15. Lebensjahr selten
  - Retinale Hämangioblastome
    - Okuläre Blutung ist häufig Erstmanifestation eines Von-Hippel-Lindau-Syndroms
    - Auftreten um das 25. Lebensjahr
  - Andere: Symptome durch Nierenzellkarzinom, Polyzythämie, Tumoren des endolymphatischen Sacks (Innenohr)

Verlauf
- Benigner Tumor mit langsamen Wachstumsmuster
- ²/₃ aller Fälle mit einem von-Hippel-Lindau-assoziierten Hämangioblastom entwickeln zusätzliche Läsionen
  - Im Durchschnitt eine neue Läsion alle 2 Jahre
  - Lebenslanges Follow-up mit periodischem Sreening notwendig

Therapie und Prognose
- Operative Resektion +/- präoperative Embolisation
  - 85% 10-Jahres-Überlebensrate
  - 15–20% Rezidivrate
  - Mediane Lebenserwartung bei Von-Hippel-Lindau-Syndrom 49 Jahre

Literatur
Conway JE et al (2001): Hemangioblastoma of the CNS in von Hippel-Lindau syndrome and sporadic disease. Neurosurg 48:55–63
Kondo T et al (2001): Diagnostic value of 201Tl-single-photon emission computerized tomography studies in cases of posterior fossa hemangioblastomas. J Neurosurg 95:292–297
Bohling T et al (2000): von Hippel-Lindau disease and capillary hemangioblastomas. In: Kleihues P, Cavenee WK (eds.): Tumours of the Nervous System, 223–226. IARC Press

Medulloblastom (PNET-MB)

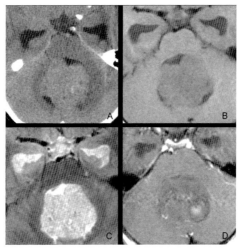

Das axiale Kontrastmittel-CT (A), das native T1-gewichtete (B), T2-gewichtete (C) und T1-gewichtete kontrastmittelunterstützte (D) MRT zeigen eine Medulloblastom (PNET-MB). Die Raumforderung füllt den 4. Ventrikel aus und zeigt ein geringes, fleckiges Enhancement.

Grundlagen
- Medulloblastom = Primitiver neuroektodermaler Tumor der hinteren Schädelgrube (PNET-MB)
- Maligner, invasiver, hochzellulärer, embryonaler Tumor des Kleinhirns (Vermis)
- Häufigster Tumor der hinteren Schädelgrube in der Kindheit
- Mittellinie >> paramedian
- Inhärente Tendenz zur Aussaat über den Liquor

Bildgebung

Allgemeine Befunde
- Schlüsselzeichen = Runde, hyperdense Raumforderung der hinteren Schädelgrube in der Mittellinie
- Paramediane Lokalisation zunehmend mit dem Alter

CT-Befunde
- Nativ-CT
  - Hyperdense, meist solide Raumforderung der hinteren Schädelgrube in der Mittellinie
  - Seltener: Isodens, inhomogen (Zysten)
  - 10–20% Verkalkungen
  - 4. Ventrikel nach anterior verlagert, ausgespannt über die Raumforderung
  - Hydrozephalus häufig (95%)
- Kontrastmittel-CT
  - > 90% reichern an
    - Ausmaß der Anreicherung variiert von gering bis mäßig
    - Muster variiert von fleckig bis relativ uniform

Medulloblastom (PNET-MB)

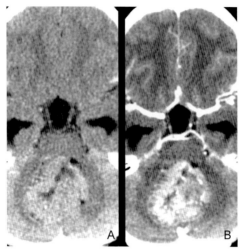

Das native (A) und kontrastmittelunterstützte (B) CT zeigt ein typisches Medulloblastom (PNET-MB). Beachte das Erscheinungsbild („Baseball") der hyperdensen Raumforderung am 4. Ventrikel.

MRT-Befunde
- Üblicherweise homogene Raumforderung im Bereich der Mittellinie (4. Ventrikel)
  - Iso-/hypointens zur grauen Substanz in T1-Wichtung
  - Isointens in T2-Wichtung; kann aber gemischt hyper-/hypointens sein
  - +/- Zysten, Blutung, Nekrosen
- In 90% variables Enhancement
- In 50% bereits bei der ersten bildgebenden Untersuchung Aussaat über Liquor

Befunde anderer bildgebender Verfahren
- MRS: Niedrige NAA/Cho- und Cr/Cho-Ratios

Empfehlungen
- Präoperative Bildgebung der gesamten Neuroachse zur Beurteilung der Liquoraussaat

Differenzialdiagnose

Pilozytisches Astrozytom
- Hypodens im Nativ-CT
- Häufig paramediane Lage
- Zyste mit einem wandständigen Knötchen häufiger als solide Raumforderung

Ependymom
- Auskleidender Tumor innerhalb der 4. Ventrikels, Vorwachsen durch die Foramina
- Verkalkungen, Zysten, Blutung häufig
- Heterogenes Enhancement

Hirnstammgliom
- Hypodense (häufig dorsal exophytisch wachsende) Raumforderung des Hirnstamms
- Verlagerung des 4. Ventrikels nach posterior
- Minimales/kein Enhancement

Pathologie

Allgemein

- Allgemeine Anmerkungen
  - Medulloblastom = Häufigster embryonaler Tumorsubtyp
  - Lokalisation
    - 75% entstehen im Vermis cerebelli
    - Paramediane Lokalisation (Cerebellum) zunehmend mit dem Alter, häufiger bei der desmoplastischen Variante
- Genetik
  - PNET-MB im Zusammenhang mit Syndromen
    - Naevoides Basalzellkarzinom-Syndrom (Gorlin); macht 2% der PNET-MB aus; achte auf Falxverkalkung
    - Turcot-Syndrom (Polyposis coli + Medulloblastom/maligne Gliome)
    - Li-Fraumeni-Syndrom (TP53-Keimzellmutation)
  - Solitär: In 50% Isochromosom-17q-Abnormalitäten
- Ätiologie/Pathogenese (drei Hypothesen)
  - Ursprung aus der externen granulären Schicht des Kleinhirns
  - Ursprung aus den subependymalen Matrixzellen (Vorläuferzellen)
  - Ursprung aus mehr als einer Zelllinie (ventrikuläre Matrix und externe granuläre Schicht)
- Epidemiologie
  - 15–20% aller intrakraniellen Tumoren in der Kindheit
  - Bimodale Altersverteilung
    - Die meisten Medulloblastome treten in der Kindheit auf (mittleres Alter = 7 Jahre)
    - Zweiter, schmaler Altersgipfel bei Erwachsen (21.–40. Lebensjahr)
  - Männlich : weiblich = ca. 2 : 1
  - Das Medulloblastom ist der häufigste intrakranielle Tumor der nach außerhalb des ZNS (Knochen) metastasiert

Markoskopische und intraoperative Befunde

- Variabel (reicht von hart/umschrieben bis weich/weniger gut abgrenzbar)

Mikroskopische Befunde

- Dicht gepackte Zellen, runde bis ovoide Nuclei
- Gering differenzierte (primitive) neuroepitheliale Zellen
- Neuroblastische Rosetten typisch (Homer Wright)
- Mitosen und Apoptose häufig
- Hyperzellulärer Tumor mit hoher Nukleus/Zytoplasma ratio
- 4 Subtypen
  - Desmoplastisches Medulloblastom
  - Medulloblastom mit ausgeprägte Nodularität
  - Großzelliges Medulloblastom
  - Melanotisches Medulloblastom
- Immunhistochemie: +/- Synaptophysin, Vimentin, GFAP etc.

Staging- oder Grading-Kriterien

- WHO Grad IV

Medulloblastom (PNET-MB)

Klinik

Klinisches Bild
- Rumpfataxie, Gangstörungen, Lethargie
- Kopfschmerz, Erbrechen (obstruktiver Hydrozephalus)

Verlauf
- Frühe Aussaat über den Liquor (bis zu 50% bei Erstdiagnose)

Therapie und Prognose
- Operative Resektion, fokale Bestrahlung (> 50 Gy); 25–45 Gy für das restliche Gehirn sowie den Spinalkanal bei Patienten älter als 3 Jahre
- Adjuvante Chemotherapie
- 5-Jahres-Überlebensrate 50–80%
- Schlechte Prognose: Alter < 3 Jahre, Liquoraussaat bei Erstdiagnose, inkomplette Resektion

Literatur

Giangaspero F et al (2000): Medulloblastoma. In: Kleinhues P, Cavenee WK (eds.): Pathology & Genetics of Tumours of the Nervous System, 129–137. IARC Press

Meyers SP et al (2000): Postoperative evaluation for disseminated medulloblastoma involving the spine: contrast-enhanced MR Findings, CSF cytologic analysis, timing of disease occurrence, and patient outcomes. Am J Neuroradiol 21:1757–1765

Stavrou T et al (2000): Intracranial calcifications in childhood medulloblastome: Relation to nervous basal cell carcinoma syndrome. AFNR 21:790–794

Primäres ZNS-Lymphom

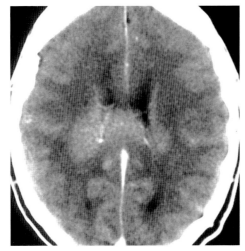

Das axiale kontrastmittelunterstützte CT zeigt eine gering anreichernde Raumforderung des Corpus callosum. Primäres ZNS-Lymphom.

Grundlagen
- Zunehmende Inzidenz sowohl bei immunkompetenten Patienten wie auch bei Patienten mit Immunschwäche
- In der großen Mehrheit Non-Hodgkin-Lymphome (B-Zell-Lymphome)
- Anreichernde Läsionen in den Basalganglien oder der periventrikulären weißen Substanz
- Erscheinungsbild und Prognose variieren mit dem Immunstatus

Bildgebung
Allgemeine Befunde
- Die Läsionen ordnen sich um die Ventrikel und die Grenze graue/weiße Substanz an
- Corpus callosum häufig involviert
- Häufig angrenzend an/Ausdehnung entlang der ependymalen Oberflächen
- Schlüsselzeichen = Periventrikuläre/Basalganglien-Raumforderung mit Dichte/Signalintensität wie graue Substanz

CT-Befunde
- Nativ-CT
  - Hyperdens, gelegentlich isodens
  - +/- Blutung, Nekrose (immunkompromittiert)
- Kontrastmittel-CT
  - Häufig: Geringes, homogenes Enhancement (immunkompetent)
  - Seltener: Ringförmiges Enhancement (immunkompromittiert)
  - Selten: Nicht anreichernd (infiltrierend, Marklagererkrankung vortäuschend)

MRT-Befunde
- Signalintensität wie graue Substanz (variabel bei Blutung, Nekrose)
  - Iso-/hypointens zum Kortex sowohl in T1- als auch T2-Wichtung
  - In FLAIR üblicherweise hyperintens
- Starkes, homogenes Enhancement (immunkompetent)

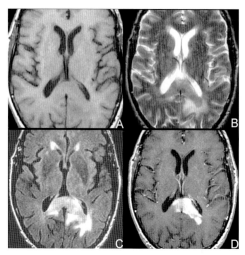

Die native T1- (A) und T2-Wichtung (B) sowie die FLAIR-Scans (C) zeigen eine Raumforderung, die das Splenium des Corpus callosum überkreuzt. Die Läsion ist isointens zur grauen Substanz. Die kontrastmittelunterstützte T1-Wichtung (D) zeigt ein starkes, uniformes Enhancement. Primäres ZNS-Lymphom.

Befunde anderer bildgebender Verfahren

- DWI: Einschränkung der Diffusion, erniedrigter Diffusionskoeffizent (ADC) berichtet
- MRS: NAA vermindert, Cho erhöht; positive Lipid/Laktat-Peaks berichtet

Empfehlungen

- Siehe Diagnose „HIV"

Differenzialdiagnose

Toxoplasmose

- Häufig nicht unterscheidbar im Standard-MRT
  - Hyperintens in Diffusionswichtung
  - SPECT, PET hilfreich
- Kann nach Therapie bluten
- Ependymale Ausbreitung lässt an Lymphom denken
- Solitäre, subependymale Läsion bei HIV-positiven Patienten üblicherweise Lymphom

Glioblastom multiforme („Schmetterlings-Gliom")

- Blutung häufig
- Nekrose mit ringförmigen Enhancement in 95%

Sarkoidose

- Durale, leptomeningeale sehr viel häufiger als parenchymale Erkrankung
- Die meisten Patienten haben eine systemische Erkrankung

Erkrankungen des Marklagers

- Können nicht unterscheidbar sein
- Anreicherung selten

Sekundäre Manifestation eines systemischen Lymphoms

- Intravaskuläre Ausbreitung häufig
- Kann sich in solitären/multiplen tiefgelegenen periventrikulären Läsionen äußern

Pathologie

Allgemein

- Allgemeine Anmerkungen
  - In 98% B-Zell-Lymphom; selten T-Zell-Lymphom
  - 90% supratentoriell; umschrieben häufiger als infiltratives Muster
  - Multiple Läsionen in 20–25% (üblicherweise immunkompromittiert)
- Ätiologie/Pathogenese
  - Prädisposition bei angeborenem oder erworbenem Immundefekt
  - EBV spielt wesentliche Rolle bei immunkompromittierten Patienten
- Epidemiologie
  - 1–7% der primären Hirntumoren, steigende Inzidenz

Makroskopische und intraoperative Befunde

- Solitäre oder multiple Raumforderungen in den Hemisphären
- Zentrale Nekrose, Blutung bei HIV-positiven

Mikroskopische Befunde

- Angiozentrisch (umgibt, infiltriert Gefäße und perivaskuläre Räume)
- Mehrere Subtypen (großzelliger Subtyp in fast 50%)
- Hohe Nukleus/Zytoplasma-Ratio (hohe Elektronendichte)
- Mitosen

Klinik

Klinisches Bild

- In jedem Alter vorkommend
  - Immunkompetent = 6.–7. Dekade
  - Immunkompromittiert
    - Angeborene Immundefektsyndrome (um das 10. Lebensjahr)
    - Transplantationspatienten (um das 37. Lebensjahr)
    - AIDS (um das 39. Lebensjahr)
- Symptome
  - Fokal neurologische Ausfälle, Anfälle
  - Kognitive, neuropsychiatrische Störungen
  - Kopfschmerz, erhöhter Hirndruck

Verlauf

- Dramatische, jedoch nur kurz anhaltende Reaktion auf Steroide/Bestrahlung

Therapie und Prognose

- Gute prognostische Faktoren: Solitäre Läsion, Fehlen einer menigealen oder periventrikulären Aussaat, immunkompetenter Patient, Alter < 60. Lebensjahr
- Aktuelle Therapie: Bestrahlung und Chemotherapie – medianes Überleben 17–45 Monate
- Bei AIDS medianes Überleben 2–6 Monate/bei multimodaler Therapie 13,5 Monate

Literatur

Stadnik TW et al (2001): Diffusion-weighted MR imaging of intracerebral masses: Comparison with conventional MR imaging and histologic findings. AJNR 22:969–976

Bataille B et al (2000): Primary intracerebral malignant lymphoma: Report of 248 cases. J Neurosurgery 92:261–266

Paulus W et al (2000): Malignant lymphomas. In Kleinhues P, Cavenee WK (eds.): Pathology & Genetics of Tumours of the Nervous System, 198–203. IARC Press

Germinom

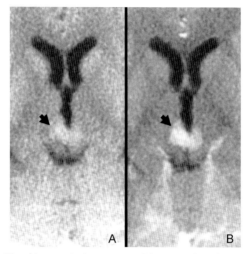

Das native (A) und kontrastmittelunterstützte CT (B) zeigt eine hyperdense, anreichernde Raumforderung, die die Pinalis umgibt, an den 3. Ventrikel angrenzt und in die Thalami vorwächst (Pfeile). Germinom.

Grundlagen
- ZNS-Keimzelltumoren homolog mit gonadalen und extragonadalen Tumoren
- Betrifft vorwiegend Kinder und Jugendliche
- Germinom (auch Seminom, Dysgerminom oder früher atypisches Teratom genannt) ist der häufigste Typ

Bildgebung
Allgemeine Befunde
- Bis auf das Teratom ist das bildgebende Erscheinungsbild von intrakraniellen Keimzelltumoren unspezifisch, Überlappungen häufig
  - Am häufigsten: Solide Raumforderung posterior des 3. Ventrikels
- Schlüsselzeichen = Germinom ummauert die kalzifizierte Glandula pinealis
CT-Befunde
- Nativ-CT
  - Iso-/hyperdense Raumforderung um den posterioren 3. Ventrikel ausgespannt
  - Umgibt kleine, gruppierte Verkalkungen (Glandula pinealis)
  - Hydrozephalus
- Kontrastmittel-CT
  - Starkes, homogenes Enhancement
  - Nach anderen Läsionen suchen (suprasellär, ependymal)
MRT-Befunde
- Üblicherweise iso- bis gering hypointens in T1-Wichtung
- Hyperintens in T2-Wichtung
- Zysten, heterogenes Signal in 75%
- Starkes, manchmal heterogenes Enhancement
- Multiple Läsionen in fast 50%
Befunde anderer bildgebender Verfahren
- Tumormarker im Liquor (AFP, ß-HCG) üblicherweise negativ, falls keine gemischte Histologie vorliegt
- Isolierte Erhöhung des PLAP lässt an Germinom denken

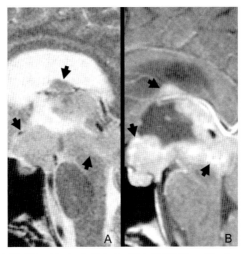

*Die sagittale T2- (A) und kontrastmittelunterstützte T1-Wichtung (B) zeigen eine ausge-
dehnte Raumforderung, die isointens zur grauen Substanz ist. Die Läsion betrifft die
Region der Pinealis sowie den suprasellären Bereich, die Hypophyse mit Hypophysen-
stiel sowie die Ventrikel (Pfeile). Germinom.*

Empfehlungen
- Natives und kontrastmittelunterstütztes MRT
- Darstellung der kompletten Neuroaxis zum Nachweis einer Liquoraussaat

Differenzialdiagnose

Andere Keimzelltumoren
- Teratom (zweithäufigster Tumor der Pinealisregion)
  - Zwei oder mehr embryologische Schichten
  - Üblicherweise deutlich heterogener
- Gemischte Keimzahltumoren

Pineale parenchymale Tumoren
- Pineoblastom, Pineozytom

Andere Raumforderungen der Pinealisregion
- Meningeom, Metastase
- Infektion, Entzündung (z. B. Sarkoidose, Tuberkulose)

Pathologie

Allgemein
- Allgemeine Anmerkungen
  - Solide Raumforderung ohne Kapsel, kann kleine zystische Herde enthalten
  - Nekrose und Blutung selten außer bei Tumor der Basalganglien
  - Lokalisation
    – 80–90% mittelliniennahe (pineal >> suprasellär > beide)
    – In 5–10% Basalganglien, Thalamus
- Genetik: Mindestens 2 Klassen von Keimzelltumoren
  - Kongenitale/infantile Teratome, Dottersacktumoren
    – Diploidie
    – Normale Chromosom-12-Profile

- Peri-, postpubertale Germinome
  - Aneuploidie
  - Überrepräsentation des Chromosoms 12p
- Ätiologie/Pathogenese: Zwei Theorien zur Entwicklung von intrakraniellen Keimzelltumoren
  - Abnormale Histogenese
    - Embryonale Keimscheibe bildet primären, sekundären Dottersack
    - Primordiale Keimzellen persistieren
    - Maldifferenzierung von Keimzellen in ein Germinom
  - Aberrierende Migration („inkorrekte Migration und Entfaltung")
    - Zellen des Dottersackendoderms (Amnion) oder Trophoblasten wandern zur Mittellinie
    - Zellen wandern zur Primitivrinne
    - Zellen wandern zur neuralen Platte
    - Bei der Bildung des Neuralrohrs werden die Zellen in die Neuroaxis inkorporiert
    - Keimzelltumoren entwickeln sich später aus „fehleingefalteten" Zellen
- Epidemiologie
  - Intrakranielle Keimzelltumoren machen 0,1–3,4% der primären ZNS-Tumoren aus
  - Germinom macht 2/3 aller Keimzelltumoren aus
  - In 90% Patienten < 20. Lebensjahr
    - Altersgipfel zwischen 10. und 12. Lebensjahr
    - Männlich : weiblich = 2 : 1

Makroskopische und intraoperative Befunde
- Weiche, bröckelige weißliche Raumforderung

Mikroskopische Befunde
- Schichten/Lobuli von uniformen Zellen
  - Große Nuclei
  - Ausgeprägte Nucleoli
  - Klares, glykogenreiches Zytoplasma (PAS-positiv)
- Lymphozytäre Infiltrate entlang der fibrovaskulären Septen häufig
- Kann histologisch gemischt sein mit anderen Keimzelltumoren

Klinik

Klinisches Bild
- Kopfschmerz, Sehstörungen, Parinaud-Syndrom
- Diabetes insipidus, Wachstumsstörungen

Verlauf
- Infiltration des anliegenden Hirnparenchyms (z. B. Thalamus)
- Liquoraussaat häufig

Therapie und Prognose
- Stereotaktische/endoskopische Biopsie
- Bestrahlung +/-adjuvante Chemotherapie
- 75–95% 5-Jahres-Überleben

Literatur

Rosenblum MK et al (2000): CNS germ cell tumors. In: Kleinhues P, Cavenee WK (eds.): Tumours of the Nervous System, 207–214. IARC Press

Sano K (1999): Pathogenesis of intracranial germ cell tumors reconsidered. J Neurosurg 90:258–264

Smirniotopoulos JG et al (1992): Pineal region masses: Differential diagnosis. RadioGraphics 12:577–596

Pinealistumoren

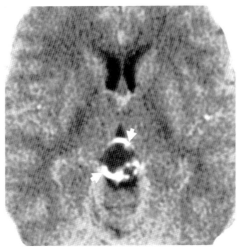

Das kontrastmittelunterstützte CT zeigt eine 1,5 cm durchmessende Raumforderung posterior am 3. Ventrikel, die die kalzifizierte Glandula pinealis ist erweitert (Pfeile). Pineozytom

Grundlagen
- Pineale parenchymale Tumoren << Germinome
- Tumoren entwickeln sich aus Pinealozyten/embryonalen Vorläufern
- Zwei Haupttypen: Hochmalignes, primitives Pineoblastom und reifes Pineozytom

Bildgebung
Allgemeine Befunde
- Schlüsselzeichen = Aufgeweitete Pinealis (vs. ummauerte bei Germinom)

CT-Befunde
- Pineoblastom: Gemischte Dichte, geringes bis mäßiges heterogenes Enhancement, periphere Verkalkungen häufig
- Pineozytom: Raumforderung iso-/hypodens zum Hirnparenchym, periphere Verkalkungen

MRT-Befunde
- Pineoblastom: Irreguläre, unscharf abgrenzbare Raumforderung
  - Iso-/hypointens in T1-, hyperintens in T2-Wichtung
  - Mäßiges, heterogenes Enhancement
  - Invasion von Corpus callosum, Thalamus, Mittelhirn
- Pineozytom: Scharf abgrenzbare, runde/lobulierte Raumforderung
  - Iso-/hypointens in T1-, hyperintens in T2-Wichtung
  - Starkes Enhancement (homogener, solider Ring)
  - Komprimiert Tectum mesencephali

Befunde anderer bildgebender Verfahren
- Pineoblastom und Pineozytom negativ für α-Fetoprotein, β-HCG

Empfehlungen
- Bei Verdacht auf Pineoblastom, Germinom, etc.: Bildgebung der ganzen Neuroachse
- Pineozytom (siehe Diagnose Pinealiszysten)

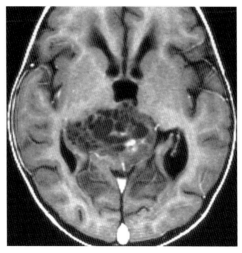

Die kontrastmittelunterstützte T1-Wichtung zeigt ein Pineoblastom als partiell inhomogen anreichernde Raumforderung im Bereich von Pinealis und dorsalem 3. Ventrikel

Differenzialdiagnose

Nicht-tumoröse pineale (gliale) Zyste
- Siehe Diagnose „Pinealiszyste"
- Kann in der Bildgebung nicht unterscheidbar von Pineozytom sein

Tumor
- Germinom
- Andere Tumoren der Pinealisregion (Astrozytom, Meningeom etc.)

Pathologie

Allgemein
- Allgemeine Anmerkungen
  - Pineale parenchymale Tumoren können eine retinoblastomatöse, astrozytische, neuronale oder gemischte Differenzierung zeigen
  - Weites Spektrum von Tumoren mit reifen Elementen (Pineozytom) bis zu primitiven, unreifen Zellen (Pineoblastom)
  - Pineoblastome ähneln anderen primitiven neuroektodermalen Tumoren (PNET)
- Genetik
  - Keine TP53-Mutationen
  - Einige Berichte von Chromosom-11-Deletionen bei Pineoblastomen
  - „Trilaterales Retinoblastom" zeigt bilaterale Retinoblastome und pineale PNET, wie Pineoblastome
- Ätiologie/Pathogenese/Pathophysiologie
  - Entstehung aus pinealen parenchymalen Zellen („Pinealozyten") oder deren embryonalen Vorläuferzellen
  - Pinealozyten = Zellen mit photosensorischer, neuroendokriner Funktion
- Epidemiologie
  - 0,5–1% aller primären Hirntumoren
  - 15% der Tumoren der Pinealisregion

Makroskopische und intraoperative Befunde

- Pineoblastom = Weiche, bröckelige, unscharf begrenzte Raumforderung (infiltriert anliegende Gewebe)
- Pineozytom = Scharf abgrenzbare, graue Raumforderung (kann die angrenzenden Strukturen komprimieren, infiltiert jedoch nicht)

Mikroskopische Befunde

- Pineoblastom = Hochzellulärer Tumor
  - Schichten aus dicht gepackten, kleinen, undifferenzierten Zellen
  - Runde, karottenförmige, hyperchromatische Nuclei, spärliches Zytoplasma
  - Gelegentlich Homer-Wright- oder Flexner-Wintersteiner-Rosetten
  - Immunhistochemie für Synaptophysin und neuronal spezifische Enolase (NSE) positiv, aber niedriger im Vergleich zu Pineozytomen oder gemischten Tumoren
  - In der Mehrheit der Fälle Nekrosen
  - Mitosen häufig, MIB-1 erhöht
- Pineozytom
  - Schichten oder Lobuli aus Tumor getrennt durch mesenchymale Septen
  - Kleine, uniforme, reife Zellen, die an Pinealozyten erinnern
  - Große, fibrilläre, „pineozytomatöse Rosetten"
  - Zysten, Blutung nicht selten
  - Mitosen, Nekrosen fehlend
  - Ausgeprägte immunhistochemische Anfärbung von Synaptophysin, NSE
  - Kann pleomorph sein mit gemischter/intermediärer Differenzierung, Mitosen, selten Areale von Nekrosen und endothelialer Hyperplasie

Staging- oder Grading-Kriterien

- WHO
  - Pineoblastom = Grad IV
  - Pineozytom = Grad II
- Neu
  - Grad I bei Pineozytom
  - Grad II, falls < 6 Mitosen
  - Grad III bei > 6 Mitosen oder < 6 Mitosen, aber ohne immunhistochemische Anfärbung für Neurofilamente
  - Grad IV bei Pineoblastom

Klinik

Klinisches Bild

- Wie andere Raumforderungen der Pinealisregion (siehe „Pinealiszysten", „Germinom")

Verlauf

- Pineoblastom = Metastasierung (ZNS, Skelett)
- Pineozytom = Stabil/langsames Wachstum

Therapie und Prognose

- Stereotaktische Biopsie, Ventrikuloskopie
- Pineoblastom = 0% (Grad IV) bis 40% (Grad III) 5-Jahres-Überlebensraten
- Pineozytom = 90% (Grad II) bis 100% (Grad I) 5-Jahres-Überlebensraten

Literatur

Fauchon F et al (2000): Parenchymal pineal tumors: a clinicopathological study of 76 cases. Int J Rad Onc Biol Phys 4:959–968

Nakamura M et al (2000): Neuroradiological characteristics of pineocytoma and pineoblastoma. Neuroradiol 42:509–514

Jouvet A et al (2000): Pineal parenchymal tumors: A correlation of histological features with prognosis in 66 cases. Brain Pathol 10:49–60

Schwannom

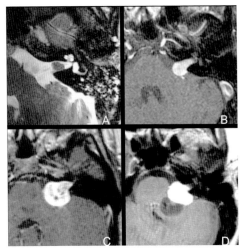

Dargestellt ist eine Serie von 4 verschiedenen vestibulären Schwannomen (VS; Akkusti-kusneurionomen). Die axiale T2-Wichtung (A) zeigt eine kleines intrakanalikuläres VS. Die kontrastmittelunterstützte T1-Wichtung (B) zeigt das klassische Erscheinungsbild des VS als „Eiscreme in der Waffel", das sich in den Kleinhirnbrückenwinkel projiziert. (C) zeigt ein größeres, inhomogeneres VS. (D): VS mit assoziierter Zyste.

Grundlagen

- Zweithäufigster, intrakranieller, extraaxialer Tumor des Erwachsenen
- 90% entstehen aus dem 8. Hirnnerven
- Vestibuläres Schwannom (VS) = häufigste Raumforderung Kleinhirnbrückenwinkel/innerer Gehörgang

Bildgebung

Allgemeine Befunde

- Langsam wachsende, extraaxiale Raumforderung
  - Verlagert Kortex
  - Spalte aus Liquor/Gefäßen zwischen Tumor und Hirnparenchym
- Schlüsselzeichen = Vestibuläres Schwannom sieht aus wie eine „Eiscreme in der Waffel"

CT-Befunde

- Nativ-CT
  - Nicht-kalzifizierte Raumforderung des Kleinhirnbrückenwinkels
  - Iso- bis gering hyperdens verglichen zum Hirngewebe
  - Kann den inneren Gehörgang aufweiten
- Kontrastmittel-CT
  - Starkes, uniformes Enhancement

MRT-Befunde

- Üblicherweise iso-, manchmal gemischt iso- bis hypointens in T1-Wichtung
  - In 15% intratumorale Zysten (können selten Flüssigkeits-Flüssigkeits-Spiegel haben)
  - In 2% assoziiert mit Arachnoidalzyste
  - 1% Blutung

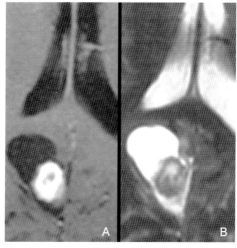

Die axiale kontrastmittelunterstützte T1- (A) und T2-Wichtung (B) zeigen eine kortex-basierte Raumforderung mit scharf abgrenzbarer Zyste und anreicherndem Nodulus. Intraoperativ wurde der Befund eines intraparenchymalen Schwannoms gefunden (mit freundlicher Genehmigung von J. Rees).

- > 95% hyperintens in T2-Wichtung
- Starkes Enhancement
  - In 2/3 solide; in 1/3 ringförmig oder inhomogen

Befunde anderer bildgebender Verfahren
- DSA
  - Hypovaskuläre Raumforderung (angrenzende Gefäße verlagert, ausgespannt)
  - Diffuser blush, AV-Shunts selten

Empfehlungen
- Hochauflösendes Screening-MR der Felsenbeine/Kleinhirnbrückenwinkel

Differenzialdiagnose

Meningeom
- Breite Basis an der Dura, üblicherweise keine Ausdehnung in den inneren Gehörgang
- Kann Hyperostose verursachen
- Durales „Tail"-Zeichen häufig (selten: Auch bei VS reaktive durale Verdickung möglich)
- Üblicherweise isointens zum Kortex in T2-Wichtung (Schwannom hyperintens)
- Selten: Ein nur intrakanalikulär wachsendes Meningeom kann ein kleines vestibuläres Schwannom vortäuschen

Andere Schwannome
- Schwannom des 7. Hirnnervs im Kleinhirnbrückenwinkel kann vestibuläres Schwannom vortäuschen
- Schwannom des 5. Hirnnervs häufig im Cavum Meckeli

Epidermoid- oder Arachnoidalzyste vs. zystisches VS
- Kein Enhancement

Metastasen
- Häufig ossäre Destruktion
- Bekannter Primärtumor

Andere
- Maligner peripherer Nervenzelltumor: Selten; die meisten berichteten Fälle nach Bestrahlung
- Hämangiom

Pathologie

Allgemein
- Allgemeine Anmerkungen
  - Involviert sensible > motorische Nerven; in 1% intraparenchymatös
- Genetik
  - Solitär
    - Verlust der Merlinexpression
    - Inaktivierende Mutationen des NF2-Gens in 60%
    - Verlust von Allelen an Chromosom 22q
  - Multipel: Neurofibromatose Typ 2 (siehe Neurofibromatose Typ 2); seltener Multiple Schwannomatose (ohne NF-2-Stigmata)
- Epidemiologie
  - 8% der primären intrakraniellen Tumoren

Makroskopische und intraoperative Befunde
- Graue, runde/ovoide, eingekapselte, extraaxiale Raumforderung
- Kann gelbe Flecken, Blutung enthalten
- In 15–20% assoziierte Zysten (intraläsional oder peritumoral)

Mikroskopische Befunde
- Spindelförmige neoplastische Schwann'sche Zellen
- Entsteht an der Grenze zwischen glialen und Schwann'schen Zellen (vestibuläres Schwannom = nahe dem Porus acusticus internus)
- Zwei Typen von gemischtem Gewebe
  - Antoni A (kompakte, elongierte Zellen, +/- nukleäre Pallisaden)
  - Antoni B (niedriger zellulär, lose texturiert, häufig Fetteinlagerungen)
- Andere Varianten = Melanotisches Schwannom

Staging- oder Grading-Kriterien
- WHO Grad I

Klinik

Klinisches Bild
- Abhängig vom involvierten Hirnnerven oder Rückenmarksnerven
- Vestibuläres Schwannom: Tinnitus, periphere Hörminderung, Parästhesien im Gesicht

Verlauf
- Langsam wachsend; Rezidiv nach OP < 10%
- Mit Wachstum assoziierte Faktoren: Tumoren mit Zysten, kein intrakanikulärer Anteil, Frauen, jüngere Patienten
- Maligne Degeneration außergewöhnlich selten

Therapie und Prognose
- Mikrochirurgische Resektion
  - In 90% normale/fast normale Funktion des 7. Hirnnerven nach Entfernung des vestibulären Schwannoms
  - Erhalt des Gehörs in 40%
- Stereotaktische Bestrahlung
- Einige kleinere Tumoren bei älteren Patienten werden abwartend behandelt

Literatur

Nutik SL et al (2001): Determinants of tumor size and growth in vestibular schwannomas. J Neurosurg 94:922–926

Woodruff JM et al (2000): Schwannoma. In: Kleinhues P, Cavenee WK (eds.): Tumours of the Nervous System, 164–166. IARC Press

Sympath P et al (2000): Microanatomical variations in the cerebellopontine angle associated with vestibular schwannomas (acoustic neuromas). J Neurosurg 92:70–78

Neurofibrom

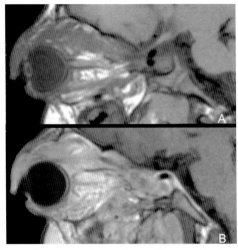

Die sagittale T1-Wichtung eines Patienten mit Neurofibromatose Typ 1 vor (A) und nach Kontrastmittelgabe (B) zeigt ein plexiform wachsendes Neurofibrom, das nach posterior durch die erweiterte Fissura orbitalis superior in den Sinus cavernosus vorwächst (mit freundlicher Genehmigung von B. Haas).

Grundlagen
- Neurofibrome können die Nervenwurzeln, selten auch die Hirnnerven betreffen
- Können sporadisch oder assoziiert mit NF-1 auftreten
- Plexiforme Neurofibrome sind ein Charakteristikum der NF-1
- Orbita häufigste Lokalisation im Kopf-/Halsbereich

Bildgebung

Allgemeine Befunde
- Kann scharf abgrenzbar (solitäres Neurofibrom) oder diffus infiltrierend (plexiformes Neurofibrom) sein
- Bestes diagnostische Zeichen = „Wurmartig" infiltrierende Weichteilraumforderung bei einem Patienten mit NF1

CT-Befunde
- Solitär: Isodense, stark anreichernde noduläre Raumforderung
- Plexiform
  - Raumforderung infiltriert in Hirnnerv V_1
  - Kann durch die Fissura orbitalis superior in den Sinus cavernosus vorragen, jedoch fast nie posterior vom Cavum Meckeli
- Andere Lokalisation: Skalp, Schädelbasis

MRT-Befunde
- Plexiformes Neurofibrom
  - Multilobulierte, flächige Raumforderung
  - Isointens in T1- und hyperintens in T2-Wichtung
  - Mäßiges Enhancement

Befunde anderer bildgebender Verfahren
- MRT mit und ohne Kontrastmittel
- CT (inkl. Knochenfenster) bei plexiformen Neurofibromen der Schädelbasis

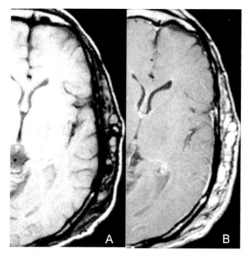

Die axiale T1-Wichtung eines 23-jährigen Patienten mit bekannter Neurofibromatose Typ 1 vor (A) und nach Kontrastmittelgabe (B) zeigt ein ausgedehntes plexiformes Neurofibrom, das den Skalp infiltriert.

Differenzialdiagnose

Schwannom
- Üblicherweise solitär, scharf abgrenzbar
- Kann die Hirnnerven und spinalen Nervenwurzeln betreffen

Maligner peripherer Nervenscheidentumor (MPNST)
- 50% entstehen im Zusammenhang mit einer NF1
- Diffus infiltrierend, kann in den Knochen eindringen

Pathologie

Allgemein
- Allgemeine Befunde
  - Kann fokal und gut abgrenzbar oder diffus/infiltrierend sein
- Genetik
  - NF-1-assoziierte Neurofibrome
    - Keimzell-NF-1-Mutation
    - Verlust der verbleibenden Wildtyp-Allele
    - Monoklonal
  - Sporadische NF: Unbekannt
- Ätiologie/Pathogenese/Pathophysiologie
  - „Two-hits"-Hypothese zur Genese der Neurofibrome
- Epidemiologie
  - Jedes Alter, beide Geschlechter
  - Multiple Neurofibrome sind das Charakteristikum der NF-1
  - Plexiforme Neurofibrome sind pathognomonisch für NF-1

Makroskopische und intraoperative Befunde
- Plexiforme Neurofibrome
  - Infiltrierende, unscharf begrenzte Raumforderung
  - Sieht aus wie eine „Tasche voller Würmer"
  - Häufig Einbeziehung multipler Nervenfaszikel

- Solitäres Neurofibrom (z. B. spinale Nervenwurzel)
  - Fester, scharf abgrenzbarer, intraneuraler Nodulus
  - Grau, ovoid/fusiform

Mikroskopische Befunde
- Neoplastische Schwann'sche Zellen
- Fibroblasten
- Matrix aus Kollagenfasern und mukoiden Substanzen
- Färbung positiv für S-100-Protein

Staging- oder Grading-Kriterien
- Neurofibrom = WHO Grad I
- Maligner peripherer Nervenscheidentumor = WHO Grad III oder IV

Klinik

Klinisches Bild
- Schmerzlose Raumforderung
  - Kutane Noduli
  - Umschriebene Raumforderung eines peripheren Nerven
  - Plexiforme Erweiterung eines Nervenstamms
- Hirnnervenbefall
  - Orbita, Sinus cavernosus (Hirnnerv V) = Häufigste Lokalisation im Kopf-/Halsbereich für plexiforme Neurofibrome
  - Seltener = Hirnnerv VII
  - Befall anderer Hirnnerven praktisch unbekannt
- Neurofibrom eines spinalen Nerven kann Ischialgien verursachen
- Auf andere Stigmata der NF-1 achten (Cafè-au-lait-Flecken, Lischknötchen, axilläre Sommersprossen etc.)

Verlauf
- Langsames Wachstum
- 2–12% der plexiformen Neurofibrome und Neurofibrome großer Nerven degenerieren zu malignen peripheren Nervenscheidentumoren

Therapie und Prognose
- +/- operative Resektion
- Hohe Rezidivrate bei plexiformen Neurofibromen

Literatur
Woodruff JM et al (2000): Neurofibroma. In: Kleihues P, Cavenee WK (eds.): Tumours of the Nervous System, 167–168, IARC Press
Needle MN et al (1997): Prognostic signs in the surgical management of plexiform neurofibroma. J Pediatr 131:678–682
Webber JT et al (1995): Orbital plexiform neurofibroma. IJNR 1:102–108

Makroadenom der Hypophyse

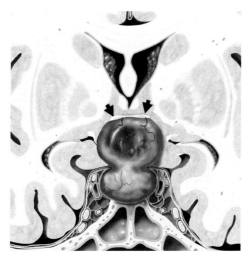

Die koronare Grafik zeigt ein Makroadenom. Die Raumforderung besteht aus der Hypophyse und kann von ihr nicht abgegrenzt werden. Beachte die Erscheinungsform einer Acht, die durch das Vorwachsen durch das Diaphragma sellae entsteht. Das Chiasma opticum (Pfeile) ist verdünnt und über der Raumforderung ausgespannt.

Grundlagen
- Ausbreitung des Makroadenoms nach oben = Häufigste suprasellärе Raumforderung bei Erwachsenen
- „Giant"-Makroadenome können extrem invasiv sein, Metastasen oder andere maligne Tumoren vortäuschen

Bildgebung
Allgemeine Befunde
- Lobuliertes Erscheinungsbild, Darstellung wie eine „8" oder ein „Schneemann"
- Schlüsselzeichen = Hypophyse nicht identifizierbar; Raumforderung besteht aus der Hypophyse

CT-Befunde
- Nativ-CT
  - Variabel; üblicherweise isodens zur grauen Substanz
  - Häufig Bildung von Zysten, Nekrosen
  - Blutungen in 10%, Verkalkungen 1–2%
  - Große Adenome expandieren die Sella, Sellaboden kann erodiert werden
  - Aggressive Adenome wachsen auch nach inferior, Invasion des Sphenoids
- Kontrastmittel-CT
  - Mäßiges, gering inhomogenes Enhancement

MRT-Befunde
- Üblicherweise isointens zur grauen Substanz in allen Sequenzen
  - Subakute Blutung zeigt kurzes T1
  - Flüssigkeits-Flüssigkeits-Spiegel können auftreten, besonders bei Hypophysenapoplexie
- Praktisch alle Makroadenome reichern an
  - Frühes, intensives, aber heterogenes Enhancement
  - Geringe, mäßige durale Verdickung („tail") häufig nachgewiesen

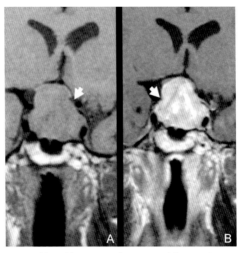

Die koronare native (A) und kontrastmittelunterstützte (B) T1-Wichtung zeigt ein typisches Makroadenom der Hypophyse mit „8-förmigem" Erscheinungsbild (Pfeile). Das Makroadenom besteht aus der Hypophyse.

- Invasion des Sinus cavernosus (schwierig, mit Sicherheit zu beurteilen)
  - Die mediale Begrenzung des Sinus cavernosus ist dünn, schwach
  - Benigne, nicht aggressive Adenome breiten sich oft in den Sinus cavernosus aus
    - Ummauerung der A. carotis interna in mehr als 2/3 der Fälle
    - Gelegentlich ist die Arteria carotis interna komplett ummauert
    - Asymmetrisches Enhancement des Tentoriums ist Hinweis auf Sinus cavernosus-Kompression/Invasion
- Invasives, aber benignes Adenom kann nicht von Hypophysenkarzinom (außergewöhnlich selten) unterschieden werden

Befunde anderer bildgebender Verfahren
- Blutentnahme aus dem Sinus cavernosus oder Sinus petrosus inferior kann hilfreich in der Evaluation des ACTH-abhängigen Cushing-Syndroms sein

Empfehlungen
- Natives und kontrastmittelunterstütztes MRT (dynamische Sequenzen können hilfreich sein)

Differenzialdiagnose

Physiologische Hyperplasie
- 25–50% der Frauen zwischen dem 18. und 35. Lebensjahr haben eine nach oben konvexe Hypophyse
  - Üblicherweise < 10 mm, wenn nicht schwanger bzw. stillend
  - Homogenes Enhancement
  - Normale Hypophysenfunktion
- Kann mit Endorgan-Funktionsstörung einhergehen (z. B. Ovar, Schilddrüse)
- Wenn ein präpubertäres Mädchen oder ein junger Mann eine „adenomartig" erscheinende Hypophyse hat, endokrine Laboruntersuchungen durchführen!

Aneurysma
- Üblicherweise exzentrisch, nicht direkt suprasellär
- Hypophyse sichtbar, neben der Raumforderung identifizierbar
- „Flow void" häufig in MRT
- Verkalkungen häufiger

Meningeom (Diaphragma sellae)
- Hypophyse sichtbar, abgrenzbar von der Raumforderung
  - Diaphragma sellae praktisch immer als dünne, schwarze Linie zwischen Raumforderung (oberhalb) und Hypophyse (unterhalb) sichtbar
- Durale Verdickung ausgeprägter als bei Adenom

Maligner Tumor
- Diffuse Schädelbasisinvasion des Adenoms kann andere, verdächtige Erkrankung vortäuschen
  - Prolaktinspiegel messen!

Pathologie

Allgemein
- Allgemeine Anmerkungen
  - Übliches Wachstumsmuster = Vorwachsen in die supraselläre Zisterne
  - Invasion des Sinus cavernosus bei OP/Autopsie in 5–10%
- Genetik
  - Allelverlust in Chromosom 11q in der MEN-1-Region
  - MEN-1-Gen (wahrscheinlich Tumorsuppressor-Gen) bei der Adenomformation mitbeteiligt
- Ätiologie/Pathogenese
  - Siehe „Mikroadenom"
- Epidemiologie
  - Siehe „Mikroadenom"

Makroskopische und intraoperative Befunde
- Rötlich-braune, lobulierte Raumforderung

Mikroskopische Befunde
- Siehe „Mikroadenom"
- Mikroskopische Durainvasion tritt bei den meisten Makroadenomen auf

Staging- oder Grading-Kriterien
- WHO Grad I
- MIB > 1% spricht für frühes Rezidiv, schnelles Wachstum

Klinik

Klinisches Bild
- 75% der Makroadenome sind endokrinologisch aktiv; Symptome variieren mit Adenomtyp
- 20–25% der Patienten zeigen Sehstörungen/Lähmung anderer Hirnnerven
- Hypophysenapoplexie (hämorrhagischer Tumorinfarkt)
  - Seltene, aber lebensbedrohliche, potenziell fatale Komplikation
  - Plötzlicher Beginn von Kopfschmerz, Erbrechen, Sehstörungen
  - Bewusstseinsstörungen
  - Autonome oder hormonelle Dysfunktion

Verlauf
- Benigne, langsam wachsend; maligne Transformation selten
- Entfernte intrakranielle Metastasen treten auf, sind jedoch extrem selten
- Einige Adenome (z. B. klinisch stumme kortikotrophe Adenome) verhalten sich aggressiver mit hoher Rezidivrate

Therapie und Prognose
- Resektion (15% Rezidiv nach 8 Jahren, 35% nach 20 Jahren)
- Andere: Medikamentös, stereotaktische Bestrahlung, konventionelle Bestrahlung

Literatur

Nakasu Y et al (2001): Tentorial enhancement on MR images is a sign of cavernous sinus involvement in patients with sella tumors. AJNR 22:1528–1533

Chanson P et al (2001): Normal pituitary hypertrophy as a frequent cause of pituitary incidentaloma: A follow-up study. J Clin Endocrinol Metab 86:3009–3015

Yokoyama S et al (2001): Are nonfunctioning pituitari adenomas extending into the cavernous sinus aggressive and/ or invasive? Neurosurg 49(4):857–862

Mikroadenom der Hypophyse

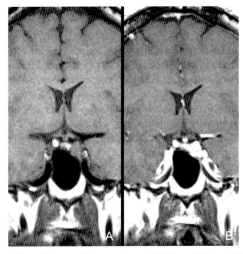

Die nativen (A) und kontrastmittelunterstützten (B) T1-gewichteten MRT-Sequenzen einer 28-jährigen Frau mit Galaktorrhö zeigen eine Raumforderung auf der linken Seite der Hypophyse

Grundlagen

- Mikroadenome sind 10 mm oder kleiner
- Inzidentieller Befund bei 10–20% der Autopsien oder MRT-Scans
- Pathologisch: Mikroadenome >>> Makroadenome

Bildgebung

Allgemeine Befunde
- Scharf abgrenzbar vom Rest der Hypophyse
- Schlüsselzeichen = Intraglanduläres Areal, das langsamer anreichert als die normale Drüse

CT-Befunde
- Nativ-CT
  - Falls unkompliziert (keine Blutung, Zyste), sind Mikroadenome isodens und unsichtbar
- Kontrastmittel-CT
  - Langsames Anreicherungsverhalten
  - 2/3 der Mikroadenome erscheinen in den dynamischen Scans hypodens zum normalen Drüsengewebe

MRT-Befunde
- Kann hypo-/iso-/hyperintens zum normalen Drüsengewebe sein
- 70–90% identifiziert mit T1-/T2-/kontrastmittelunterstützten T1-gewichteten Scans
- 10–30% nur in dynamischen kontrastmittelunterstützten Scans sichtbar

Befunde anderer bildgebender Verfahren
- Blutentnahme Sinus cavernosus/Sinus petrosus inferior (in 10% falsch negativ)

Empfehlungen
- Dynamisches kontrastmittelunterstütztes MRT

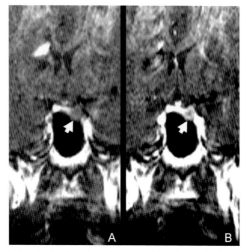

Gleicher Fall wie vorherige Abbildung. Die frühen (A) und späten (B) koronaren dynamischen kontrastmittelunterstützten MRT-Scans zeigen eine fokale Raumforderung in der Hypophyse (Pfeile) mit verspäteter Anreicherung. Mikroadenom.

Differenzialdiagnose

Nicht-neoplastische Zyste (Rathke-Tasche, Pars intermedia)
- Hormonprofil üblicherweise normal
- Hypo-/hyperintens zur normalen Drüse in T1-, T2-Wichtung
- Kein Enhancement

Intraselläres Kraniopharyngeom
- Selten
- Kann Verkalkungen enthalten
- Verlagerung der normalen Hypophyse
- Anreicherung (solide, nodulär, ringförmig)

Pathologie

Allgemein
- Allgemeine Anmerkungen
  - Häufiger inzidentieller Befund bei der Autopsie
  - In 10% multipel
- Genetik
  - Der klonale Ursprung von Hypophysenadenomen wurde nachgewiesen
  - Keine konsistenten Allelverluste oder Punktmutationen identifiziert
  - Hypophysentumoren können als Teil der MEN-1 oder des Carney-Komplexes auftreten
- Ätiologie/Pathogenese
  - Ein mögliches Modell der Hypophysentumorgenese
    - Hypophysiotropischer Hormonexzess, Insuffizienz von suppressiven Hormonen oder Exzess an Wachstumsfaktoren führen zur Hyperplasie
    - Erhöhte Proliferation ist Prädisposition für Genominstabilität
    - Adenomformation

- 5 endokrine Zelltypen des Hypophysenvorderlappen (jeder sezerniert ein spezifisches Hormon und kann sich in ein Mikro- oder Makroadenom entwickeln)
  - Laktotroph = Prolaktin (PRL)
  - Somatotroph = Wachstumshormon (GH)
  - Kortikotroph = Adrenokortikotrophes Hormon (ACTH)
  - Thyreotroph = Thyroidea-stimulierendes Hormon (TSH)
  - Gonadotroph = Gonadotrophine, luteinisierendes Hormon, Follikel-stimulierendes Hormon
- Exzess an Releasing-Hormonen kann auch das Wachstum von genetisch transformierten Zellen anregen
- Epidemiologie
  - 10–15% der intrakraniellen Tumoren
  - Die meisten Mikroadenome werden inzidentiell bei der Bildgebung oder Autopsie gefunden (manchmal auch als „Hypophyseninzidentalom" benannt)
  - 30–40% der symptomatischen Adenome zeigen eine Prolaktinsekretion

Makroskopische und intraoperative Befunde
- Kleiner rötlich-rosa Nodulus

Mikroskopische Befunde
- Monotone Schichten aus uniformen Zellen
- Zelltyp durch immunhistochemische Färbungen identifiziert

Staging- oder Grading-Kriterien
- Praktisch immer nicht-maligne (Hypophysenkarzinom außergewöhnlich selten)
- Klassifiziert nach der Größe
  - Mikroadenom = 10 mm oder kleiner
  - Makroadenom = > 10 mm

Klinik

Klinisches Bild
- Asymptomatisch (keine Hormonsekretion)
- Symptome der sezernierenden Tumoren abhängig vom Typus
  - Hyperprolaktinämie (häufigstes Mikroadenom)
    - Amenorrhö, Galaktorrhö, Unfruchtbarkeit
    - Kann auch bei nicht-Prolaktin-sezernierenden Tumoren auftreten
- Nicht-invasive Labortests (Dexamethason-Suppressionstest, Metyraponstimulation, CRH-Stimulation)

Verlauf
- Benigne, langsam wachsend; viele werden nie symptomatisch

Therapie und Prognose
- „Inzidentalom": Konservativ (Follow-up klinisch und mit Bildgebung, solange keine Größenänderung, ophthalmologische/endokrinologische Evaluation)
- Sezernierende Mikroadenome
  - Bromocriptin reduziert die Prolaktinsekretion bei 80% auf den Normalspiegel
  - Operative Resektion (rhinoseptal) kurativ bei 60–90%

Literatur

Ezzat S (2001): The role of hormones, growth factors and their receptors in pituitary tumorigenesis. Brain Pathol 11:356–370

Nishizawa S et al (1998): Therapeutic strategy for incidentally found pituitary tumors ("pituitary incidentalomas"). Neurosurg 43:1344–1350

Bartynski WS et al (1997): Dynamic and conventional spin-echo MR of pituitary microlesions. AJNR 18:965–972

Kraniopharyngeom

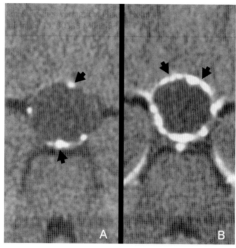

3-jähriger Junge. Das Nativ-CT (A) zeigt eine zystische suprasselläre Raumforderung mit partiell kalzifizierter Wand (Pfeile). Die Zystenflüssigkeit ist gering hyperdens zum Liquor. Das Kontrastmittel-CT (B) zeigt eine starke ringförmige Anreicherung (Pfeile). Kraniopharyngeom.

Grundlagen
- Häufigste suprasselläre Raumforderung bei Kindern
- Zwei Typen: Adamatinomatös und papillär
- Bimodale Altersverteilung (größere Spitze in der Kindheit)

Bildgebung
Allgemeine Befunde
- Solider Tumor mit variabler zystischer Komponente
- Schlüsselzeichen = Kalzifizierte, zystische, suprasselläre Raumforderung bei einem Kind

CT-Befunde
- Nativ-CT: 90% zystisch, 90% Verkalkungen
- Kontrastmittel-CT: 90% Anreicherung (solider Nodulus + Ring oder Kapsel)

MRT-Befunde
- Variable Signalintensität, häufig gemischt
  - Iso-, hyperintens in T1-Wichtung
  - Hyper- +/- hypointens (Kalzium) in T2-Wichtung
  - Keine Signalunterdrückung der Zyste in der FLAIR
- Ausdehnung der Hyperintensität nach posterior entlang der Radiatio optica möglich (Kompression, keine Tumorausbreitung)

Befunde anderer bildgebender Verfahren
- DSA: Avaskulär; A. carotis interna, Ramus communicans anterior nach lateral verlagert, A. basilaris nach dorsal verlagert, lentikulostriäre Äste um die Raumforderung ausgespannt

Empfehlungen
- MRT mit Kontrastmittel

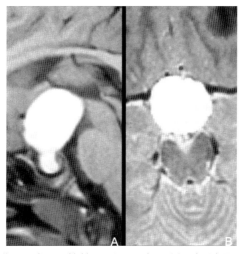

Gleicher Fall wie vorherige Abbildung. Die sagittale T1- (A) und axiale T2-Wichtung (B) zeigen eine Raumforderung mit intra- und suprasellären Komponenten, die in beiden Sequenzen hyperintens sind.

Differenzialdiagnose

Zyste der Rathke-Tasche
- Nicht kalzifiziert, üblicherweise kein Enhancement
- Kleine Zyste der Rathke-Tasche kann von einem intrasellären Kraniopharyngeom nicht unterscheidbar sein

Xanthogranulom
- Bevorzugtes Auftreten bei Jugendlichen, jungen Erwachsenen
- Kleinere, vorwiegend intraselläre Raumforderung

Thrombosiertes Aneurysma
- Ältere Patienten
- Enthält Blutprodukte
- Auf residuales offenes Lumen achten

Pathologie

Allgemein
- Allgemeine Anmerkungen
  - In 70% supraselläre Raumforderung + kleiner intrasellärer Anteil
  - Nur in 5% rein intrasellär
  - Kann sich hinter den Clivus ausdehnen, in Richtung mehrerer Schädelgruben
  - Selten: Kraniopharyngeom vollständig innerhalb des 3. Ventrikels
- Genetik
  - Keine bekannte genetische Suszeptibilität
- Embryologie
  - Die vordere Wand der Rathke-Tasche entwickelt sich zur Adenohypophyse
  - Das verbleibende Stomodeum entwickelt sich in ein nicht-keratinisiertes Plattenepithel (daraus Entstehung der oralen Mukosa, Zähne)
  - Störung der normalen Entwicklung der Rathke-Tasche
    - Kann sich in Primordialzähne differenzieren (adamantinomatöses Kraniopharyngeom)
    - Kann sich in eine orale Mukosa differenzieren (squamöses Kraniopharyngeom)

- Ätiologie/Pathogenese/Pathophysiologie
  - Maldifferenzierung des Epithels der Rathke-Tasche
- Epidemiologie
  - Bimodale Altersverteilung
    - Am häufigsten zwischen 5. und 15. Lebensjahr
    - > 50. Lebensjahr (papilläre Kraniopharyngeome entwickeln sich praktisch ausschließlich bei Erwachsenen)
  - Männlich = weiblich

Makroskopische und intraoperative Befunde
- Solider Tumor mit variablem zystischen Anteil
- Adamantinomatöse Zysten enthalten häufig eine dicke „maschinenölartige" bräunlich-gelbe Flüssigkeit

Mikroskopische Befunde
- Adamantinomatös
  - Mehrschichtiges Plattenepithel mit Kernpallisaden
  - Noduli aus „nassem" Keratin
  - Dystrophische Verkalkung häufig
- Papillär
  - Schichten aus Plattenepithel formen Pseudopapillen
  - Villöses fibrovaskuläres Stroma

Staging- oder Grading-Kriterien
- WHO Grad I

Klinik

Klinisches Bild
- Sehstörungen
  - Bitemporale Hemianopsie
- Hormonstörungen
  - Wachstumshormon-(GH-)Störung
  - Diabetes insipidus
- Große Tumoren können einen Hydrozephalus und Kopfschmerzen verursachen

Verlauf
- Langsam wachsende, benigne Neoplasie

Therapie und Prognose
- Operative Resektion
- 10-Jahres-Überleben zwischen 60% und 95%

Literatur

Janzer RC et al (2000): Craniopharyngeoma. In: Kleihues P, Cavenee WK (eds.): Tumours of the Nervous System, 244–246. IARC Press

Hayward R (1999): The present and future management of childhood craniopharyngeoma. Childs Nerv Syst 15:764–769

Harwood-Nash DC (1994): Neuroimaging of childhood craniopharyngeoma. Pediatr Neurosurg 21 (suppl 1):2–10

Metastasen

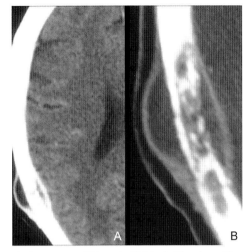

Die kontrastmittelunterstützten CT-Scans im Weichteil- (A) und vergrößertem Knochen-fenster (B) zeigen eine lytisch destruktive Raumforderung der Kalotte, die den Skalp und die Dura verlagert. Metastase eines Mammakarzinoms.

Grundlagen
- Machen bis zu 50% aller Hirntumoren aus
- Bei 25% der Patienten mit systemischem Karzinom in der Autopsie gefunden

Bildgebung

Allgemeine Befunde
- Schlüsselzeichen
  - Diskrete intraparenchymatöse Raumforderungen an der Grenze graue/weiße Substanz
  - „En plaque" wachsende oder fokal noduläre durale Raumforderung +/- Kalottenläsion
- Andere Manifestationen
  - Diffuse leptomeningeale Ausbreitung („karzinomatöse Meningitis")
  - Raumforderung der Glandula pinealis, der Hypophyse, des Plexus choroideus
  - Limbische Enzephalitis
    - Paraneoplastisches Syndrom (Ferneffekt des Karzinoms)
    - Erinnert an Herpesenzephalitis (subakute klinische Präsentation)

CT-Befunde
- Parenchym
  - Iso- oder hypodense Raumforderung an der Grenzfläche graue/weiße Substanz
  - Peritumorales Ödem +/- Blutung
  - Intensives, punktförmiges, noduläres oder ringförmiges Enhancement
- Dura
  - Isodense fokale Raumforderung häufiger als diffuse Pachymeningopathie
  - In den Knochenfenstern lässt sich die Einbeziehung der Kalotte häufig nachweisen

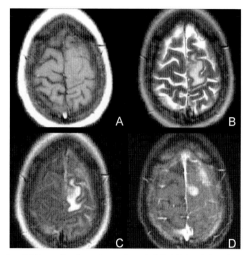

Eine Patientin mit Mammakarzinom hatte einen Anfall. Die T1- (A) und T2-gewichteten (B) sowie FLAIR-Scans (C) zeigen eine kleine Raumforderung an der Grenze graue/weiße Substanz mit perifokalem Ödem. Die Läsion zeigt ein starkes Enhancement (D). Solitärmetastase.

MRT-Befunde
- Iso-/hypointens in T1-, hyperintens in T2-Wichtung und FLAIR (melanotisches Melanom und hämorrhagische Läsionen können hyperintens in T1-Wichtung sein)
- Starkes, uniformes, punktförmiges, solides oder ringförmiges Enhancement

Empfehlungen
- Kontrastmittelunterstütztes MRT der kontrastmittelunterstützten CT deutlich überlegen
- Doppelte oder dreifache Kontrastmitteldosis erhöht Sensitivität, klinischer Wert auf Routinebasis jedoch fraglich

Differenzialdiagnose

Ringförmig anreichernde Raumforderung (solitär oder multipel)
- Abszess (üblicherweise erhöhte Signalintensität in Diffusionswichtung, erniedrigter ADC)
- Primäre Neoplasie (z. B. Glioblastoma multiforme)
- Andere: Demyelinisierende Erkrankung, Hämatom in Resorption etc.

Multifokale Läsionen der weißen Substanz
- Falls sie nicht anreichern, handelt es sich wahrscheinlich nicht um Metastasen

Pathologie
Allgemein
- Allgemeine Anmerkungen
  - Lokalisation
    - In 80% Auftreten in der Hemisphäre an die Arterien angrenzend
    - In 15% Zerebellum, in 3% Basalganglien
  - Anzahl
    - In 50% zeigt sich eine Solitärmetastase
    - In 20% 2 Metastasen, in 30% 3 oder mehr

- Genetik
  - Die Entstehung von Metastasen ist komplex
    - Inaktivierung von Tumorsuppressorgenen
    - Aktivierung von Protoonkogenen
  - Organspezifische Metastasenentstehung
    - Spezifische Rezeptoren vermitteln die Anheftung, Infiltration von zirkulierenden Tumorzellen in das ZNS
    - Chromoson 17q (RHO-Gen-Familie), Chromosom 8q (c-myc)
    - Überexpression und Amplifikation des EGFR-Gens
  - Einige tumorspezifische Ausbreitungsmuster
    - Östrogenrezeptor positive/Progesteron positive Mammakarzinome zeigen häufiger knöcherne Metastasen als Hirnmetastasen
    - Östrogenrezeptor negative/Progesteron negative Tumoren zeigen häufiger Hirnmetastasen als knöcherne Metastasen
- Ätiologie/Pathogenese
  - Hämatogene Ausbreitung (extrakranieller Primärtumor)
    - Lunge, Mamma, Melanom
    - In 10% unbekannter Primärtumor
  - Geographische Ausbreitung
    - Tumorausbreitung zur Dura von der Kalotte
    - Direkt durch die Schädelbasis oder die Foramina und Fissuren (z. B. Nasopharyngeales Plattenepithel-CA)
    - Perineural oder perivaskulär
  - „Hirn-zu-Hirn"-Ausbreitung eines primären ZNS-Tumors (z. B. Glioblastoma multiforme)
- Epidemiologie
  - Zunehmende Prävalenz in den letzten 3 Dekaden
  - Heute für bis zu 50% aller Hirntumoren verantwortlich
  - Bei Autopsie in 25% der Karzinompatienten gefunden

Makroskopische und intraoperative Befunde
- Runde/konfluierende, relativ diskrete grau-weißliche Raumforderung
- Metastasen verdrängen eher als infiltrieren ein Gewebe

Mikroskopische Befunde
- Üblicherweise ähnlich zum Primärtumor
- Nekrose, Neovaskularisation häufig

Klinik
Klinisches Bild
- Anfälle, fokal neurologisches Defizit
Verlauf
- Progressive Vergrößerung
- Deutliche Mitosen; der Labeling-Index kann größer sein als im Primärtumor
Therapie und Prognose
- Variiert mit Anzahl und Lokalisation der Metastasen
- Mittlere Überlebensraten nach Bestrahlung des gesamten Gehirns: 3–6 Monate
- Die Resektion einer Solitärmetastase kann das Überleben verbessern

Literatur
Kleinschmidt-DeMasters BK (2001): Dural metastases: A retrospective sugical and autopsy series. Arch Pathol Lab Med 125:880–887
Nelson JS et al (2000): Metastatic tumours ov the CNS. In: Kleihues P, Cavenee WK (eds.): Tumours of the Nervous System, 250–253. IARC Press
Maki DD et al (2000): Patterns of disease spread in metastatic breast carcinoma: Influence of estrogen and progesterone receptor status. AHNR 21:1064–1066

Paraneoplastische Syndrome (PS)

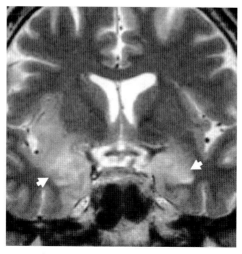

Die koronare T2-Wichtung eines Patienten mit einem systemischen Karzinom und Symptomen einer limbischen Enzephalitis zeigt eine bilaterale, aber asymmetrische Verteilung eines Areals mit hoher Signalintensität (weiße Pfeile) in beiden Temporallappen.

Grundlagen

- Paraneoplastische Syndrome stellen neurologische Ferneffekte eines Primärtumors dar
- Breites Spektrum von neurologischen Manifestationen
- Assoziiert mit Tumoren außerhalb des ZNS (am häufigsten kleinzelliges Bronchialkarzinom)
- Auftreten bei < 1% der Patienten mit systemischem Karzinom
- In der Mehrheit kein bekannter Primärtumor bei der Erstmanifestation
- Limbische Enzephalitis stellt klinisch das häufigste paraneoplastische Syndrom dar

Bildgebung

Allgemeine Befunde (Limbische Enzephalitis)
- Schlüsselzeichen = Erinnert an eine Herpesenzephalitis bei unterschiedlichem klinischen Verlauf (subakut/chronisch >> akut)

CT-Befunde
- Nativ-CT
  - Initiales CT normal in > 95%
  - Selten: Dichteminderung der medialen Temporallappen
- Kontrastmittel-CT: Üblicherweise kein sichtbares Enhancement

MRT-Befunde
- Erste Untersuchung normal in 20–40%
- Hyperintensität in T2-Wichtung/FLAIR
  - In 75% bilateral
  - Mesiale Temporallappen (Hippocampus, Amygdala), Insel
  - Gyrus cinguli
  - Subfrontaler Kortex/inferiore frontale weiße Substanz

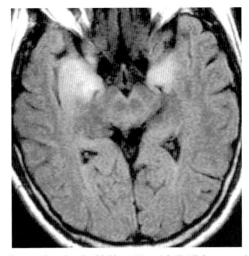

Gleicher Fall wie vorhergehende Abbildung. Die axiale FLAIR-Sequenz zeigt ein Areal hoher Signalintensität in beiden Hippocampi. Die Läsionen zeigen ein minimales Enhancement (nicht abgebildet). Paraneoplastisches Syndrom.

- Raumforderungseffekt minimal/fehlend
- Fleckiges Enhancement häufig
- Keine Blutung!

Befunde anderer bildgebender Verfahren
- Keine berichtet

Empfehlungen
- Nochmaliges MRT, falls initialer Befund normal und starker klinischer Verdacht

Differenzialdiagnose

Herpes-Enzephalitis
- Schneller Beginn, fieberhafte Erkrankung
- HSV-Titer (Liquor, Serum) positiv
- Raumforderungseffekt häufig
- Im subakuten Stadium Blutung möglich
- Restriktion der Diffusion berichtet
- Kann ununterscheidbar von Limbischer Enzephalitis sein

Neoplasie
- Niedriggradiges Gliom
  - Unilateral
  - Kein Enhancement
- Gliomatosis cerebri
  - Diffuser Prozess (keine Prädilektion für das Limbische System)
  - Auftreibung der befallenen Strukturen
- Metastasen (multifokale, anreichernde Läsionen)

Anfälle/Status epilepticus
- Signalabnormalitäten in T2-/FLAIR in den mesialen Temporallappen, kortikales Enhancement
- Klinische Information

Pathologie

Allgemein

- Allgemeine Anmerkungen
  - Paraneoplastische Syndrome werden aufgeteilt in Erkrankungen des
    - ZNS: Paraneoplastische zerebelläre Degeneration, Opsoklonus/ Myoklonus, Retinopathie
    - Peripheres Nervensystem: Sensomotorische Neuropathie, autonome Neuropathie
    - Sowohl zentrales als auch peripheres Nervensystem: Enzephalomyelitis (Limbische Enzephalitis, Hirnstammenzephalitis, Myelitis, Motorneuronerkrankung)
    - Neuromuskuläre Übertragung: Myasthenisches Syndrom Lambert-Eaton
  - Die Limbische Enzephalitis ist das häufigste paraneoplastische Syndrom
    - Hippocampus, Gyrus cinguli, pyriformer Kortex, frontale orbitale Fläche des Temporallappens, Insel, Amygdala
- Ätiologie/Pathogenese/Pathophysiologie
  - Immunmediiert
  - 60% der Patienten haben zirkulierende Serumautoantikörper
    - Anti-Hu (Bronchialkarzinom), Limbische Enzephalitis
    - Anti-Ta (testikuläre Keimzelltumoren), Limbische Enzephalitis
    - Anti-Yo (Mamma- und Ovarialkarzinom), zerebelläre Degeneration
- Epidemiologie
  - < 1% der Patienten mit systemischen Karzinom entwickeln ein paraneoplastisches Syndrom

Makroskopische und intraoperative Befunde

- Unscharf abgrenzbare Erweichung und Verfärbung der grauen Substanz

Mikroskopische Befunde

- Neuronale Untergänge, reaktive Gliose, perivaskuläre Entzündung mit Lymphozyten, mikrogliale Noduli
- **Kein** Tumor! **Keine** viralen Einschlusskörperchen!

Klinik

Klinisches Bild

- Subakut >> akut
  - Afebril
  - Kognitive Dysfunktion, schwere mnestische Defizite, psychologische Defizite (Ängstlichkeit, Depression, Halluzinationen, Anfälle)
- In 90% positiver Liquorbefund (Pleozytose, erhöhtes Protein, oligoklonale Banden)
- Bis zu 60% haben bei der Erstvorstellung keinen bekannten Primärtumor; auch nicht nach ausführlicher Diagnostik
- Primärer Tumor
  - Am häufigsten Lunge (kleinzelliges Bronchialarzinom)
  - Andere: Gastrointestinale Tumoren, gynäkologische/urologische Tumoren (Ovarien > Nieren > Uterus), Morbus Hodgkin, Mammakarzinom, testikuläres Karzinom, Thymuskarzinom, Neuroblastom (pädiatrisch)

Verlauf

- Abhängig vom Primärtumor
- Abhängig vom Typ des paraneoplastischen Syndroms
  - Langsamer Abbau der kognitiven Funktionen im Verlauf (Limbische Enzephalitis)
  - Progressive Ataxie, Schwäche (zerebellär, spinale Degeneration)

Therapie und Prognose

- Behandlung des Primärtumors kann neurologische Symptome verbessern (25–45%)

Literatur

Gultekin SH et al (2000): Paraneoplastic limbic encephalitis: neurological symptoms, immunological findings and tumour association in 50 patients. Brain 123:1481–1494
Scaravilli F et al (1999): The Neuropathology of Paraneoplastic Syndroms. Brain Pathol 9:251–260
Kodama T et al (1991): Magnetic resonance imaging of limbic encephalitis. Neuroradiology 33:520–523

PocketRadiologist™
Gehirn
Die 100 Top-Diagnosen

ZYSTEN

Arachnoidalzyste

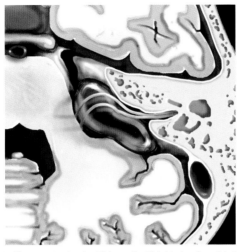

Die axiale Grafik zeigt eine Arachnoidalzyste im Kleinhirnbrückenwinkel. Die Gefäße und Hirnnerven werden durch die Zyste verlagert.

Grundlagen
- Die arachnoidalen Kammern enthalten Liquor
- Häufigste Lokalisation: Mittlere Schädelgrube

Bildgebung
Allgemeine Befunde
- Schlüsselzeichen = Scharf abgegrenzte runde/ovoide Liquorzysten
- Zeigt Befunde einer extraaxialen Raumforderung
  - Verlagerung des Kortex
  - „Einbuckelung" der Grenze graue/weiße Substanz
- Bei Lage in der mittleren Schädelgrube erscheint der Temporallappen hypoplastisch

CT-Befunde
- Nativ-CT
  - Üblicherweise Dichte von Liquor
    - Blutung in die Zyste (selten)
    - Subdurales Hämatom (erhöhte Prävalenz)
  - Expansion möglich, Remodeling des anliegenden Knochens
  - CT-Zisternographie zeigt Anwesenheit/Abwesenheit einer Verbindung zum Subarachnoidalraum
- Kontrastmittel-CT: Kein Enhancement

MRT-Befunde
- In allen Sequenzen Signalgebung wie Liquor
- Komplette Unterdrückung in FLAIR

Befunde anderer bildgebender Verfahren
- DWI: Keine Restriktion

Bildgebungsempfehlungen
- MRT + DWI

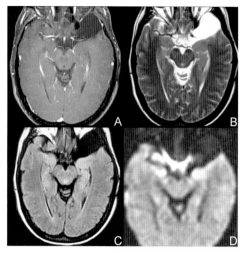

Die kontrastmittelunterstützte T1-Wichtung (A), T2-Wichtung (B) und FLAIR-Scans (C) zeigen eine klassische Arachnoidalzyste der mittleren Schädelgrube. Die nicht-anreichernde Zyste zeigt in allen Sequenzen die gleiche Signalintensität wie Liquor. Die DWI (D) zeigt keine Diffusionseinschränkung.

Differenzialdiagnose
Epidermoidzyste
- Muschelförmige Begrenzung
- Ummauerndes Wachstumsmuster
  - Kriecht entlang und in die Liquorzisternen
  - Umgibt Gefäße und Nerven
- Keine Signalunterdrückung in der FLAIR
- Zeigt Diffusionseinschränkung (hell in DWI)

Andere kongenitale/inflammatorische Zysten
- Zystizerkose
  - Skolex
  - Oft als Zystenkonglomerat, multilokulär
- Neuroenterische Zyste
  - Selten
  - Häufig proteinreiche Flüssigkeit

Zystische Neoplasie (z. B. zystisches Schwannom)
- Zumindest periphers Enhancement
- Schwannom des 8. Hirnnervs erweitert oft den inneren Gehörgang

Pathologie
Allgemein
- Allgemeine Anmerkungen
  - Flüssigkeitsenthaltende Zyste mit durchsichtiger Membran
- Embryologie
  - Alt: Aufzweigung oder Divertikel der sich entwickelnden Arachnoidea
  - Neu (Arachnoidalzysten der mittleren Schädelgrube)
    - Die frontalen, temporalen embryonalen Meningen (Endomeninx) legen sich bei der Entwicklung der Sylvi'schen Fissur nicht zusammen
    - Bleiben separat, formen eine „Arachnoideaduplikatur"

- Ätiologie/Pathogenese
  - Mögliche Mechanismen
    - Aktive Flüssigkeitssekretion durch die Zystenwand
    - Langsame Distension durch Liquorpulsationen
    - Liquorakkumulation durch einen Ventilmechanismus
  - Selten: Entstehung von Arachnoidalzysten als Shunt-Komplikation
- Epidemiologie
  - 1% der intrakraniellen Raumforderungen
  - Arachnoidalzysten werden in jedem Alter gefunden; 75% bei Kindern
  - Männlich : weiblich = 3–5 : 1

Makroskopische und intraoperative Befunde
- Arachnoidea spannt sich um eine liquorartige Zyste
  - 50% mittlere Schädelgrube
  - 10% suprasellär
    - Nicht kommunizierend = Zyste der Liliequist-Membran
    - Kommunizierend = zystische Dilatation der Cisterna interpeduncularis
  - 5–10% Kleinhirnbrückenwinkel
  - Andere: Cisterna quadrigeminalis, Konvexität
- Arachnoidalzysten verlagern, aber ummauern nicht Gefäße oder Hirnnerven

Mikroskopische Befunde
- Wand besteht aus abgeflachten, aber normalen Arachnoidalzellen
- Keine Entzündung, keine tumoröse Veränderung

Klinik

Klinisches Bild
- Häufig asymptomatisch, inzidentiell gefunden
- Kopfschmerz, Schläfrigkeit, Spasmus hemifacialis/Tick
- Supraselläre Arachnoidalzysten können obstruktiven Hydrozepahlus verursachen

Verlauf
- Kann sich langsam vergrößern, macht dies üblicherweise jedoch nicht

Therapie und Prognose
- Therapie: Häufig keine
- Resektion/Fenstration (auch endoskopisch), Shunt, wenn symptomatisch

Literatur

Miyajima M et al (2000): Possible origin of suprasellar arachnoid cysts: neuroimaging and neurosurgical observations in nine cases. J Neurosurg 93:62–67

Wester K (1999): Peculiarities of intracranial arachnoid cysts: Location, sidedness, and sex distribution in 126 consecutive patients. Neurosurg 45:775–779

Oberbauer RW et al (1992): Aracnoid cysts in children: a European cooperative study. Childs Nerv Syst 8:281–286

Kolloidzyste

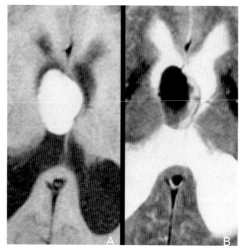

66-jähriger Mann mit schweren Kopfschmerzen. Es findet sich eine große Raumforderung im Bereich des Foramen Monroi, die sich in der T1-Wichtung (A) hyperintens und in der T2-Wichtung (B) gemischt iso-/hypointens darstellt. Beachte den obstruktiven Hydrozephalus. Kolloidzyste.

Grundlagen
- Benigne Raumforderung des anterioren 3. Ventrikels/Foramen Monroi
- Lokalisation und Bildgebung typisch
- Kann akuten Hydrozephalus und plötzlichen Tod verursachen

Bildgebung
Allgemeine Befunde
- Scharf abgrenzbare runde/ovoide gelatinöse Zyste
- Mittlere Größe: 15 mm
- Schlüsselzeichen = Hyperdense sphärische Raumforderung (Nativ-CT)
  - Lokalisiert im anterioren 3. Ventrikel im Bereich des Foramen Monroi
  - Spreizt den posterioren Anteil des Frontalhirnes auf

CT-Befunde
- Nativ-CT
  - In 2/3 hyperdens (Verkalkung selten)
  - 1/3 iso-/hypodens
  - +/- Hydrozephalus
- Kontrastmittel-CT
  - Üblicherweise kein Enhancement
  - Selten: Ringförmiges Enhancement

MRT-Befunde
- Signalintensität variiert mit dem Zysteninhalt
  - Iso-/hyperintens in T1-Wichtung
  - Variabel (hypo-/hyperintens) in T2-Wichtung
    - Kann zentral eine ausgeprägte Hypointensität enthalten („black-hole"-Effekt)
    - Selten: Flüssigkeits-Flüssigkeits-Spiegel
- Kann ein peripheres Enhancement aufweisen
- Kann mit Ventrikulomegalie assoziiert sein

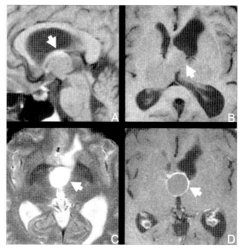

Atypische Kolloidzyste (Pfeile), die isointens in T1-Wichtung (A,B) und hyperintens in T2-Wichtung (C) ist und ein ringförmiges Enhancement (D) aufweist.

Differenzialdiagnose

Neurozystizerkose
- Multiple Läsionen innerhalb des Parenchyms und der Zisternen
- Assoziierte Ependymitis oder basale Meningitis
- Isodens zum Liquor im CT
- Auf Skolex achten

Liquorflussartefakt (MR „Pseudozyste")
- Multiplanare Technik bestätigt Artefakt
- Auf Phasenkodierrichtung achten

Vertebrobasiläre Dolichoektasie/Aneurysma
- Extreme Megadolichobasilaris kann eine Raumforderung am Foramen Monroi bewirken
- Auf „flow void" achten, Phasenkodierrichtung

Neoplasie
- Subependymom
  - Frontalhorn des Seitenventrikels
  - An das Septum pellucidum angeheftet
  - Fleckiges/solides Enhancement
- Plexus-choroideus-Papillom
  - Selten im 3. Ventrikel
  - Tumor der frühen Kindheit

Pathologie

Allgemein
- Allgemeine Anmerkungen
  - Lokalisation
    - Typischerweise anteriorer 3. Ventrikel im Bereich des Foramen Monroi
    - An das Dach des 3. Ventrikels und den Plexus choroideus angeheftet
    - Selten auch Septum pellucidum oder Fornix involviert
    - Seltene Lokalisation: Meningen, 4. Ventrikel

Kolloidzyste

- Ätiologie/Pathogenese
  - Aus dem embryonalen Endoderm, **nicht** Neuroektoderm!
- Epidemiologie
  - 0,5–1% der primären Hirntumoren
  - 15–20% der intraventrikulären Raumforderungen

Makroskopische und intraoperative Befunde
- Weiche, sphärische, scharf abgegrenzte zystische Läsion von 3 mm bis 4 cm
- Kollagenöse Kapsel mit darunter liegendem Epithel
- Gelatinöses Zentrum, variable Viskosität (muzinös oder ausgetrocknet)
- +/- Blutabbauprodukte, Cholesterol, verschiedene Ionen (Kalzium, etc.)

Mikroskopische Befunde
- Dünne äußere fibröse Kapsel
- Innere Begrenzung: Einfache Schicht aus flachem kuboidalem oder niedrigem zylindrischen Epithel
- Zysteninhalt: PAS-positives gelatinöses, kolloidales Material

Klinik

Klinisches Bild
- 40–50% asymptomatisch
- 50–60% symptomatisch
  - Präsentation zwischen 20. und 50. Lebensjahr (selten bei Kindern)
  - Kopfschmerz häufiges Erstsymptom
  - Selten: Übelkeit, Erbrechen, Gedächtnisverlust, Persönlichkeitsveränderung, Gangstörung, Sehstörung
- Akute Obstruktion des Foramen Monroi kann zu einer schnellen Hydrozephalusbildung führen mit Herniation bis zum Tod

Verlauf
- > 90% keine Größenänderung
- Selten Vergrößerung (z. B. Blutung), gelegentlich Schrumpfung

Therapie und Prognose
- Häufigste Behandlung: Operative Resektion
- Optionen: Stereotaktische Aspiration, endoskopische Resektion, Ventrikel-Shunt, Beobachtung (selten)
- Bildgebende Befunde können Schwierigkeiten bei der perkutanen Therapie aufzeigen
  - Hyperdensität im CT/Hypointensität in T2-Wichtung legen hohe Viskosität mit möglicher schwieriger Aspiration nahe

Literatur

Jeffree RL et al (2001): Colloid cyst of the third ventricle: a clinical review of 39 cases. J Clinical Neurosci 8:328–331

Pollack BE et al (2000): A theory of the natural history of colloid cysts of the third ventricle. Neurosurgery 46:1077–1083

Kirsch CFE et al (1997): Colloid cysts. IJNR 3:460–469

Erweiterte perivaskuläre Räume

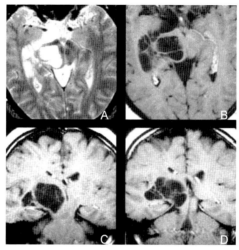

Die T2-gewichteten (A), nach Kontrastmittelgabe durchgeführten axialen (B) und koronaren T1-gewichteten (C, D) MRT-Scans zeigen expandierte („angeschwollene") perivaskuläre Räume, die einen Raumforderungseffekt auf das Mittelhirn ausüben.

Grundlagen
- Ausgeprägte perivaskuläre Räume (Virchow-Robin) zeigen sich in allen Altersgruppen und verschiedenen Lokalisationen
- Die perivaskulären Räume sind mit Pia ausgekleidet und enthalten interstitielle Flüssigkeit
- Perivaskuläre Räume kommunizieren nicht direkt mit dem Subarachnoidalraum
- Anhäufungen von erweiterten perivaskulären Räumen können einen Raumforderungseffekt ausüben, Hydrozephalus

Bildgebung
Allgemeine Befunde
- Schlüsselzeichen = Flüssigkeitsgefüllte Räume, die die penetrierenden Arterien umgeben und begleiten
- Basalganglien, Mittelhirn, weiße Substanz häufigste Lokalisation
- Andere
  - Thalami
  - Nucleus dentatus
  - Subinsulärer Kortex, Capsula extrema

CT-Befunde
- Rund/ovoid/linear/punktförmig
- Dichte wie Liquor
- Kein Enhancement

MRT-Befunde
- Solitäre oder multiple zystenartige Räume
  - Scharf abgrenzbar
  - Signal praktisch identisch zu Liquor in T1- und T2-Wichtung
  - Komplette Suppression des Signals in der FLAIR
  - Angrenzendes Parenchym üblicherweise normal
    – Kein Ödem, Enhancement
    – Minimale/mäßige umgebende Gliose in <25%

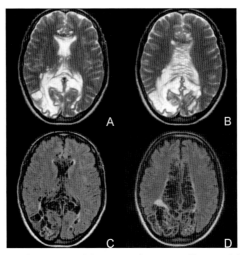

Sehr ausgeprägte, bizarre perivaskuläre Räume des Corpus callosum und der Okzipitallappen sind in diesen axialen T2-gewichteten (A, B) und FLAIR-Scans (C, D) dargestellt (mit freundlicher Genehmigung L. Valanne).

- +/- Darstellung der penetrierenden Arterien mit Kontrastmittel
- Perivaskuläre Räume üblicherweise 5 mm oder kleiner
  - Gelegentlich Größenzunahme, können groß werden
  - Können lokalen Raumforderungseffekt ausüben, Hypdrozephalus
  - Ausgedehnte Dilatation der perivaskulären Räume kann sehr bizarr aussehen

Befunde anderer bildgebender Verfahren
- DWI: Keine Diffusionsrestriktion

Empfehlungen
- Routine-MR + FLAIR
- Kontrastmittel optional

Differenzialdiagnose

Lakunäre Infarkte
- Ältere Patienten
- Häufig in den Basalganglien, weiße Substanz
- Hyperintensität des angrenzenden Parenchyms

Zystische Neoplasie
- Überlicherweise in Pons, Zerebellum, Hypothalamus
- Signalintensität nicht ganz wie Liquor
- Häufig auch parenchymale Signalabnormitäten
- Enhancement möglich

Inflammatorische Zysten
- Neurozystizerkosezysten enthalten oft einen Skolex
- Umgebendes Ödem
- Üblicherweise Enhancement

Pathologie

Allgemein

- Allgemeine Anmerkungen
  - Erweiterte, zystisch erscheinende Räume
- Genetik
  - Üblicherweise normal, wenn die perivaskulären Räume nicht durch Mukopolysacharidablagerungen erweitert werden (Hurler-, Hunter-Syndrom)
  - Erweiterung der perivaskulären Räume bei einigen kongenitalen Muskeldystrophien
- Ätiologie/Pathogenese
  - Theorie: Interstitielle Flüssigkeitsansammlung zwischen penetrierenden Gefäßen und Pia
- Epidemiologie
  - Ausgeprägte vaskuläre Räume treten in allen Lokalisationen und Altern auf
  - Bei 35–30% aller Kinder vorhanden (benigne Normvariante)

Makroskopische und intraoperative Befunde

- Glatt abgrenzbare, flüssigkeitsgefüllte Zysten

Mikroskopische Befunde

- Einfache oder doppelte Schicht aus invaginierter Pia
- Die Pia wird fenestriert und verschwindet auf kapillärer Ebene
- Perivaskuläre Räume sind üblicherweise im Kortex sehr schmal und erweitern sich in der subkortikalen weißen Substanz

Klinik

Klinisches Bild

- Üblicherweise unauffällig, inzidentieller Befund bei Bildgebung/Autopsie
- Unspezifische Symptome (z. B. Kopfschmerz)

Verlauf

- Größe bleibt üblicherweise stabil
- Gelegentlich fortschreitende Expansion

Therapie und Prognose

- „Leave-me-alone"-Läsion, die nicht mit einer ernsthaften Erkrankung verwechselt werden sollte
- Ventrikelshunt bei Mittelhirnläsionen, die einen obstruktiven Hydrozephalus verusachen

Literatur

Song CJ et al (2000): MR imaging and histologic features of suinsular bright spots on T2-weighted MR images: Virchow-Robin spaces of the extrreme capsule and insular cortex. Radiol 214:671–677

Masalchi M et al (1999): Expanding lacunae causing triventricular hydrocephalus. U Neurosurg 91:669–674

Adachi M et al (1998): Dilated Virchow-Robin spaces: MRI pathological study. Neuroradiol 40:27–31

Epidermoidzyste

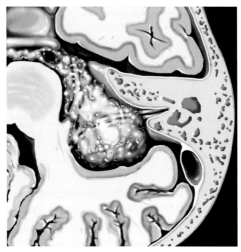

Die axiale Grafik zeigt eine typische Epidermoidzyste des Kleinhirnbrückenwinkels. Die lobulierte, perlenartige Raumforderung infiltriert den Subarachnoidalraum und ummauert sowohl die Hirnnerven als auch die Blutgefäße.

Grundlagen

- 1% aller intrakraniellen Tumoren
- Nicht-neoplastische Einschlusszyste
- Dritthäufigste Raumforderung des Kleinhirnbrückenwinkels/inneren Gehörgangs
- Erinnert an Liquor in den Bildgebung

Bildgebung

Allgemeine Befunde

- Lobulierte, irreguläre, „blumenkohlartige", perlenförmige Raumforderung
- Schlüsselzeichen = Liquorartige Raumforderung, die in die Zisternen einwächst und Nerven/Gefäße ummauert

CT-Befunde

- Nativ-CT
  - > 95% hypodens (erinnert an Liquor)
  - 10–25% Verkalkungen
  - Seltene Variante: „Dichtes" Epidermoid
- Kontrastmittel-CT: Üblicherweise kein Enhancement (Begrenzung der Zyste kann minimales Enhancement zeigen)

MRT-Befunde

- Die Signalintensität ist meist in allen Standardsequenzen gleich oder gering höher als Liquor
- Keine vollständige Signalsuppression in der FLAIR

Befunde anderer bildgebender Verfahren

- DWI: Diffuionseinschränkung (hohe Signalintensität)

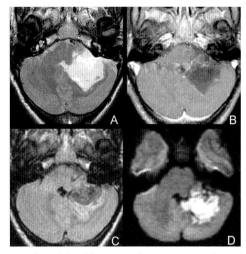

Die axiale T2-Wichtung (A) und kontrastmittelunterstüzte T1-Wichtung (B) zeigt eine blumenkohlartige Raumforderung des Kleinhirnbrückenwinkels mit liquorähnlicher Signalintensität. Keine vollständige Signalunterdrückung in der FLAIR (C). In der Diffusionswichtung (D) findet sich eine deutliche Diffusionseinschränkung. Epidermoidzyste.

Differenzialdiagnose

Arachnoidalzyste
- Vollständige Signalunterdrückung in der FLAIR
- Keine Diffusionsrestriktion

Inflammatorische Zysten (z. B. Zystizerkose)
- Häufiges Enhancement
- Dichte/Signalintensität üblicherweise nicht genau wie Liquor
- Ödem, Gliose häufig

Zystisches Neoplasma
- Dichte/Signalintensität nicht liquorgleich
- Häufig Enhancement

Dermoidzyste
- Üblicherweise nahe der Mittellinie
- Erinnert mehr an Fett als an Liquor (enthält Hautanhangsgebilde)

Pathologie

Allgemein
- Allgemeine Anmerkungen
  - Auftreten meistens außerhalb der Mittellinie
  - Häufigste Lokalisation ist die hintere Schädelgrube
    – Kleinhirnbrückenwinkel 75%
    – 4. Ventrikel 20%
    – 5% andere Lokalisation (suprasellär, Fissura sylvii)
  - Gelegentlich: Kalotte (intradiploisch), Wirbelsäule
- Genetik
  - Sporadisches Auftreten

- Embryologie
  - Entstehung aus ektodermalen Einschlüssen während des Neuralrohrverschlusses
  - Kongenitale intradurale Kleinhirnbrückenwinkelepidermoide entstehen aus Zellen der ersten Branchialtasche
- Epidemiologie
  - 1% aller intrakraniellen Neoplasien und tumorartigen Raumforderungen

Makroskopische und intraoperative Befunde
- Perlenartig weiß („beautiful tumor")
- Lobulierte Ausläufer
- Auskleidendes Wachstumsmuster (Ausbreitung durch die Zisternen, umgibt und ummauert Gefäße/Nerven)

Mikroskopische Befunde
- Zystenwand besteht aus einfacher Schicht mit kuboidalem Plattenepithel
- Zysteninhalt: Solides kristallines Cholesterol, keratinloser Debris

Klinik

Klinisches Bild
- Kann über viele Jahre klinisch stumm sein
- Symptomatisch zwischen 20. und 40. Lebensjahr (meist um das 40. Lebensjahr)
- Symptome abhängig von Lokalisation und Wachstumsmuster
  - Kopfschmerzen
  - Hirnnerven V, VII, VIII häufig betroffen

Verlauf
- Langsamens Wachstum

Therapie und Prognose
- Mikrochirurgische Resektion
- Rezidive häufig bei inkompletter Entfernung

Literatur

Chen S et al (2001): Quantitative MR evaluation of intracranial epdermoid tumors by fast FLAIR imaging and echo-planar DWI. AJNR 22:1089–1096

Kallmes DF et al (1997): Typical and atypical MR imaging features of intracranial epidermoid tumors. AJR 169:883–887

Smirniotopoulos JG et al (1995): Teratomas, dermoids, and epidermoids of the head and neck. RadioGraphics 15:1437–1455

Dermoidzyste

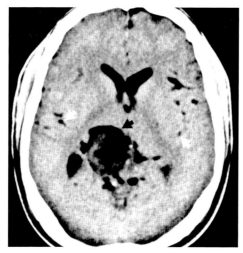

Das Kontrastmittel-CT zeigt eine hypodense Raumforderung (schwarzer Pfeil) mit multiplen tröpfchenartigen Arealen niedriger Dichte in den Subarachnoidalräumen (weiße Pfeile).

Grundlagen
- Intrakranielle Dermoide sind kongenitale Einschlusszysten
- Sekretion und abgeschilferter Epitheldebris verursachen eine langsame Expansion
- Können rupturieren und Ursache signifikanter Morbidität/Mortalität sein

Bildgebung
Allgemeine Befunde
- Umschriebene unilokuläre Zyste
- Üblicherweise im Bereich der Mittellinie
  - Am häufigsten sellär/suprasellär
  - Raumforderung des Skalps (2/3 in der Nähe der vorderen Fontanelle)
  - Andere Lokalisationen: Wirbelsäule, Orbita
- Schlüsselzeichen: Fett und Tröpfchen in den Zisternen, Sulci, Ventrikel

CT-Befunde
- Nativ-CT
  - Runde/lobulierte zystische Raumforderung
  - Fettdichte, (selten „dichtes" Dermoid)
  - In 20% Verkalkungen
  - Nach einer Ruptur verteilen sich die Fetttröpfchen in den Zisternen, Fett-Flüssigkeits-Spiegel innerhalb der Ventrikel möglich
  - Dermoide des Skalps oder der Kalotte expandieren die Diploe
  - Frontonasal: Crista galli bifida, großes Foramen cecum + Sinustrakt
- Kontrastmittel-CT: Üblicherweise kein Enhancement

MRT-Befunde
- T1-Wichtung: Zyste, „Rupturtröpfchen" sehr hyperintens
  - Bestätigung durch fettsupprimierte Sequenz
  - Fett-Flüssigkeits-Spiegel in der Zyste und den Ventrikeln häufig
- T2-Wichtung: Häufig heterogen
  - Chemical Shift-Artefakt in Frequenzkodierrichtung

Dermoidzyste

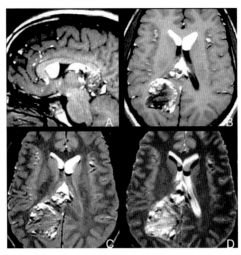

Gleicher Fall wie vorherige Abbildung. Die sagittale (A) und axiale (B) T1-Wichtung zeigt eine Raumforderung gemischter Signalintensität mit multiplen hyperintensen Herden in den Ventrikeln und im Subarachnoidalraum. Die Protonendichte-gewichtete (C) und T2-gewichtete (D) Sequenz zeigt einen ausgeprägten Chemical shift Artefakt. Ruptu-riertes Dermoid (mit freundlicher Genehmigung T. Swallow).

Empfehlungen
- Bestätigung der Diagnose mit fettsupprimierter Sequenz
- 3-D-Chemical-shift-sensitive Sequenz hilfreich beim Auffinden sehr kleiner Tröpfchen

Differenzialdiagnose
Teratom
- Lokalisation ähnlich
- Enthält endodermale und mesenchymale Anteile
- Häufig multizystisch/multilokuliert

Kraniopharyngeom
- Suprasellär
- Enhancement

Epidermoid
- Die meisten Epidermoidzysten erinnern an Liquor, nicht an Fett

Pathologie
Allgemein
- Allgemeine Anmerkungen
  - Kann am Skalp, an der Kalotte oder als intradurale, extraaxiale Raumforderung auftreten
- Genetik
  - Sporadisch, nicht familiär
- Embryologie (zwei Theorien)
  - Sequestration des Oberflächenektoderms entlang der Linien der Epithel-fusion/entlang des Verlaufes der normalen embryologischen Invagination
  - Einschluss von kutanem Ektoderm zum Zeitpunkt des Neuralrohrverschlusses

- Ätiologie/Pathogenese
  - Es existieren drei Klassifikationen von Dermoideinschlüssen, basierend auf der Pathogenese
    – Kongenitales zystisches Teratom (echte Neoplasie aus allen drei embryonalen Keimblättern)
    – Kongenitale Dermoideinschlusszyste (nicht-neoplastische epithelausgekleidete Einschlusszyste)
    – Erworbene Implantationszyste (Trauma, Operation, Liquorpunktion)
  - 50% der kongenitalen Dermoide sind mit anderen Anomalien assoziiert
    – Anteriore Neuroporusdefekte (jede mögliche Mischung aus Dermoid, Epidermoid und Duralsinustraktanomalien)
  - Dermoide, Epidermoideinschlusszysten sind die häufigsten Läsionen des Skalps oder der Kalotte bei Kindern
- Epidemiologie
  - Selten: Weniger als 0,5% der primären intrakraniellen Tumore
  - In der Mehrheit supratentoriell, Mittellinie und mittelliniennahe

Makroskopische und intraoperative Befunde
- Unilokuläre Zyste mit dicker Wandung aus Bindegewebe
- Inhalt: Mischung aus schmierigem Fett und Cholesteroldebris
- Enthält häufig Haare

Mikroskopische Befunde
- Äußere Wand aus fibrösem Bindegewebe
- Schicht aus keratinisierten Plattenepithel und Hautanhangsgebilden (Schweißdrüsen, Talgdrüsen, Haarfollikel)
- Abgeschilfertes Keratin, zellulärer Debris
- Zähne mit dentalem Enamel können vorhanden sein

Klinik

Klinisches Bild
- Unkompliziertes Dermoid: Anfälle und Kopfschmerz sind die häufigsten Symptome
- Zystenruptur verursacht eine chemische Meningitis (Mollaret's-Meningitis)

Verlauf
- Benigne, langsam wachsend
- Größere Läsionen sind mit einer höheren Rupturrate assoziiert
- Ruptur kann Anfälle, Koma, Vasospasmus, Tod verursachen
- Dermoid und dermaler Sinus können Ursache einer Infektion oder eines Hydrozephalus sein

Therapie und Prognose
- Vollständige mikrochirurgische Entfernung
- Residuum der Kapsel führt zu Rezidiv

Literatur
Calabro F et al (2000): Rupture of spinal dermoid tumors with spread of fatty droplets in the CSF pathways. Neuroradiol 42:572–579
Dagher AP et al (1995): Intracranial cysts with and without rupture. IJNR 1:134–144
Smirniotopoulos JG et al (1995): Teratomas, dermoids, and epidermoids of the head and neck. RadioGraphics 15:1437–1455

Zysten des Plexus choroideus

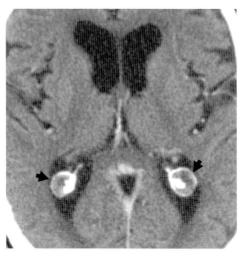

Kontrastmittel-CT eines asymptomatischen, 68-jährigen Patienten mit bilateralen, kalzifizierten, ringförmig anreichernden Zysten (Pfeile) in den Glomus choroidei. Xanthogranulome.

Grundlagen
- Häufiger inzidentieller Befund in der Bildgebung älterer Patienten
- Liquorartige Zysten in den Glomus choroidei

Bildgebung

Allgemeine Befunde
- Zystische oder noduläre/partiell zystische Raumforderung(en)
- Üblicherweise klein (2–8 mm), häufig multipel
- Schlüsselzeichen = Älterer Patient mit liquorartigen Zysten im Trigonum der Seitenventrikel

CT-Befunde
- Nativ-CT: Dichte ähnlich wie Liquor
- Kontrastmittel-CT: Anreicherung variiert von fehlendem über Ringenhancement zu solidem Enhancement

MRT-Befunde
- Hypointens in T1-Wichtung, hyperintens in Protonendichte-/T2-Wichtung (verglichen mit Hirnparenchym)
- 2/3 sind iso-, 1/3 sind hypointens in FLAIR
- Kontrastmittelenhancement möglich (solide, ringförmig, nodulär)

Befunde anderer bildgebender Verfahren
- DWI: In 65% Diffusionsrestriktion (hohe Signalintensität)
- Pränataler Ultraschall: Kleine fetale Plexus-choroideus-Zysten sind häufig; Normalbefund

Empfehlungen
- MRT ohne/mit Kontrastmittel, FLAIR

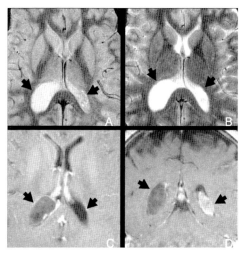

Die axiale Protonen- (A) und T2-Wichtung (B) zeigt zystische Raumforderungen des Plexus choroideus am Eingang in beide Seitenventrikel (Pfeile). Die kontrastmittelunterstützte axiale (C) und koronare (D) T1-Wichtung zeigt eine Raumforderung im rechten Seitenventrikel, die hyperintens zu Liquor ist; die linksseitige Raumforderung zeigt eine Anreicherung. Bei beiden handelt es sich um Xanthogranulome (mit freundlicher Genehmigung R. Sherry).

Differenzialdiagnose

Benigne Zysten

- Entzündlich (Zystizerkose)
- Ependymal
  - Üblicherweise mehr juxta- als intraventrikulär
  - Kein Enhancement
  - Immunreaktivität für GFAP und S-100 positiv
- Epidermoid (üblicherweise im 4. Ventrikel, selten in den Seitenventrikeln)

Villöse Hyperplasie

- Häufig Liquorüberproduktion

Neoplasie

- Plexus-choroideus-Papillom (Kinder < 10 Jahre)
- Meningeom (üblicherweise solide)
- Metastase
- Zystisches Astrozytom (selten bei älteren Patienten)

Pathologie

Allgemein

- Allgemeine Anmerkungen
  - Solitäre oder multiple flüssigkeitsgefüllte Zysten
    - Atria der Seitenventrikel ist häufigste Lokalisation
    - Seltener: 3. Ventrikel
  - Angeheftet an oder innerhalb der Plexus choroideus
- Genetik
  - Große fetale Zysten des Plexus choroideus sind assoziiert mit Trisomie 18

- Ätiologie/Pathogenese
  - Fett von abgeschilfertem, degenerierten Choroidepithel sammelt sich an
  - Lipid provoziert xanthomatöse Antwort
- Epidemiologie
  - Häufigster Typ der neuroepithelialen Zyste
    - 1% Prävalenz bei Feten
    - 1,6–7% Prävalenz bei Erwachsenen
  - Zunehmende Inzidenz mit dem Alter

Makroskopische und intraoperative Befunde
- Noduläre, teilweise zystische, gelblich-graue Raumforderung im Glomus choroideum
- Selten: Blutung

Mikroskopische Befunde
- Nester aus schaumigen, lipidbeladenen Histiozyten
- Fremdkörperriesenzellen
- Chronische entzündliche Infiltrate (Lymphozyten, Plasmazellen)
- Cholesterolspalten, Hämosiderin, Verkalkung
- Immunhistochemie: Positiv für Präalbumin, Zytokeratine, GFAP
- Eingeschlossenes Plexus-choroideus-Epithel

Klinik

Klinisches Bild
- Inzidentielle Entdeckung bei Autopsie/Bildgebung
- Gelegentlich: Kopfschmerz

Verlauf
- Bleibt üblicherweise asymptomatisch und nicht progressiv
- Die fetalen Plexus-choroideus-Zysten bilden sich normalerweise spontan zurück

Therapie und Prognose
- Üblicherweise keine
- Selten: Shunt bei obstruktivem Hydrozephalus

Literatur

Ishiyama H et al (2001): Diffusion-weighted MRI of choroid plexus cysts (abstr). Neuroradiol 43:107

Boockvar JA et al (2000): Symptomatic lateral ventricular cysts: Criteria for distinguishing these rare cysts from other symptomatic cysts of the ventricles. Neurosurg 46:1229–1233

Kadota T et al (1996): MR of xanthogranuloma of the choroids plexus. AJNR 17:1595–1597

Pinealiszysten

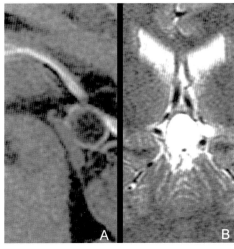

Darstellung einer typischen Zyste der Glandula pinealis. Die sagittale kontrastmittelunterstützte T1-Wichtung (A) und koronare T2-Wichtung (B) zeigt eine Zyste mit einer Signalintensität, die der von Liquor gleicht. Der anreichernde Ring besteht aus dem komprimierten normalen Gewebe der Pinealis.

Grundlagen
- Pinealiszysten sind ein häufiger inzidentieller Befund bei Bildgebung/Autopsie
- Sie sind üblicherweise klein und asymptomatisch, können sich jedoch vergrößern; auch Blutung ist möglich

Bildgebung
Allgemeine Befunde
- Runde/ovoide, relativ dünnwandige Zyste
  - Oberhalb des Tectums, unterhalb der V. cerebri interna
  - Kann das Tectum abflachen, gelegentlich Kompression des Aquädukts
- Schlüsselzeichen = Homogene flüssigkeitsgefüllte Raumforderung oberhalb des Tectums, jedoch klar abgegrenzt von demselben

CT-Befunde
- Nativ-CT
  - Scharf abgegrenzte, glatte Zyste im hinteren Abschnitt des 3. Ventrikels
    - Flüssigkeit iso- bis gering hyperdens zu Liquor
    - In 25% Verkalkungen der Zystenwand
- Kontrastmittel-CT
  - Ringförmiges oder noduläres Enhancement

MRT-Befunde
- Variable Signalintensität
  - In 40% isointens zu Liquor in T1- und T2-Wichtung
  - 85–90% hyperintens zu Liquor in Protonenwichtung
  - Kann heterogen sein, mit Blutung/Raumforderungseffekt
- In 60% Enhancement
  - Partieller/kompletter Rand, nodulär
  - Kann in Spätaufnahmen ein „fill-in"-Phänomen zeigen, an soliden Tumor erinnern

Pinealiszysten

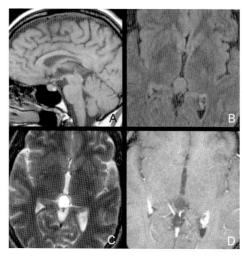

Die native sagittale (A) und kontrastmittelunterstützte axiale (D) T1-Wichtung zeigen eine nicht-anreichernde Raumforderung im posterioren 3. Ventrikel, die die Glandula pinealis expandiert, gering hyperintens im Vergleich zu Liquor sowohl in T1- als auch T2-Wichtung (C) ist und keine Signalsuppression in der FLAIR (B) zeigt. Nicht-neoplastische Pinealiszyste.

Empfehlungen
- Bei inzidentiellem Befund einer typischen Zyste kann dieser üblicherweise allein auf klinischer Basis verfolgt werden (ohne weitere Bildgebung)

Differenzialdiagnose
Normale Glandula pinealis
- Drei anatomische Erscheinungsbilder
  - Nodulär (52%)
  - Halbmondförmig (25%)
  - Ringförmig (22%)

Pineozytom
- Kann in der Bildgebung nicht zu unterscheiden sein, Histologie für die definitive Diagnose notwendig
- Sowohl Pinealiszyste als Pineozytom können in serieller Bildgebung unverändert bleiben

Pathologie
Allgemein
- Embryologie
  - Das primitive pineale Divertikel teilt sich in den pinealen Rezessus und das Cavum pineale
  - Das Cavum pineale wird üblicherweise durch gliale Fasern obliteriert
  - Bei inkompletter Obliteration kann eine residuale Höhle verbleiben
- Ätiologie/Pathogenese: Drei Haupttheorien
  - Vergrößerung des embryonalen Cavum pineale (siehe oben)
  - Ischämische Gliadegeneration +/- hämorrhagische Expansion
  - Kleine präexistierende Zysten vergrößern sich unter hormonellem Einfluss

- Epidemiologie
  - 1–4% Prävalenz bei der Bildgebung
  - 20–40% mikroskopische Zysten bei Autopsie
  - Weiblich : Männlich = 3 : 1

Makroskopische und intraoperative Befunde
- Glatte, weiche, grau bis gelbe Zystenwand
- Enthaltene Flüssigkeit variiert von klar bis gelb (am häufigsten) bis hämorrhagisch
- 80% < 10 mm
- Können groß sein (bis zu 4,5 cm wurden berichtet)

Mikroskopische Befunde
- Dünne (üblicherweise inkomplette) äußere fibröse Schicht
- Mittlere Schicht aus Pinealisparenchym mit/ohne Verkalkung
- Innere Schicht aus Gliagewebe mit variablen granulären Körperchen, hämosiderinbeladenen Makrophagen

Klinik

Klinisches Bild
- In der großen Mehrheit klinisch stumm
- Große Zysten (> 1 cm) können symptomatisch werden
  - 50% Kopfschmerz (Aquäduktkompression, Hydrozephalus)
  - 10% Parinaud-Syndrom (tektale Kompression)
  - Sehr selten: „Pinealisapoplexie" mit intrazystischer Blutung, akutem Hydrozephalus, plötzlichem Tod
- Altersgipfel = 28 Jahre

Verlauf
- Größe verbleibt üblicherweise unverändert
- Zystische Expansion der Pinealis beginnt bei manchen Frauen in der Adolenszenz, abnehmend mit dem Alter

Therapie und Prognose
- Üblicherweise keine; atypische/symptomatische Läsionen können stereotaktische Aspiration, Biopsie, Resektion notwendig machen

Literatur
Barboriak DP et al (2001): Serial MR imaging of pineal cysts: Implications for natural history and follow-up. AJR 176:737–743
Engel U et al (2000): Cystic lesions of the pineal region – MRI and pathology. Neuroradiol 42:399–402
Fain JS et al (1994): Symptomatic glial cysts of the pineal gland. J Neurosurg 80:454–460

Zysten der Rathke-Tasche

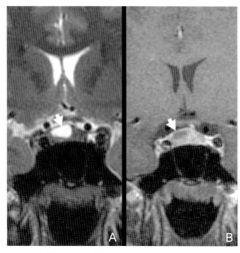

Die koronare T2-gewichtete (A) und kontrastmittelunterstützte T1-gewichtete (B) MRT-Sequenz zeigt eine nicht-anreichernde Zyste in der Hypophyse (Pfeile), die inzidentiell bei einer 32-jährigen Patientin mit Kopfschmerzen gefunden wurde. Wahrscheinlich Zyste der Rathke-Tasche.

Grundlagen
- Häufige intra-/supraselläre nicht-neoplastische Zyste
- Die meisten sind asymptomatisch, werden zufällig entdeckt

Bildgebung

Allgemeine Befunde
- Schlüsselzeichen = Nicht-anreichernde, nicht-kalzifizierte, hyperintense (T2-Wichtung) Zyste in der Hypophyse

CT-Befunde
- Nativ-CT
  - Scharf abgrenzbare, runde/lobulierte intra-/supraselläre Raumforderung
    - In 40% intrasellär, < 10 mm; 60% supraselläre Ausbreitung
    - 75% hypo-, 25% gemischt iso-/hypodens
    - In 10–15% Verkalkungen (in der Zystenwand)
  - Selten: Sinusitis sphenoidalis
- Kontrastmittel-CT
  - Kein Enhancement

MRT-Befunde
- Kann in der Glandula hypophysialis (umgeben von normalem Drüsengewebe), suprasellär oder in beiden Lokalisationen auftreten
- Signalintensität variiert mit Zysteninhalt (serös, muzinös)
  - 30–40% wie Liquor (hypointens in T1-Wichtung, hyperintens in T2-Wichtung)
  - 50–60% hyperintens in T1-Wichtung, iso-/hypointens in T2-Wichtung
  - 5–10% gemischt (kann Flüssigkeits-Flüssigkeits-Spiegel enthalten)
- Kein internes Enhancement (anreichernder Ring aus komprimiertem normalen Hypophysengewebe kann sichtbar sein)
- 75% haben einen kleinen, nicht-anreichernden intrazystischen Nodulus
- Größe variiert (üblicherweise klein; einige Zysten können jedoch groß werden)

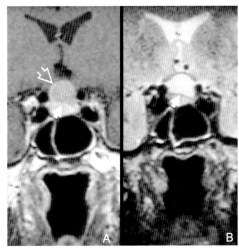

Die koronare, kontrastmittelunterstützte T1-Wichtung (A) zeigt eine supraselläre Raumforderung, die die Hypophyse komprimiert. Beachte eine anterosuperiore Kappe aus anreicherndem Hypophysengewebe (offener Pfeil). In der Protonendichtewichtung (B) ist die Raumforderung hyperintens. Zyste der Rathke-Tasche (weiße Pfeile).

Differenzialdiagnose

Kraniopharyngeom
- Histologisches Kontinuum zwischen der Zyste der Rathke-Tasche und Kraniopharyngeom (falls nicht kalzifiziert können beide in der Bildgebung ununterscheidbar sein)
- Fleckige Verkalkungen häufig beim Kraniopharyngeom, selten bei der Zyste der Rathke-Tasche
- In 90% Enhancement (nodulär, ringförmig)

Zystisches Hypophysenadenom
- Verkalkungen häufig
- Ringförmiges Enhancement häufig

Andere nicht-neoplastische Zysten
- Arachnoidalzyste (Signalintensität identisch zu Liquor, kein intrazystischer Nodulus)
- Gemischte intraselläre Zysten (Pars intermedia-, Kolloid-, Dermoid-, Epidermoidzysten treten auf)

Pathologie

Allgemein
- Allgemeine Anmerkungen
  - Die Zyste der Rathke-Tasche stellt eine Zyste aus dem Spektrum der mittelliniennahen sellären/juxtasellären ektodermalen Zysten dar
- Embryologie
  - Ursprung aus dem Ektoderm (Persistenz der Rathke-Tasche)
    - Stomodeum (primitive Mundhöhle) invaginiert
    - Dehnt sich nach dorsal aus, formiert den ektodermal ausgekleideten kraniopharyngialen Duktus
    - Trifft das Infundibulum (aus dem 3. Ventrikel wachsend) etwa in der 11. Fetalwoche, Entstehung der Hypophyse

- Die Vorderwand der Tasche formiert den Vorderlappen, Pars tuberalis
- Die Hinterwand formiert die Pars intermedia
- Das Lumen formiert eine enge Spalte, die sich normalerweise in der 12. Woche zurückbildet
- Bei Persistenz und/oder Expansion entsteht eine Zyste der Rathke-Tasche
- Neuroepithelialer oder endodermaler (weniger wahrscheinlich) Ursprung
- Ätiologie/Pathogenese
  - Entsteht aus den embryonalen Überresten der Rathke-Tasche
- Epidemiologie
  - Üblicherweise inzidentiell, gefunden in bis zu 1/3 aller Autopsien

Makroskopische und intraoperative Befunde
- Glatt lobuliert, gut abgrenzbare intra-/supraselläre zystische Raumforderung, die eine klare oder weißlich muköse Flüssigkeit enthält
- Lokalisation
  - Die meisten Zysten der Rathke-Tasche sind limitiert auf die Sella
    - Anteriorer und intermediärer Lappen
  - Können groß werden, Präsentation dann als supraselläre Raumforderung

Mikroskopische Befunde
- Die Wandung besteht aus einer einfachen Schicht aus kuboidalen/zylindrischen Epithel- +/- Gobletzellen
- Variabler Zysteninhalt
  - Klar oder serös, +/- Blutung, Hämosiderin
  - Amorphes, eosinophiles Muzikarmin-positives Kolloid +/- Cholesterolspalten
  - Festes, wachsgelbes, eingedicktes Material
- Immunhistochemische Färbungen positiv auf Zytokeratin

Klinik

Klinisches Bild
- Die meisten sind asymptomatisch, inzidentieller Befund
- Symptomatische Zysten der Rathke-Tasche
  - In 70% Hypophysenstörung (Amenorrhö/Galaktorrhö, Diabetes insipidus, Panhypopituitarismus, Hyperprolaktinämie)
  - Bei 45–55% Sehstörungen
  - Bei 50% Kopfschmerz

Verlauf
- Meist stabil, keine Veränderungen in Größe/Signalintensität
- Einige Zysten können schrumpfen/spontan verschwinden
- Iso-/hyperintense Zysten in T1-Wichtung verursachen häufiger Symptome
- Zysten unterliegen keiner neoplastischen Degeneration

Therapie und Prognose
- Konservativ falls asymptomatisch
- Aspiration/partielle Exzision falls symptomatisch

Literatur

Byun WM et al (2000): MR imaging findings of Rathke's cleft cysts: Significance of intracystic nodules. AJNR 21:485–488

Saeki N et al (1999): MRI findings and clinical manifestations in Rathke's cleft cyst. Acta Neurochir (Wien) 141:1055–1061

Kleinschmidt-DeMasters BK et al (1995): The pathologic, surgical, and MRI spectrum of Rathke cleft cysts. Surg Neurol 44:19–27

PocketRadiologist™
Gehirn
Die 100 Top-Diagnosen

MENINGEN

Neurosarkoidose

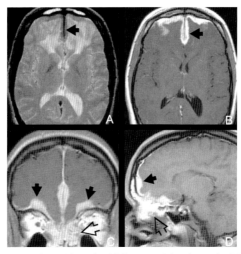

Die axialen T2-gewichteten (A), axialen (B), koronaren (C) und sagittalen (D) T1-gewichteten kontrastmittelunterstützten Sequenzen zeigen eine ausgedehnte, bifrontale Duraverdickung (Pfeile). Beachte das anreichernde Gewebe in der Nase und den Sinus ethmoidales (offene Pfeile). Sarkoidose (mit freundlicher Genehmigung B. Burton).

Grundlagen
- Multisystemische, nicht-verkäsende Epitheloidzellgranulome
- Gehirn involviert bei 5% (klinisch) bis 25% (Autopsie)
- Neurosarkoidose kann ohne Evidenz für die systemische Erkrankung auftreten
- Variable Manifestationen machen die Neurosarkoidose zu einem „Chamäleon"

Bildgebung
Allgemeine Befunde
- Schlüsselzeichen = Solitäre oder multifokale, extraaxiale Raumforderung plus abnormales Thoraxröntgenbild

CT-Befunde
- Sensitivität << MRT
- Kann basales leptomeningeales Enhancement zeigen

MRT-Befunde
- Weites Spektrum von Manifestationen
  - Fast die Hälfte haben periventrikuläre Läsionen hoher Signalintensität in der T2-Wichtung
  - Etwas mehr als 1/3 haben multiple parenchymale Läsionen
  - Etwas mehr als 1/3 zeigen leptomeningeales Enhancement (kann nodulär oder diffus sein)
  - In 10% solitäre intraaxiale Raumforderung
  - In 5% solitäre, durabasierte extraaxiale Raumforderung
  - In 5–10% Hypothalamus/Hypophysenstiel
  - Andere: Hydrozephalus, Vaskulitis, lakunäre Infarkte (Hirnstamm, Basalganglien), ependymales Enhancement
- Kann ebenso das Rückenmark und die Nervenwurzeln befallen

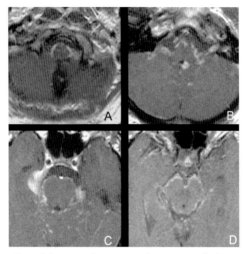

Die Serie aus T1-gewichteten MR-Sequenzen nach Kontrastmittelgabe zeigt eine noduläre piale Verdickung, die die Medulla, die Pons, das Mittelhirn und das Zerebellum sowie die linken Hirnnerven VII und VIII umscheidet. Fokale durabasierte Raumforderungen finden sich auch entlang des Tentoriums. Sarkoidose.

Befunde anderer bildgebender Verfahren

- Röntgenthorax bei den meisten Patienten mit Neurosarkoidose abnormal
  - Hiläre Lymphadenopathie +/- Lungenparenchymveränderungen
  - Diffuse retikuläre Infiltrate
- Gallium-Scan (positiv bei der Mehrheit)

Differenzialdiagnose

Tumor

- Solitäre intraaxiale Raumforderung kann Astrozytom imitieren
- Durabasierte Raumforderungen können Meningeome, Metastasen vortäuschen
- Eine Raumforderung des Kleinhirnbrückenwinkels kann ein Akustikusneurinom vortäuschen
- Multifokale, miliäre parenchymatöse Läsionen können Metastasen vortäuschen

Meningitis

- Kann von einer bakteriellen, fungalen, tuberkulösen oder karzinomatösen Meningitis nicht zu unterscheiden sein

Demyelinisierende Erkrankungen

- Die Läsionen der periventrikulären weißen Substanz können eine MS vortäuschen

Pathologie

Allgemein

- Allgemeine Anmerkungen
  - Fokale oder diffus infiltrierende Granulome, die das Hirnparenchym, die Leptomeningen und die Dura einbeziehen

- Ätiologie/Pathogenese
  - Unbekannt; möglicherweise Stimulation des Immunsystems durch ein oder mehrere Antigene
  - Kein klares familiäres Muster, auch keine klare Beziehung zur Exposition bei der Arbeit/Umweltfaktoren oder zu einem infektiösen Agens
- Epidemiologie
  - Beginn üblicherweise in der 3./4. Dekade (3–5% Kinder)
  - 10–20 auf 100 000 Einwohner in Nordamerika
  - Inzidenz bei der Afro-Amerikanern 10fach höher als bei weißen Amerikanern, bei Frauen doppelt so hoch wie bei Männern
  - Lunge in >90% beteiligt
  - ZNS in 25% (Autopsie; klinisch nur 5% betroffen)

Mikroskopische Befunde
- Runde/ovoide, nicht-verkäsende Granulome bestehend aus kompakten, radiär angeordneten Epitheloidzellen mit nur blass anfärbenden Nuclei
- Bogenförmig um die zentrale Granulomzone angeordnete Riesenzellen
- Die leptomeningealen Granulome dehnen sich in die perivaskulären Räume (Virchow-Robin) und das angrenzende Parenchym aus

Klinik

Klinisches Bild
- Kann jedes Organ befallen
- Die Symptome variieren mit Lokalisation und Größe der Granulome
- Hautläsionen in bis zu 1/3 der Fälle
- Iritis, Uveitis, Polyarthritis, Lymphadenopathie sind ebenso häufig
- Neurologische Symptome können auftreten ohne Evidenz auf pulmonale oder systemische Sarkoidose
  - Hirnnervenstörungen (Fazialisparese, Diplopie/Sehstörungen)
  - Kopfschmerz, Müdigkeit, Anfälle
  - Schwäche, Parästhesien
  - Zeichen der meningealen Irritation
  - Hypophyseale/hypothalamische Dysfunktion (z. B. Diabetes insipidus)
- Erhöhte ACE-Spiegel in > 50% der Fälle mit Neurosarkoidose
- Liquorbefund weder sensitiv noch spezifisch

Verlauf
- Variabel (einige reagieren schnell auf Steroide, andere steroidrefraktär)

Therapie und Prognose
- Kortikosteroide hilfreich in vielen Fällen
- Immunsuppressiva bei den anderen

Literatur

Pickuth D et al (2000): Role of radiology in the diagnosis of neurosarcoidosis. Eur Radiol 10:941–944

Keesling CA et al (1998): Clinical and imaging manifestations of pediatric sarcoidosis. Acad Radiol 5:122–132

Hollander MD et al (1998): Neuroradiology case of the day. RadioGraphics 18:1608–1611

Intrakranielle Hypotension

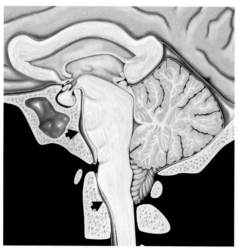

Die sagittale Grafik zeigt das nach kaudal verlagerte Mittelhirn, die erworbene Tonsillenherniation und die verdickte Dura (Pfeile), die charakteristisch für die intrakranielle Hypotension sind.

Grundlagen
- Häufig fehldiagnostiziert; Bildgebung ist der Schlüssel zur korrekten Diagnose
- Klassische bildgebende Trias: Diffuse durale Verdickung, kaudale Verlagerung des Hirns durch die Inzisur, subdurale Hygrome
- Das Fehlen nur eines der klassischen Zeichen kann die Diagnose nicht ausschließen

Bildgebung
Allgemeine Befunde
- Schlüsselzeichen = Kombination aus diffusem duralen Enhancement und nach kaudal verlagertem Mittelhirn

CT-Befunde
- Relativ insensitiv; kann normal erscheinen

MRT-Befunde
- Glatte, diffuse Duraverdickung
  - Isointens zum Hirnparenchym in T1-Wichtung, hyperintens in T2-Wichtung
  - Starkes Enhancement (Nebenbemerkung: Das Fehlen eines meningealen Enhancements kann die Diagnose einer intrakraniellen Hypotension nicht ausschließen)
- In 70% subdurale Hygrome (klare Flüssigkeitsansammlungen innerhalb der duralen Grenzzellschicht); in 10% Hämatome
- Kaudale Verlagerung des Gehirns
  - Sagittal
    - „Abgesacktes" Mittelhirn (nach inferior verlagert, unterhalb der Höhe des Dorsum sellae; die Pons kann gegen den Clivus gepresst sein)
    - Verminderter Winkel zwischen Pediculi und Pons
    - Kaudalverlagerung der Kleinhirntonsillen in 25–75%
    - Chiasma opticum, Hypothalamus über die Sella drapiert

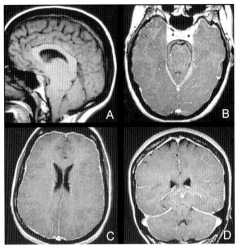

Darstellung einer spontanen intrakraniellen Hypotension. Die native sagittale T1-Wichtung (A) zeigt das abgesackte Mittelhirn, die Tonsillenherniation sowie das (den) über die Sella ausgespannte(n) Chiasma opticum/Hypothalamus. Die kontrastmittelunterstützten Sequenzen (B–D) zeigen die diffuse durale/arachnoidale Verdickung.

- Axial
  - Supraselläre Zisterne verstrichen
  - Elongation des Mittelhirns („fat midbrain")
  - Die Temporallappen sind über das Tentorium in die Inzisur herniiert
  - Kleine Seitenventrikel, häufig imprimiert durch die Verlagerung nach inferior
- Andere: Erweiterte zervikale epidurale Venenplexus, spinale Hygrome, retrospinale Flüssigkeitsansammlungen

Befunde anderer bildgebender Verfahren
- CT-Myelographie: Kann manchmal eine Leckage nachweisen, +/- Lokalisation
- Radioisotopenzisternographie (schnelle Auswaschung aus dem Liquorraum, schnelles Erscheinen von Harnblasenaktivität, +/- Lokalisation der Leckage)

Empfehlungen
- Suche nach aktueller Leckagelokalisation nur
  - Wenn zwei adäquate Blutpropfen erfolglos waren
  - Wenn ein posttraumatisches Leck angenommen wird

Differenzialdiagnose

Pachymeningopathie
- Infektion, Neoplasie (Dura verdickt, aber Mittelhirn in normaler Position)
- Durale Sinusthrombose mit venöser Stauung
- Idiopathisch

Deszendierende transtentorielle Herniation
- Diffuses Hirnödem oder große fokale Raumforderung
- Das Hirnparenchym wird nach unten gedrückt, nicht nach unten gesogen
- Dura üblicherweise normal

Pathologie

Allgemein

- Ätiologie/Pathogenese
  - Ätiologie: Erniedrigter Liquordruck, verursacht durch
    - Operation oder Trauma (inkl. triviale Stürze)
    - Intensive sportliche Aktivität
    - Ausgeprägten Husten
    - Diagnostische Lumbalpunktion
    - Spontanen Duraeinriss oder Ruptur eines arachnoidalen Divertikels
    - Schwere Dehydratation
  - Pathophysiologie = Monro-Kellie-Doktrin
    - Liquor und intrakranielles Blutvolumen verhalten sich indirekt proportional
    - Durch den niedrigen Liquordruck kommt es zur Dilatation der duralen venösen Plexus
- Epidemiologie
  - Männlich > weiblich
  - Altersgipfel in der 3. und 4. Dekade

Makroskopische und intraoperative Befunde

- Üblicherweise unauffällig
- Bei mindestens 50% ist intraoperativ keine spezifische Leckagelokalisation zu identifizieren

Mikroskopische Befunde

- Meningeale Oberfläche normal
- Eine deutliche arachnoidale und durale Fibrose mit zahlreichen dilatierten dünnwandigen Gefäßen kann sichtbar sein
- Kein Anhalt für Entzündung oder Neoplasie

Klinik

Klinisches Bild

- Starker Kopfschmerz (kann orthostatisch, persistierend, pulsierend oder sogar mit einer Nackensteifigkeit verbunden sein)
- Selten: Hirnnervenlähmung (z. B. Nervus abducens), Sehstörungen
- Sehr selten: Schwere Enzephalopathie mit Bewusstseinsstörungen
- Liquorpunktion: Niedriger Liquordruck +/- Pleozytose, erhöhtes Protein

Verlauf

- In den meisten Fällen spontane Rückbildung
- Die Duraverdickung sowie das Enhancement verschwinden, die Mittellinienstrukturen gehen wieder in ihre normale Position zurück
- In selten Fällen Koma und Exitus durch intrakranielle Herniation

Therapie und Prognose

- Ziel ist die Auffüllung des Liquorlumens (Flüssigkeitsersatz, Bettruhe)
- Autologer Blutpfropf, epidurale Kochsalzinfusion
- Operation bei großem Durariss, rupturiertem Divertikel oder Tarlov-Zyste

Literatur

Yousry I et al (2001): Cervical MR imaging in postural headache: MR signs and pathophysiological implications. AJNR 22:1239–1250

Christoforidis GA et al (1998): Spontaneous intracranial hypotension. Neuroradiol 40: 636–643

Dillon WP et al (1998): Some lessons about the diagnosis and treatment of spontaneous intracranial hypotension. AJNR 19:1001–1002

Hypertrophische Pachymeningopathie

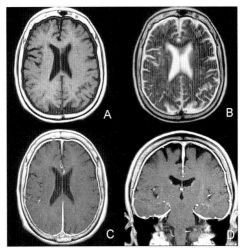

Die native axiale T1- (A) und T2-Wichtung (B) sowie die axiale (C) und koronare (D) T1-Wichtung nach Kontrastmittelgabe zeigen eine diffuse durale/arachnoidale Verdickung. Die Biopsie zeigte eine durale Fibrose ohne Anhalt für Tumor oder Entzündung. Idiopathische hypertrophische Pachymeningitis.

Grundlagen

- Normales durales Enhancement = Dünn (< 2 mm), diskontinuierlich, am stärksten ausgebildet im Bereich der Konvexität, hypointenser als der Sinus cavernosus
- Abnormales durales/arachnoidales Enhancement ist 2 mm oder dicker, intensiv, kontinuierlich, kann glatt oder nodulär begrenzt sein
- Unspezifisch; Auftreten bei einem weiten Spektrum von Erkrankungen
- Idiopathische invasive Pachymeningitis kann eine Neoplasie oder eine aggressive Infektion (z. B. fungal) vortäuschen

Bildgebung

Allgemeine Befunde

- Schlüsselzeichen = Anreichernde Meningen, die in einer kontinuierlichen Linie vom Vertex (koronare Schichtführung) „um die Kurve laufen" bis unter den Temporallappen
- Mindestens 75% der duralen Oberfläche einbezogen
- Verläuft entlang dem inneren Calvarium, Ausdehnung entlang Falx und Tentorium
- Kann linear oder nodulär, diffus oder diffus + fokal raumforderungsartig sein
- Darunter liegende Liquorzisternen, Pia können komprimiert sein, dies unterbleibt jedoch üblicherweise

CT-Befunde

- Nativ-CT: Isodense diffuse Duraverdickung
- Kontrastmittel-CT: Uniformes, intensives Enhancement

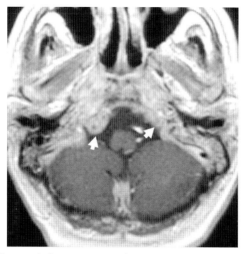

Die axiale kontrastmittelunterstützte T1-Wichtung eines Patienten mit multiplen, bilateralen Ausfällen der kaudalen Hirnnerven zeigt eine diffuse durale Verdickung (Pfeile) mit Invasion der Schädelbasis. Die Biopsie zeigte eine idiopathische invasive kraniale Pachymeningitis (mit freundlicher Genehmigung N. Miller).

MRT-Befunde
- Halbmondförmig verdickte Dura
  - Isointens zum Hirngewebe in T1-Wichtung
  - Hyperintens in T2-Wichtung (fibröse Pseudotumoren können stark hypointens sein)
  - Variable Signalgebung in der FLAIR (üblicherweise hyperintens)
- Intensives, uniformes Enhancement
- +/- fokale Knocheninvasion (z. B. Os temporale)
- Sinus cavernosus, Orbita können mitbetroffen sein
- Ausdehnung nach spinal möglich

Differenzialdiagnose
Subdurales Hämatom (chronisch)
- Kann umschriebene Herde aus alter Blutung zeigen
- Kann kalzifizieren

Intrakranielle Hypotension
- Nach kaudal verlagertes Mittelhirn, Tonsillenherniation
- Aufstau der duralen, venösen Sinus

Neoplasie
- Metastase (angrenzende Kalottenläsion häufig)
- „En-plaque"-Meningeom (Invasion der angrenzenden Kalotte, Hyperostose möglich)

Pathologie

Allgemein
- Ätiologie/Pathogenese
  - Kongential (Mukopolysaccharidose)
  - Iatrogen (Operation, Shunt; meningeales Enhancement nach Liquorpunktion ist selten und sollte eine Ausschlussdiagnose sein)
  - Trauma (chronisch subdurales Hämatom, intrakranielle Hypotension)
  - Infektion (Tuberkulose, HTLV-1; indolente Infektionen wie Pseudomonas, Syphillis, Rhinosklerom, Pilzerkrankungen können auch die Kalotte befallen)
  - Entzündlich (Kollagenosen, Sarkoidose, Wegener'sche Granulomatose, Pseudotumor)
  - Neoplasie (Meningomatose, Lymphom, Metastasen)
  - Hämatologisch (monoklonale Plasmazellhyperplasie, extramedulläre Hämatopoese)
  - Andere (fibrosierender, inflammatorischer Pseudotumor, Fibrosklerose)
  - Idiopathisch (+/- Knocheninvasion)

Makroskopische und intraoperative Befunde
- Diffuse durale Verdickung

Mikroskopische Befunde
- Ausgedehnte meningeale Fibrose
- +/- Entzündungszellen (üblicherweise Lymphozyten, Plasmazellen)
- Kann multinukleäre Riesenzellen enthalten
- Kann Nekroseherde zeigen
- Idiopathische Fälle zeigen keine Bakterien, Pilze, neoplastische Veränderungen

Klinik

Klinisches Bild
- Kopfschmerz (am häufigsten)
- Hirnnervenausfälle
  - Progressiver peripherer Hörverlust
  - Heiserkeit
  - Optische Neuropathie +/- Tolosa-Hunt-Syndrom
- Diabetes insipidus

Verlauf
- Variabler Verlauf
  - Einige Fälle benigne, keine Therapie notwendig
  - Andere zeigen langanhaltende Remission unter Steroiden
  - Kann wiederkehren mit oder ohne Steroidabhängigkeit

Therapie und Prognose
- Spezifische Diagnose kann eine Biopsie notwendig machen
- Kortikosteroidtherapie

Literatur

Hatano N et al (1999): Idiopathic hypertrophic cranial pachymeningitis: Clinicoradiological spectrum and therapeutic options. Neurosurg 45:1336–1344

Meltzer CC et al (1996): MR imaging of the meninges. Part I. Normal anatomic features and nonneoplastic disease. Radiol 201:297–308

Fukui MB et al (1996): MR imaging of the meninges. Part II. Neoplastic disease. Radiol 201:605–612

PocketRadiologist™
Gehirn
Die 100 Top-Diagnosen

VENTRIKEL UND ZISTERNEN

Zysten (Normvarianten)

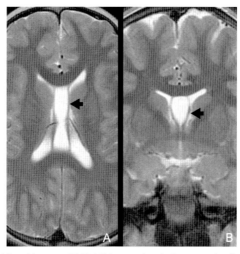

Die axiale (A) und koronare (B) T2-Wichtung zeigt ein Cavum septi pellucidi und ein Cavum vergae (Pfeile). Beachte die „fingerartige" posteriore Ausdehnung des Liquors zwischen den Seitenventrikeln im axialen Scan (A).

Grundlagen
- Zystische Dilatation der normalen Liquorräume der Mittellinie
  - Cavum septi pellucidi (CSP)
  - Cavum vergae (CV)
  - Cavum velum interpositum (CVI)
- Häufiges Vorkommen bei frühgeborenen/reifen Säuglingen
- Bilden sich normalerweise zurück, können aber als Normvarianten persistieren
- Gelegentlich Vergrößerung, Raumforderungseffekt möglich (+/- Symptome)

Bildgebung
Allgemeine Befunde
- Schlüsselzeichen = CSP/CV elongiert, fingerförmig; CVI dreieckig

CT-Befunde
- Nativ-CT (axial)
  - CSP
    - Blätter des Septum pellucidum nach lateral verlagert
    - > 1 cm
    - +/- Foramen-Monroi-Blockade, Hydrozephalus
  - CV
    - CSP praktisch immer vorhanden (CV = posteriore Fortsetzung des CSP)
    - Zwischen Corpus callosum, Fornix
    - Verläuft anteroposterior vom Rostrum/Genu zum Splenium des Corpus callosum
  - CVI
    - Dreiecksförmig
    - Keine Ausdehnung nach anterior zum Foramen Monroi
    - CSP fehlend
- Kontrastmittel-CT: Kein Enhancement

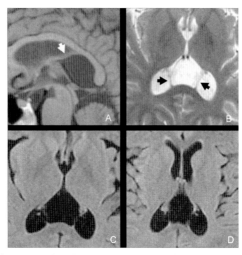

Die sagittale T1- (A) und axiale T2-Wichtung (B) sowie die FLAIR-Scans (C, D) zeigen eine Zyste des Cavum velum interpositum (B, Pfeile). Beachte die dreieckige Form in den axialen Schichten. Die Zyste verlagert die Fornix nach oben (A, Pfeil) und verlagert die Vena cerebri interna und Glandula pinealis nach inferior.

MRT-Befunde

- Sagittal
  - CSP + CV = zwischen Corpus callosum als Obergrenze und V. cerebri interna als Untergrenze (nach unten verlagert); Ausdehnung bis zu den Foramen Monroi
  - CVI = Zwischen Fornix oben und V. cerebri interna sowie 3. Ventrikel unten; endet an den Foramen Monroi
- Variable Größe; Signalintensität wie Liquor in allen Sequenzen (Suppression in der FLAIR)

Differenzialdiagnose

Arachnoidal- oder Ependymalzysten
- Unterscheidung manchmal nicht möglich

Epidermoidzyste
- Keine Signalunterdrückung in der FLAIR
- DWI zeigt Diffusionsrestriktion

Pathologie

Allgemein
- Allgemeine Anmerkungen
  - CSP und CV sind nicht mit Ependym ausgekleidet, enthalten keine Plexus choroidei
    - Genaue Ätiologie der Zystenentstehung ist unbekannt
    - Möglicherweise in Zusammenhang mit einem Druckgradient, der die septalen Kapillaren und Venen einbezieht
- Embryologie
  - Septum pellucidum (SP)
    - Membranöse Struktur zwischen Corpus callosum und Fornix
    - Gelegentlich zystisch beim Fetus
    - Verschließt sich in rostrale Richtung im 6. Gestationsmonat
    - Üblicherweise bei der Geburt obliteriert

- Velum interpositum (VI)
  - Einfaltung der Pia (Tela choroidea) in der Fissura transversalis
  - Zwischen Fornix (oben), Dach des 3. Ventrikels, Thalami unten
  - Bildet eine Zisterne, die die V. cerebri interna und den Ramus communicans posterior enthält
- Ätiologie/Pathogenese/Pathophysiologie
  - CSP, CV bilden sich, wenn das Septum pellucidum nicht obliteriert
    - CSP ist nicht der „5. Ventrikel"
    - CV ist nicht der „6. Ventrikel"
  - CVI = Dilatation des Velum interpositum
- Epidemiologie
  - CSP
    - Wird bei 100% der Frühgeborenen, bei 85% der reifen Säuglinge gefunden
    - Bei Erwachsenen von nur 1% bis zu 15–20% berichtet
    - Tritt häufig ohne CV auf
  - CV
    - Bei 100% der Feten im 6. Monat, bei 30% der reifen Säuglinge
    - < 1% bei Erwachsenen
    - Tritt praktisch nie ohne CSP auf
  - CVI: Häufig in frühem Säuglingsalter, selten bei Erwachsenen

Makroskopische und intraoperative Befunde
- CSP, CV können mit den Ventrikeln in Verbindung stehen, müssen aber nicht
- VI entspricht einem pial ausgekleideten, liquorgefüllten Raum, der direkt mit der Cisterna quadrigeminalis in Verbindung steht

Mikroskopische Befunde
- CSP, CV können Gliazellen oder einzelne Neurone enthalten

Staging- oder Grading-Kriterien
- Shaw and Ellsworth-Klassifikation der CSP, CV
  - Asymptomatisch; inzidentielles Cavum (kommunizierend oder nicht)
  - Symptomatisch, pathologisch, nicht-kommunizierendes Cavum
    - Einfach und unkompliziert
    - Kompliziert durch andere Läsionen

Klinik

Klinisches Bild
- Üblicherweise asymptomatisch, inzidentiell
- Kopfschmerz = Häufigstes Zeichen, Beziehung zur Zyste jedoch unklar
- Kann asymptomatisch bleiben, auch wenn ein Raumforderungseffekt auftritt
- Expandierendes CSP kann Sehstörungen, Verhaltensauffälligkeiten, autonome Symptome verursachen

Verlauf
- Regression des CSP beginnt mit dem 8. Fetalmonat

Therapie und Prognose
- Symptomatische Zysten werden üblicherweise drainiert oder durch einen Shunt abgeleitet

Literatur
Sencer A et al (2001): CSF dynamics of the cava septi pellucidi and vergae. J Neurosurg 94:127–129
Chen C-Y et al (1998): Sonographic characteristics of the cavum velum interpositum. AJNR 19:1631–1635
Van Tassel P, Cure JK (1995): Nonneoplastic intracranial cysts and cystic lesions. Sem US, CT, MRI 16:186–211

Obstruktiver Hydrozephalus

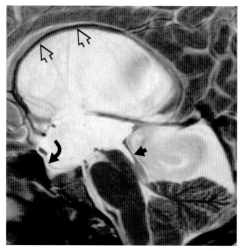

Die sagittale T2-Wichtung zeigt einen massiven, chronischen, intraventrikulären obstruktiven Hydrozephalus, der durch eine Aquäduktstenose (schwarzer Pfeil) verursacht wird. Beachte die massiv erweiterten Seitenventrikel, das ausgedünnte Corpus callosum (offene Pfeile) und den in die Sella herniierten 3. Ventrikel (gebogener Pfeil). (Mit freundlicher Genehmigung J. Rees).

Grundlagen
- Weite Ventrikel ohne Untergang/Dysgenese des Hirnparenchyms
- Entstehung durch absolute/relative Liquorobstruktion (Missverhältnis zwischen Bildung und Absorption)
- Intra-, extraventrikulärer obstruktiver Hydrozephalus = Obstruktion vor oder jenseits der Foramina Luschkae und Magendii
- Kann akut oder chronisch sein

Bildgebung

Allgemeine Befunde
- Global/fokal erweiterte Ventrikel +/- erhöhter Hirndruck
- Schlüsselzeichen (akuter obstruktiver Hydrozephalus) = „ballonierte" Ventrikel mit unscharfen Rändern

CT-Befunde
- Nativ-CT (akuter obstruktiver Hydrozephalus)
  - Große Ventrikel
    - Durchmesser beider Frontalhörner dividiert durch intrakraniellen Durchmesser > 0,33
    - Spitzer Vorderhornwinkel (< 100°)
    - Weite der Temporalhörner > 3 mm
  - Schwer abgrenzbare, unscharfe Berandung, periventrikulärer „Halo" niedriger Dichte
  - Basale Zisternen, Sulci komprimiert/obliteriert
- Kontrastmittel-CT
  - Kein Enhancement (falls obstruktiver Hydrozephalus durch Neoplasie, kann der Tumor anreichern)

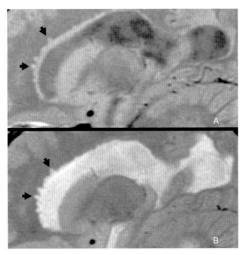

Dargestellt sind die sagittale Protonenwichtung (A) und T2-Wichtung (B) eines Kindes mit Übelkeit, Erbrechen und einer Raumforderung der hinteren Schädelgrube (nicht abgebildet). Es findet sich ein akuter obstruktiver Hydrozephalus mit transependymaler Liquordiapedese (Pfeile).

MRT-Befunde
- Sagittale T1-Wichtung
  - Seitenventrikel erweitert
  - Corpus callosum verdünnt, nach oben ausgespannt
  - Fornix, V. cerebri interna nach unten verlagert
  - 3. Ventrikel häufig erweitert, in die expandierte Sella herniiert
- T2-Wichtung
  - „Finger" mit liquorartiger Hyperintensität, die aus den Ventrikeln in das Hirnparenchym verlaufen
    - Am deutlichsten um die Vorder- und Hinterhörner
  - Gestörter, turbulenter Liquorfluss in den Ventrikeln
  - Häufig fehlt ein aquäduktales „flow void"
  - Corpus callosum kann hyperintens erscheinen
- Kontrastmittelunterstützte T1-Wichtung
  - Der Hydrozephalus kann eine leptomeningeale Gefäßstase induzieren und eine Meningitis oder Metastasen vortäuschen!

Befunde anderer bildgebender Verfahren
- Herzgetriggertes Cine-MRT
  - Fehlen eines signifikanten Liquorflusses im Aquädukt
- Isotopenzisternographie kann ventrikulären Reflux, Stase (extraventrikulärer obstruktiver Hydrozephalus) zeigen

Empfehlungen
- 3D-CISS-Sequenz vermindert den Liquorflussartefakt, dadurch bessere Abgrenzung der Ventrikelkonturen und Septen
- Herzgetriggertes Phasenkontrast-Cine-MRT

Differenzialdiagnose

Ventrikuläre Erweiterung durch Parenchymuntergang
- Altersabhängig; Ischämie/Infarkt; Trauma; Infektion; toxisch
- Stumpfer Frontalhornwinkel (> 110°)
- Diffuse/fokale Erweiterung der Sulci, Zisternen

Normaldruckhydrozephalus (siehe „Normaldruckhydrozephalus" Diagnose)
- Progressive Demenz, Gangstörung, Inkontinenz
- Ventrikuläre Erweiterung mit normalem Liquordruck
- Sulci normal/minimal erweitert
- Erhöhter Liquorfluss durch den Aquädukt

Chronischer obstruktiver Hydrozephalus („kompensierter" Hydrozephalus)
- Weite Ventrikel, normaler Liquordruck
- Kein ventrikulärer Halo

Long-Standing Overt Ventriculomegaly in Adults (LOVA)
- Beginn bereits in der frühen Kindheit oder langdauernde Progression eines Hydrozephalus bis ins Erwachsenenalter
- Deutlich erweiterte Ventrikel, hoher intrakranieller Druck

Pathologie

Allgemein
- Allgemeine Anmerkungen
  - Ungleichgewicht zwischen Liquorproduktion und Absorption
- Genetik
  - Cell adhesion molecule L1 (L1CAM) ist das einzige bekannte Gen, das einen humanen Hydrozephalus verursacht
- Ätiologie/Pathogenese
  - Klassische Theorie
    - Entstehung einer Liquorflussobstruktion
    - Liquorproduktion weiter fortbestehend, erhöhter ventrikulärer Liquordruck
    - Expansion der Ventrikel, Kompression des angrenzenden Parenchyms
    - Überdehnung kann zu einer Öffnung/Ruptur der ependymalen Zellverbindungen führen
    - Zunahme der periventrikulären interstitiellen Flüssigkeit
  - Neu: Berichtet wurden Überexpression einiger Wachstumsfaktoren (TGF), Mutation des Otx2 (Steuerung des Kopfwachstums während Morphogenese)
  - Selten: Es wird mehr Liquor produziert als absorbiert werden kann („Überproduktions"-Hydrozephalus; Auftreten bei Plexus-choroideus-Papillom, villöser Hyperplasie)
- Epidemiologie
  - Häufigste neurochirurgische Prozedur bei Kindern: Liquorshunt

Makroskopische und intraoperative Befunde
- Fokale/generalisierte Erweiterung der Ventrikel

Mikroskopische Befunde
- Erweiterung des periventrikulären extrazellulären Raumes

Klinik

Klinisches Bild
- Kopfschmerz, Papillenödem

Verlauf
- Üblicherweise progressiv, falls nicht therapiert

Therapie und Prognose
- Liquorableitung (Shunt), endoskopische Therapie

Literatur

Aleman J et al (2001): Value of constructive interference in steady-state, three-dimensional, Fourier transformation magnetic resonance imaging for the neuroendoscopic treatment of hydrocephalus and intracranial cysts. Neurosurg 48:1291–1296

Pena A et al (2000): Effects of brain ventricular shape on periventricular biomechanics: A finite-element analysis. Neurosurg 45:107–118

Oi S et al (2000): Pathophysiology of long-standing overt ventriculomegaly in adults. J Neurosurg 92:933–940

Normaldruckhydrozephalus

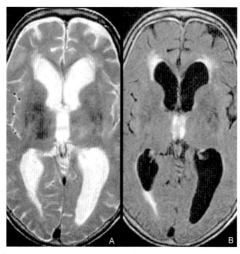

Die T2-Wichtung (A) und FLAIR (B) einer 79-jährigen, dementen Patientin zeigen weite Ventrikel bei normalen Sulci. Aquäduktales Schlagvolumen betrug 236 µl, hinweisend auf einen Normaldruckhydrozephalus. Ein ventrikulärer Shunt zeigte eine dramatische Verbesserung.

Grundlagen

- Heterogenes Syndrom (klassische klinische Trias: Demenz, Gangstörung, Harninkontinenz)
- Ventrikulomegalie und normaler Liquordruck, gestörte Liquordynamik
- Diagnostische Herausforderung = Identifikation der Normaldruckhydrozephali, die von einem Shunt profitieren

Bildgebung

Allgemeine Befunde

- Schlüsselzeichen = Kombination aus weiten Ventrikeln und Fissurae Sylvii bei normalen Hippocampi, Sulci

CT-Befunde

- Nativ-CT: Ventrikulomegalie mit abgerundeten Frontalhörnern

MRT-Befunde

- Erhöhtes Ventrikelvolumen
- Erweiterte Frontal- und Temporalhörner ohne hippokampale Atrophie
- Erweiterte basale Zisternen und Fissurae Sylvii; Sulci normal
- Corpus callosum nach oben ausgespannt (kann durch die Falx komprimiert sein)
- Aquäduktales „Flow-void"-Zeichen
  - Kommt gelegentlich in Protonendichtewichtung und konventionellen Spinechosequenzen vor
  - Kann vermindert sein bei flow-kompensierten oder Turbospinechosequenzen
  - Als Indikator einer Verbesserung durch Shunt umstritten
- In 50–60% periventrikuläre WML (white matter lesions) in T2-Wichtung
  - Häufiger und ausgeprägter im Vergleich zu gleichaltriger Kontrollgruppe
  - Korreliert mit schlechtem Outcome nach Shuntanlage

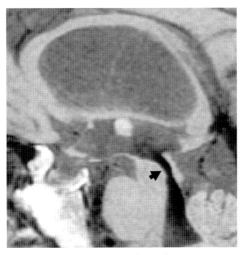

*Abbildung einer sagittalen T1-Wichtung eines älteren dementen Patienten mit Gangstö-
rung. Beachte den großen Seitenventrikel und 3. Ventrikel mit ausgeprägtem aquädukta-
lem „flow void" (Pfeil). Befunde hinweisend (aber nicht pathognomonisch für) Normaldruckhydrozephalus. Als Zusatzbefund eine inzidentielle Kolloidzyste.*

Befunde anderer bildgebender Verfahren
- Liquorflussstudien zum Nachweis einer erhöhten Geschwindigkeit
  („hyperdynamischer" Fluss)
  - Herzgetriggerte 2-D-FISP
  - Aquäduktales Schlagvolumen > 42 µl als Indikator einer guten Antwort auf
    einen Shunt berichtet
  - Ebenfalls Verbesserung nach Shunt bei Patienten mit normalem
    Liquorflusswerten berichtet
- Isotopenzisternographie zeigt den ventrikulären Fluss
- SPECT, PET: Hypoperfusion, verminderter Metabolismus häufig
- Monitoring des intrakraniellen Drucks: Amplitude > 9 mmHg korreliert mit
  kognitiver Verbesserung nach Shunt

Empfehlungen
- MRT mit Liquorflussstudie

Differenzialdiagnose

Demenz vom Alzheimer-Typ
- Demenz deutlich überproportional gegenüber der Gangstörung
- Weite parahippokampale Fissuren, schmale Hippocampi

Multiinfarkt-Demenz
- Multiple Infarkte in der Bildgebung

Pathologie

Allgemein

- Allgemeine Anmerkungen
  - Pathogenese des Normaldruckhydrozephalus bisher nicht vollständig verstanden
- Ätiologie/Pathogenese
  - 50% idiopathisch; 50% andere (z. B. Subarachnoidalblutung)
  - Altersabhängige Veränderungen von Liquorbildung/-absorption schließen erhöhten Widerstand des Liquorabflusses ein
    - Exazerbation bei Normaldruckhydrozephalus möglich
  - Normaldruckhydrozephalus: Reduzierter zerebraler Blutfluss, gestörte Liquorresorption ohne erhöhten Liquordruck
    - Hirnparenchym expandiert in der Systole, verursacht Liquorverlagerung
    - Verlust der parenchymalen Compliance, veränderte viskoelastische Eigenschaften der Ventrikelwand
    - Erhöhter interstitieller Flüssigkeitsgehalt
    - Pulsationsdruck gegen Ventrikel gerichtet
    - „Wasserhammer" Effekt
    - Kann weiter kompliziert werden durch eine Mikroangiopathie (inkl. venöse Störung), Atrophie
- Epidemiologie
  - Ursache von ca. 0,5–5% der Demenzen
  - Am häufigsten bei Patienten > 60. Lebensjahr
  - Männlich > weiblich

Makroskopische und intraoperative Befunde

- Erweiterte Ventrikel, normaler Liquordruck

Mikroskopische Befunde

- Arachnoidale Fibrose in 50%
- Zerebrales Parenchym
  - Fast 50% zeigen keine signifikante Hirnparenchympathologie
  - 20% haben neurofibrilläre Plaques oder andere Veränderungen der Alzheimer-Demenz
  - In 10% Arteriosklerose, ischämische Enzephalomalazie

Klinik

Klinisches Bild

- Demenz, Gangstörung, Inkontinenz

Verlauf

- Progressive Verschlechterung der kognitiven Funktion

Therapie und Prognose

- Variables Outcome (25–80% der Patienten verbessern sich nach Anlage eines Shunts)

Literatur

Czosnyka M et al (2001): Age dependence of cerebrospinal pressure-volume compensation in patients with hydrocephalus. J Neurosurg 94:482–486

Parkkola RK et al (2000): Cerebrospinal fluid flow in patients with dilated ventricles studied with MR imaging. Eur Radiol 10:1442–1446

Bech RA et al (1997): Frontal brain and leptomeningeal biopsy specimens correlated with CSF outflow resistance and B-wave activity in patients suspected of NPH. Neurosurg 40:497–502

Liquorshunts und Komplikationen

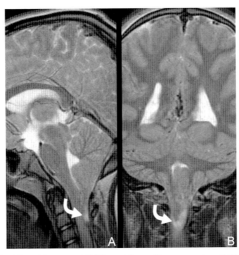

Die sagittalen (A) und koronaren (B) T2-gewichteten Sequenzen eines 9-jährigen Jungen mit langjähriger Shuntableitung zeigen eine schwere erworbene Tonsillienherniation (Pfeile).

Grundlagen

- Viele verschiedene pädiatrische Erkrankungen können eine Liquorableitung notwendig machen
- Shuntableitung von obstruierten Ventrikeln stellt die Gefäßcompliance wieder her → Wiederherstellung der normalen transparenchymalen Drainagewege
- Typische Komplikationen umfassen Shuntobstruktionen/Diskonnektion, Infektion, Überdrainage
- Non-compliant ventricle syndrome = Älteres Kind (Shuntableitung seit Säuglingsalter), schmale Ventrikel + intermittierende Zeichen der Shuntobstruktion

Bildgebung

Allgemeine Befunde

- Bildgebung zur Darstellung der Lokalisation (intra-, extraventrikulär) und Ätiologie des Blocks
- Schlüsselzeichen = Dilatierte Ventrikel und Flüssigkeit/Ödem, das die Begrenzung um die Drainage/die Ventrikel unscharf zur Darstellung kommen lässt

CT-Befunde

- Nativ-CT
  - Ventrikuläre Dilatation (diffus oder umschrieben)
  - Transependymale Liquordiapedese („unscharfe" Ventrikel)
  - Non-compliante ventricle syndrome
    - Ventrikel können normal/klein erscheinen, auch wenn der Shunt nicht funktioniert!
    - Mögliche Ursache: Shuntinduzierte suturale Ossifikation
  - +/- subdurale Flüssigkeit (Überdrainage bei jüngeren Patienten)
  - Zur Diagnosefindung Voraufnahmen zum Vergleich nötig
- Kontrastmittel-CT
  - +/- ependymales Enhancement
  - Darstellung anderer Abnormalitäten (Meningitis, Neoplasma etc.) möglich

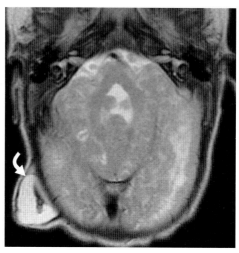

Die axiale T2-Wichtung eines Kindes mit zerebellärer Dysplasie und Shuntobstruktion zeigt eine große Flüssigkeitsansammlung (gebogener Pfeil) unter dem Skalp, die das Reservoir umgibt.

MRT-Befunde

- „Finger" aus Liquor, die in das periventrikuläre Marklager reichen
- 2-D-Phasenkontrast-MR-Flussstudien helfen bei der Identifikation einer Obstruktion (z. B. Aquädukt)

Befunde anderer bildgebender Verfahren

- Röntgenaufnahmen: Darstellung der Shuntkontinuität/-integrität
  - Shuntfrakturen/Diskonnektion (13%)
  - Shuntmigration (selten: Darmperforation)
- Kontrastshuntogramm: Darstellung der Lokalisation der Obstruktion (selten durchgeführt)
- Radionukliduntersuchungen: Selten durchgeführt

Empfehlungen

- Am wichtigsten: Baseline-CT/-MRT direkt nach Shuntanlage!
- Follow-up nach 1 Jahr, dann bei Bedarf

Differenzialdiagnose

Normalbefund nach Shuntanlage

- Klinische Befunde (Symptomatik)
- Vergleich mit Basisuntersuchung

Erhöhter intrakranieller Druck

- Kleine/verschwollene Sulci, Zisternen
- Schmale, „schlitzartige" Ventrikel können auftreten bei non-compliant ventricle syndrome und Überdrainage

Pathologie

Allgemein

- Allgemeine Anmerkungen
  - Shuntinfektion 5–10%
  - Ventrikuläre Septierung 6%
  - Überdrainage 3% (subdurale Hygrome/Hämatome)

- Ätiologie/Pathogenese/Pathophysiologie
  - Jede Art von Shunt hat seine eigenen Komplikationen
    - VP (ventrikuloperitoneal) → abdominelle Komplikationen
    - VA (ventrikuloatrial) → Shuntnephritis, Cor pulmonale
    - LP (lumboperitoneal) → Arachnoiditis, zerebelläre Tonsillenherniation, hohe Migrationsrate
    - Interne Ableitung vom 3. Ventrikel zum spinalen Subarachnoidalraum (Lapras-Katheter) → kein externer Zugang, keine Möglichkeit, den Fluss zu überprüfen
    - Shuntlose Liquorableitung: Ventrikulostomie des 3. Ventrikels, Fenestration des 4. Ventrikles → bleibt in 70% offen
    - Antisiphon-Vorrichtungen → Obstruktion durch Kapselbildung
    - Flanged-Katheter haben ein erhöhtes Risiko der proximalen Okklusion
    - Programmierbarer Shunt → an Reprogrammierung nach MRT denken
    - Shunts aus einem Stück → verminderte Obstruktionsrate, aber erhöhte Rate an Schlitzventrikeln/subduralen Hämatomen
    - Ventrikulopleural, falls das Peritoneum kontaminiert ist oder kardiale Erkrankungen vorliegen, aber → Pleuraerguss
  - Ependymale „Narbe" kann die Kapazität des Ventrikels zur Expansion reduzieren
- Epidemiologie
  - Liquorshunts in den USA = 125 000
  - Shuntdysfunktion
    - 20–40% nach dem ersten Jahr, 80% nach 12 Jahren Follow-up

Makroskopische und intraoperative Befunde
- Transventrikuläre ependymale Adhäsionen

Mikroskopische Befunde
- Gliose entlang des Trakts

Klinik
Klinisches Bild
- Shuntdysfunktion
  - Häufig: Kopfschmerz, Übelkeit und Erbrechen, Vigilanzminderung
  - Kinder: Fontanellenprotrusion, erhöhter Schädelumfang

Verlauf
- Die meisten Shunts funktionieren zeitweise nicht; eine Dysfunktion induziert weitere andere Dysfunktionen
- In 50% multiple Revisionen, zunehmend kürzere Intervalle

Therapie und Prognose
- Verlängerung des distalen Shuntendes während des Wachstums des Kindes
- Austausch der intraventrikulären Komponente/des Ventils, falls eine proximale Obstruktion vorliegt
- Veränderungen des programmierbaren Ventils, falls eine Über-/Unterdrainage vorliegt
- Subtemporale Dekompression/Ventrikulostomie des 3. Ventrikels bei non-compliant ventricle syndrome
- Das Outcome hängt weitgehend von der initialen Pathologie ab, die die Shuntableitung notwendig machte

Literatur
Drake JM et al (2000): CSF shunts 50 years on – past, present and future. Childs Nerv Syst 16:800–804
Lee TT et al (1999): Unique clinical presentation of pediatric shunt malfunction. Pediatr Neurosurg 30:122–126
Tuli S et al (2000): Risk factors for repeated CSF shunt failures in pediatric patients with hydrocephalus. J Neurosurg 92:31–38

Erweiterte Subarachnoidalräume

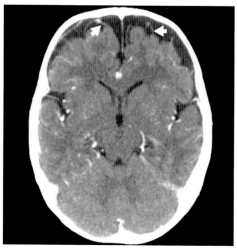

Das axiale Nativ-CT eines einjährigen Kindes mit Makrokranie (Schädelumfang > 95. Perzentile) zeigt ausgeprägte bifrontale extraaxiale Flüssigkeitsräume, die die gleiche Dichte haben wie Liquor. Beachte die linearen, anreichernden Strukturen (kortikale Venen, Pfeile), die durch die Flüssigkeitsräume laufen. Die darunter liegenden Gyri erscheinen normal.

Grundlagen
- Idiopathische Erweiterung des Subarachnoidalraums häufig, normal im Alter zwischen 3 und 8 Monaten
- Wahrscheinlich aufgrund der unreifen Liquordrainagewege
- Selbstlimitierend; Rückbildung ohne Therapie innerhalb von 12–24 Monaten

Bildgebung
Allgemeine Befunde
- Schlüsselzeichen = Erweiterter Subarachnoidalraum **und** vergrößerter Schädelumfang (> 95. Perzentile)

CT-Befunde
- Nativ-CT
  - ≥ 5 mm Erweiterung der bifrontalen/anterior interhemisphärischen Subarachnoidalräume
  - Erweiterte Zisternen (besonders prasellär/chiasmatisch)
  - Sulci überlicherweise normal (besonders posterior)
  - Hintere Schädelgrube normal
  - Geringe Erweiterung der Ventrikel (66%)
- Kontrastmittel-CT: Darstellung von Venen, die durch den Subarachnoidalraum laufen

MRT-Befunde
- Einfache Schicht aus Flüssigkeit (Subarachnoidalraum) **mit** durchquerenden Gefäßen
- Subarachnoidalraum in allen Sequenzen isointens mit Liquor

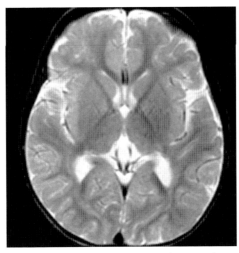

Gleicher Fall wie vorhergehende Abbildung. Eine axiale T2-gewichtete MRT im Alter von jetzt 2 Jahren zeigt, dass die ausgeprägten extraaxialen Räume verschwunden sind. Die Subarachnoidalräume und die Ventrikel erscheinen normal. Die Myelinisierung ist normal für dieses Alter. Das Nativ-CT im Alter von 1 Jahr zeigte eine gutartige Erweiterung der Subarachnoidalräume in der Kindheit.

Befunde anderer bildgebender Verfahren

- Fetales MRT: Durch die Lageabhängigkeit beim Fetus auch posteriore Verteilung der Flüssigkeit/Ventrikel gefunden (üblicherweise frontale Ausprägung der erweiterten Subarachnoidalräume nach der Geburt, da das Kind zur Bildgebung auf dem Rücken liegt)
- Farbkodierte Duplex-Sonographie: Venen durchqueren den Subarachnoidalraum
- Isotopenzisternographie: Akkumulation von Liquor im 4. und den Seitenventrikeln ähnlich wie bei einem extraventrikulären Hydrozephalus

Empfehlungen

- Doppler-Sonographie: Dokumentation der Venen, die den Subarachnoidalraum durchqueren
- MRT: Ausschluss von chronisch subduralen Flüssigkeitsansammlungen
- Nach Diagnose lautet die beste Follow-up-Maßnahme: Schädelumfangsmessung, **nicht** Bildgebung!

Differenzialdiagnose

Atrophie

- Kleiner Kopf (Schädelumfangsmessung wichtig!)
- Bei benigner Erweiterung der Subarachnoidalräume ist der Schädel groß

Extraventrikulärer obstruktiver Hydrozephalus

- Oft durch Blutung/postinflammatorisch/neoplastisch
- Falls vorhanden, Darstellung des extraaxialen Materials ungleich Liquor
- Kann Kindesmisshandlung vortäuschen (siehe Diagnose „Kindesmisshandlung")
  - Prädisposition zur Blutung nach kleinem Trauma wird kontrovers diskutiert
    - Möglich, falls Subarachnoidalraum > 6 mm

Pathologie

Allgemein

- Ätiologie/Pathogenese/Pathophysiologie
  - Unreife Liquordrainagewege
    - Drainage des Liquors erfolgt primär über den Extrazellulärraum in die Kapillaren
    - Die Pacchionischen Granulationen sind ca. bis zum 18. Monat noch unreif
    - Die Pacchionischen Granulationen sind dann in die Venen verlagert (als Widerstände vom Starling-Typ)
    - Bei Schluss der Fontanellen Regulation des Pulsationsdrucks/der venösen Drainage durch den Liquor
    - Die benigne Erweiterung des Subarachnoidalraums bildet sich zu diesem Zeitpunkt üblicherweise zurück
- Epidemiologie
  - 80% männlich

Makroskopische und intraoperative Befunde

- Tiefe/ausgeprägte, aber ansonsten normal erscheinende Subarachnoidalräume
- Keine pathologischen Membranen
- Klarer Liquor

Mikroskopische Befunde

- Unauffällig

Klinik

Klinisches Bild

- **Keine** Zeichen eines erhöhten Hirndrucks
- Häufig familiäre Anamnese einer benignen Makrozephalie
- Schädelumfang > 95. Perzentile
- Geringe Entwicklungsverzögerung bei 50% (motorisch mehr als Sprachentwicklung)

Verlauf

- Spontane Rückbildung der erweiterten Räume sowie der Symptome nach 12–24 Monaten
- Normales Outcome (Entwicklungsverzögerung bildet sich zurück mit der Rückbildung der erweiterten Subarachnoidalräume)
- Die Makrozephalie persistiert häufig

Therapie und Prognose

- Keine Behandlung notwendig
- Erweiterte SAR → Erhöhte Dehnbarkeit/Compliance der Nähte und der Kalotte → Prädisposition zur posterioren Plagiozephalie

Literatur

Greitz D et al (1997): The pathogenesis and hemodynamics of hydrocephalus: Proposal for a new understanding. IJNR 3:367–375

Prassopoulos P et al (1995): The size of the intra- and extraventricular CSF compartments in children with idiopathic benign widening of the frontal subarachnoidal space. Neurradiology 37:418–421

Freide RL (1989): Hydrocephalus-special pathology (Ch. 20). In Developmental neuropathology 2nd ed. Springer, Berlin

PocketRadiologist™
Gehirn
Die 100 Top-Diagnosen

STOFFWECHSEL-ERKRANKUNGEN UND DEGENERATIVE ERKRANKUNGEN

Altersabhängige Hirnparenchymveränderungen

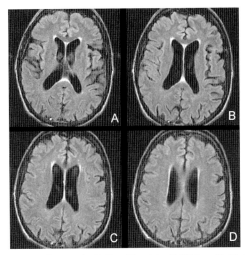

Altersabhängige Veränderungen des Gehirns. Die axialen FLAIR-Scans (A–D) eines intellektuell normalen 65-jährigen Mannes zeigen erweiterte Sulci sowie periventrikuläre Zonen hoher Signalintensität als „Ränder" und „Kappen" (um den Korpus und die Frontalhörner).

Grundlagen
- Weites Spektrum des „Normalen" in der Bildgebung des Gehirns bei älteren Patienten
- Hirnparenchym schrumpft, Liquorräume nehmen zu
- Selektive Atrophie der weißen (nicht grauen) Substanz dominiert!
- Kognitive Funktion aus Standard-CT/-MRT nicht vorhersagbar

Bildgebung
Allgemeine Befunde
- Hirngewebe nimmt ab, Liquorvolumen nimmt zu
  - Ursache ist Volumenverlust der weißen Substanz
  - Das Ausmaß der Hyperintensitäten in der weißen Substanz trägt zu diesem Volumenverlust nicht signifikant bei
- Stoffwechselstörungen häufig
  - Globale und regionale Veränderungen im zerebralen Blutfluss
- Schlüsselzeichen = Dünnes periventrikuläres Band hoher Signalintensität ohne Hyperintensitäten in der weißen Substanz („successfully aging brain")

CT-Befunde
- Nativ-CT
  - Erweiterte Ventrikel, weite kortikale Sulci
  - Fleckige/konfluierende periventrikuläre Dichteminderungen häufig

MRT-Befunde
- Protonenwichtung, FLAIR: Glatte, dünne hyperintense periventrikuläre Ränder normal
- T2-Hyperintensität
  - Fokale/konfluierende periventrikuläre Herde in der weißen Substanz
    - Anzahl und Größe nimmt nach dem 50. Lebensjahr zu; nach dem 65. Lebensjahr fast immer vorhanden (normal)
    - Nur sehr grobe Korrelation mit der kognitiven Funktion
    - Signifikante Überlappung mit Demenzen

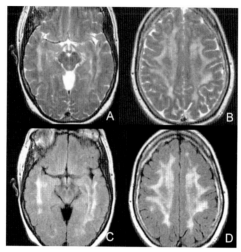

T2-gewichtete (A, B) und FLAIR-Scans (C, D) einer intellektuell normalen 65-jährigen Frau. Beachte die ausgeprägten konfluierenden Hyperintensitäten periventrikulär und beidseits im Marklager.

- „Infarktartige" Läsionen
  - Werden bei 1/3 der asymptomatischen Patienten > 65. Lebensjahr gefunden
  - 70% < 10 mm
  - Am häufigsten in den Basalganglien, Thalami
  - Repräsentieren wahrscheinlich klinisch stumme lakunäre Infarkte
- T2-Verkürzung
  - „Schwarze Linie" („black line") im visuellen, motorischen/sensorischen Kortex häufig und normal bei älteren Patienten
  - Eisenablagerungen
    - Normal im Globus pallidus
    - Nimmt in der 8. Lebensdekade auch im Nucleus caudatus/Putamen zu, dann ebenso ausgeprägt wie im Globus pallidus
    - Abnormal im Thalamus
- T2*: „Schwarze Punkte" („black dots") bei Patienten > 60. Lebensjahr mit koexistierenden Marklagerhyperdensitäten
  - **Nicht** normal
  - Langjährige Hypertension, Amyloidangiopathie

Befunde anderer bildgebender Verfahren
- MRS: Verminderte %NAA, NAA:Cho, NAA:Cr
- DWI: Geringe, aber signifikant erhöhte Wasserdiffusion
  - ADC (Diffusionskoeffizient) erhöht
  - Verminderte Anisotrophie in diffusion tensor imaging
- PET: Verminderte prä-/postsynaptische Dopaminmarker in den Basalganglien
- 99mTc-HMPAO SPECT, Xe-133-Inhalation zeigen eine regionale und globale Verminderung des zerebralen Blutflusses

Empfehlungen
- Zusätzliche T2*-Sequenz bei allen Patienten > 60. Lebensjahr

Differenzialdiagnose

Mild Cognitive Impairment (MCI)
- Überlappungsbereich zum Normalbefund in den Standardbildgebungsverfahren
- Höherer **berechneter** hippokampaler ADC (nicht sichtbar)
- Subtile Hypoperfusion und Hypometabolismus in der perihippokampalen Region, dem Cingulum und dem Thalamus

Demenz vom Alzheimer-Typ
- Ausgeprägter temporoparietaler Hypometabolismus, Hypoperfusion
- Ausgeprägte Volumenminderung in den Hippokampi/im entorhinalen Kortex

Subkortikale arteriosklerotische Enzephalopathie
- Zahlreiche „white matter lesions" (WML) = fleckförmige Hyperintensitäten im Marklager (Überlappung zum Normalbefund)
- Klinisches Bild der vaskulären Demenz

Pathologie

Allgemein
- Ätiologie/Pathogenese
  - Bisherige Ansicht zur Alterung: Substanzieller Verlust kortikaler Neurone mit dem Alter
  - Neue Ansicht: Prädominante neuroanatomische Veränderungen =
    – Alteration der weißen Substanz, subkortikaler Neuronenuntergang
    – Stärkere Reduktion der Zellgröße als der Zellanzahl
  - Neuronale Dysfunktion ausgeprägter als Untergang von Neuronen/Synapsen
- Epidemiologie
  - WML korrelieren mit dem Alter, klinisch stummem Schlaganfall, Hypertension, weiblichem Geschlecht

Makroskopische und intraoperative Befunde
- Erweiterte Sulci, weite Ventrikel

Mikroskopische Befunde
- Verminderung der myelinisierten Fasern in der subkortikalen weißen Substanz
- Erweiterter Extrazellulärraum, Gliose
- Eisenablagerungen im Globus pallidus, Putamen
- Die Kapillaren der weißen Substanz verlieren Perizyten, haben dünneres Endothel

Klinik

Klinisches Bild
- Normale kognitive Funktion
- Mild cognitive impairment (MCI) korreliert mit einer Zunahme der Entwicklung einer Alzheimer Demenz

Verlauf
- Parenchymales Volumen vermindert sich, Liquorräume erweitern sich progressiv
- WML nehmen progressiv mit dem Alter zu

Literatur
Angelie E et al (2001): Regional differences and metabolic changes in normal aging of the human brain: Proton MR spectroscopic imaging study. AJNR 22:119–127

Nusbaum AO et al (2001): Regional and global changes in cerebral diffusion with normal aging. AJNR 22:136–142

Guttmann CRG et al (1998): White matter changes with normal aging. Neurology 50:972–978

Mikroangiopathie

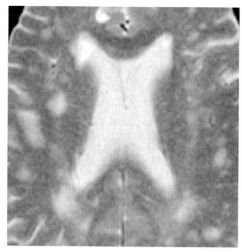

Die axiale T2-gewichtete Sequenz eines intellektuell normalen 72-jährigen Mannes mit langjähriger Anamnese einer Hypertonie, eines Diabetes mellitus sowie einer generalisierten Arteriosklerose zeigt multifokale Hyperintensitäten in der weißen Substanz die charakteristisch für eine arteriosklerotische Mikroangiopathie sind.

Grundlagen
- Klinische Signifikanz der white matter lesions (WML) kontrovers
- WML korrelieren generell mit zerebrovaskulären Risikofaktoren (arterielle Hypertonie, Alter, Hypercholesterinämie, Diabetes mellitus, etc.)
- Breites Spektrum von histopathologischen Korrelaten

Bildgebung
Allgemeine Befunde
- Häufig im periventrikulären/tiefen Marklager, Basalganglien
- Schlüsselzeichen = Rarefizierung der weißen Substanz im CT; fleckige/ konfluierende Hyperintensitäten in Protonenwichtung/T2-Wichtung/FLAIR
CT-Befunde
- Nativ-CT: Multifokale/konfluierende, unscharf begrenzte hypodense Areale > 5 mm
- Kontrastmittel-CT: Kein Enhancement
MRT-Befunde
- Unscharf begrenzte Hyperintensitäten > 5 mm in Protonenwichtung/ T2-Wichtung/FLAIR
- +/- „black dots" in T2*-Sequenzen (ähnlich bei chronischer Hypertonie, Amyloidangiopathie)
- +/- generalisierte Atrophie (weite Ventrikel, Sulci)
- Ausgedehnte/konfluierende Läsionen bei 2–6% der älteren Normalbevölkerung!
Befunde anderer bildgebender Verfahren
- MR-Spektroskopie: Vermindertes NAA, NAA/Cr
- PET/SPECT: Bei Fehlen einer Atrophie rCBF/rMRGlu üblicherweise normal
Empfehlungen
- MRT (inkl. FLAIR, Gradientenechosequenzen)

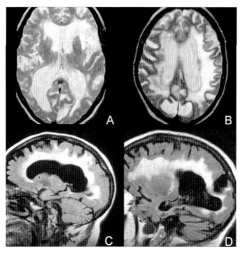

Die axialen T2-gewichteten (A, B) und FLAIR-Scans (C, D) eines älteren dementen Patienten mit klinischer Diagnose eines Morbus Binswanger zeigen bilaterale, aber asymmetrische, konfluierende, periventrikuläre Hyperintensitäten der weißen Substanz. Sukortikale arteriosklerotische Enzephalopathie. Muliple kortikale Infarkte sind ebenfalls nachweisbar.

Differenzialdiagnose

Altersabhängige Veränderungen der weißen Substanz
- Signifikante Überlappung zwischen Normalbefund und dementen alten Patienten
- Normaler cerebraler Blutfluss (rCBF)

Perivaskuläre Räume (Virchow-Robin)
- Variable Größe, scharf abgrenzbar
- Am häufigsten im Bereich der vorderen Kommissur und der tiefen weißen Substanz
- Signal/Dichte wie Liquor

Lakunäre Infarkte
- Werden bei 1/3 der gesunden Älteren gefunden (häufig asymptomatisch)
- 3–10 mm, scharf abgrenzbar, hyperintens in T2-Wichtung/Protonenwichtung
- Am häufigsten (fast 80%) in den tiefen Kerngebieten (Nucleus caudatus, Nucleus lentiformis, Capsula interna, Thalamus)

Vaskuläre Demenz
- Kognitive Funktionsstörung
  - Multiinfarktdemenz
  - Subkortikale arteriosklerotische Enzephalopathie (vaskuläre Demenz vom „Binswanger-Typ")
    - Klinische, nicht bildgebende Diagnose
    - Langjährige arterielle Hypertonie, progressive Verschlechterung der mentalen Funktion, Gangstörungen, mit oder ohne kleinere Schlaganfälle
- Große oder kleine Infarkte
- Verminderter rCBF

Pathologie

Allgemein
- Allgemeine Anmerkungen
  - „Mikroangiopathie assoziierter zerebraler Schaden" = WML, lakunäre Infarkte
  - WML in der Bildgebung haben nicht immer ein pathologisches Korrelat
- Genetik
  - Genetische Risikofaktoren für periphere/zerebrale Gefäßerkrankungen
    – APOE-ε4-Allele
    – Angiotensiogen-Genpromotor
  - Zerebrale autosomal-dominante Arteriopathie mit subkortikalen Infarkten und Leukenzephalopathie (CADASIL)
    – Notch3-Mutationen
- Ätiologie/Pathogenese
  - Hypertensive okklusive Erkrankung der kleinen penetrierenden Arterien
    – Resultiert in lakunären Infarkten und Läsionen der tiefen weißen Substanz
  - Venöse Kollagenose (kontrovers)
- Epidemiologie
  - WML treten praktisch universell nach dem 65. Lebensjahr auf
  - Lakunäre Infarkte treten in 1/3 der asymptomatischen gesunden Patienten über 65 Jahre auf
  - Vaskuläre Demenz ist die dritthäufigste Ursache der Demenz (nach Alzheimer-Demenz, Lewy-body Demenz) und verursacht ca. 15% der Fälle

Makroskopische und intraoperative Befunde
- Keine

Mikroskopische Befunde
- Normale altersabhängige Veränderungen (siehe Diagnose „Altersabhängige Hirnveränderungen")
- WML in der Bildgebung haben ein breites Spektrum von histopathologischen Korrelaten
  - Degeneriertes Myelin (Myelin-„Blässe")
  - Axonaler Untergang, Erhöhung intra-/extrazelluläre Flüssigkeit
  - Gliose, Spongiosa
  - Arteriosklerose, Verschlüsser kleiner Gefäße

Staging- oder Grading-Kriterien
- European Task Force on Age-Related White Matter Changes
- ARWMC Rating Scale für MRT und CT (für unscharf begrenzte Läsionen =/>5 mm)
  - White matter lesions (WML)
    – 0 = Keine Läsion (inkl. symmetrische Kappen, Bänder)
    – 1 = Fokale Läsionen
    – 2 = Beginnend konfluierende Läsionen
    – 3 = Diffuse WML, mit oder ohne „U"-fibers
  - Basalganglienläsionen
    – 0 = Keine Läsion
    – 1 = Eine fokale Läsion (=/> 5 mm)
    – 2 = Mehr als eine fokale Läsion
    – 3 = Konfluierende Läsionen

Klinik

Klinisches Bild
• Weites Spektrum (normal bis minimal cognitive impairment bis Demenz)

Verlauf
• Wenig bekannt

Literatuf

Wahlund LO et al (2001): A new rating scale for age-related white matter changes applicable to MIR and CT. Stroke 32:1318–1322

Schmidt H et al (2001): Angiotensinogen gene promotor haplotype and microangiopathy-related cererbral damage. Stroke 32:405–412

Yao H et al (2000): Cerebral blood flow in nondemented elderly subjects with extensive deep white matter lesions on MRI. J Stroke Cerebrovasc Dis 9:172–175

Zerebrale Amyloidangiopathie (CAA)

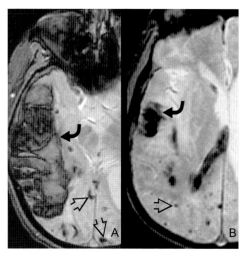

Die axialen T2*-gewichteten Sequenzen einer 72-jährigen, dementen, normotensiven Patientin mit spontaner lobärer Blutung (gebogene Pfeile) zeigt zusätzlich multifokale „black dots" (offene Pfeile). Zerebrale Amyloidangiopathie (CAA).

Grundlagen
- CAA stellt eine häufige Ursache einer „spontanen" lobären Blutung bei älteren Patienten dar (siehe „primäre intrazerebrale Blutung)
- CAA ist häufig bei älteren Patienten mit Demenz (z. B. Alzheimer)

Bildgebung
Allgemeine Befunde
- Oberflächliche Blutungen, die die Rinde und die subkortikale weiße Substanz betreffen
- Schlüsselzeichen = Normotensiver, dementer Patient mit
  - Lobären Blutungen unterschiedlichen Alters
  - Multifokale „black dots" (punktförmige hypointense Läsionen)

CT-Befunde
- Nativ-CT
  - Fleckige oder konfluierende kortikale/subkortikale Hämatome mit irregulärer Begrenzung, umgebendem Ödem
  - Selten: Gyriforme Verkalkungen
- Kontrastmittel-CT
  - Kein Enhancement

MRT-Befunde
- T1-Wichtung
  - Lobäres Hämatom (Signalintensität variiert mit dem Alter des Gerinnsels)
  - Häufig generalisierte Atrophie (ausgeprägte Ventrikel, Sulci)
- T2-Wichtung
  - Akutes Hämatom; 1/3 haben alte Blutungen (lobär, petechial)
  - Fokale oder fleckige/konfluierende Veränderungen der weißen Substanz bei fast 70%
  - Selten: Nicht-hämorrhagische, diffuse Enzephalopathie mit konfluierenden Hyperintensitäten der weißen Substanz

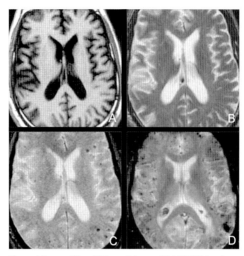

*Die axialen T1-gewichteten (A) und T2-gewichteten (B) MRT-Bilder eines alten normo-
tensiven, dementen Mannes zeigen ausgeprägte Sulci und Ventrikel. Die Gradientenechosequenzen (C, D) zeigen zahllose „black dots". Die Biopsie zeigte eine zerebrale
Amyloidangiopathie (mit freundlicher Genehmigung R. Kalnins).*

- T2*-Wichtung
  - Multifokale „black dots"
- Selten: CAA kann fokale, nicht-hämorrhagische Raumforderungen verursachen,
  die anreichern und einen Tumor nachahmen!

Befunde anderer bildgebender Verfahren
- DSA: Normalbefund oder avaskulärer Raumforderungseffekt

Empfehlungen
- Bei Patienten > 60 Jahren zusätzlich T2*-gewichtete Sequenz anfertigen

Differenzialdiagnose

Hypertensive Mikrohämorrhagie
- Anamnese einer chronischen arteriellen Hypertonie
- Tiefliegende Strukturen (Basalganglien, Thalami) häufiger betroffen als Kortex
  und subkortikale weiße Substanz
- Häufige Koexistenz mit CAA

Ischämischer Schlaganfall mit Mikroblutung
- Multifokale Hämosiderinablagerung (10–15% mit ischämischem Schlaganfall)
- Hämorrhagische lakunäre Infarkte

Multiple vaskuläre Malformationen
- Kavernöse, kapilläre Malformation
  - Achte auf „Bläschen" aus Blut, die Flüssigkeit-Flüssigkeits-Spiegel enthalten
  - Kapilläre Teleangiektasien zeigen ein subtiles, „pinselartiges" Enhancement

Andere Ursachen für multifokale „black dots"
- Traumatische Axonschädigung (Anamnese, Lokalisation im Corpus callosum)
- Hämorrhagische Metastasen (können anreichern, Lokalisation an der Grenze
  graue/weiße Substanz)

Pathologie

Allgemein

- Allgemeine Anmerkungen
  - ZNS-Amyloidose kann lobäre Blutung verursachen (am häufigsten), ebenso eine Mikroangiopathie und fokale „Amyloidome" (am seltensten)
- Genetik
  - Sporadisch
    - APOE-ε4-Allele assoziiert mit CAA-Blutung
    - Polymorphismus im Presenilin-1-Gen
  - Hereditäre zerebrale Blutung mit Amyloidose
    - Autosomal-dominant vererbt
    - Holländischer Typ = Mutiertes Amyloid-ß-Precursor-Protein auf Chromosom 21
    - Andere Typen: Britisch, flämisch, etc.
- Ätiologie/Pathogenese/Pathophysiologie
  - Amyloidose: Seltene systemische Erkrankung verursacht durch extrazelluläre Ablagerung von β-Amyloid
  - 10–20% lokalisierte Form, auch ZNS
  - Kann idiopatisch/primär oder sekundär/reaktiv sein (z. B. dialyseassoziierte Amyloidose)
- Epidemiologie
  - 1% aller Schlaganfälle
  - Ursache von 15–20% aller primären intrazerebralen Blutungen bei Patienten > 60. Lebensjahr
  - Häufigkeit der CAA bei Älteren
    - 27–32% der normalen älteren Bevölkerung (Autopsie)
    - 82–88% der Patienten mit Alzheimer-Demenz
    - Häufig beim Down-Syndrom

Makroskopische und intraoperative Befunde

- Lobäre Blutung
- Multiple kleine kortikale Blutungen

Mikroskopische Befunde

- Interstitielle, vaskuläre/perivaskuläre Ablagerungen von amorphem Protein
  - Kongorot-Färbung positiv
  - Brechung unter polarisiertem Licht
- Mikroaneurysmen
- Fibrinoide Nekrose
- Perivaskuläre Infiltrate
- Hyalinose

Klinik

Klinisches Bild

- Spontane lobäre Blutung
- 40% haben subakute Demenz/Vollbild der Alzheimer-Demenz
- 2/3 normotensiv; 1/3 arterielle Hypertonie

Verlauf

- Multiple, rezidivierende Blutungen
- Progressiver kognitiver Verfall

Therapie und Prognose

- Ausräumung einer fokalen Blutung, falls Patient < 75 Jahre, keine intraventrikuläre Blutung vorhanden ist, die Blutung nicht parietal lokalisiert ist (Anm. des Übersetzers: In Deutschland werden auch Patienten > 75 Jahre operiert, es gibt hierzulande definitiv keine Altersbegrenzung, nur eine Entscheidung nach klinischen Kriterien)
- Niedriger Glasgow-Coma-Skale, APOE-ε4-Allele sind schlechte prognostische Faktoren

Literatur

McCarron MO et al (1999): Cerabral amyloid angiopathy-related hemorrhage. Stroke 30:1643–1646

Good CE et al (1998): Amyloid angiopathy causing widespread miliary haemorrhages within the brain evident on MRI. Neuroradiol 40:308–311

Chan S et al (1996): Multifocal hypointense cerebral lesions on gradient-echo MR are associated with chronic hypertension. AJNR 17:1821–1827

Demenz vom Alzheimer-Typ

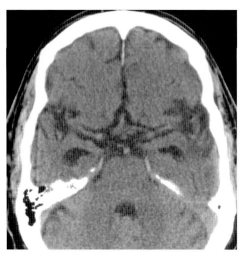

Das Nativ-CT eines Patienten mit Alzheimer-Demenz (diagnostiziert im Alter von 59 Jahren) zeigt erweiterte basale Zisternen, erweiterte Temporalhörner und einen atrophischen medialen Temporallappen mit kleinen Hippocampi.

Grundlagen
- Die Demenz vom Alzheimer-Typ ist die häufigste Demenz und Ursache für eine zerebrale Atrophie beim alten Patienten
- Die Prävalenz nimmt mit dem Alter zu; bis zu 50% nach dem 85. Lebensjahr
- Alzheimer-Demenz ist eine „Taupathie" (das abnormale Tau-Protein lagert sich ab und spielt eine Schlüsselrolle in der neuronalen/glialen Dysfunktion sowie beim Zelltod)
- Bildgebung spielt bei der Abklärung der Alzheimer-Demenz die Rolle des Ausschlusses von „behandelbaren" Demenzen sowie zur Identifikation von im frühen Lebensalter auftretenden Fällen für mögliche innovative Therapien

Bildgebung
Allgemeine Befunde
- Schlüsselzeichen = Dysproportionaler Volumenverlust des Hippocampus beidseits

CT-Befunde
- Sinn ist der Ausschluss von behandelbaren/reversiblen Demenzen (siehe unten)
- Weite Temporalhörner, Atrophie des medialen Temporallappens
- Falls keine Hirnatrophie vorliegt, ist das Vorliegen einer Alzheimer-Demenz beim Patienten extrem unwahrscheinlich (es liegt möglicherweise eine „Pseudodemenz" vor bei Depression)

MRT-Befunde
- Volumenverlust des entorhinalen Kortex, Hippocampus
- Häufig koexistierende Mikroangiopathie, WML

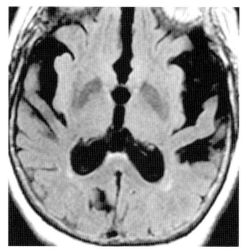

Der axiale FLAIR-Scan eines Patienten mit Alzheimer-Demenz zeigt eine dysproportionale Erweiterung der basalen Zisternen im Vergleich zur Oberfläche der Sulci. Beachte das fast vollständige Fehlen von Signalabnormalitäten in der weißen Substanz.

Befunde anderer bildgebender Verfahren
- PET, SPECT
  - Regionale hypometabolische Areale (erniedrigte Glukose, Sauerstoffutilisation)
  - Perfusionsdefizite (reduzierter zerebraler Blutfluss)
- MRS: Erniedrigtes NAA, erhöhtes MI
- Diffusionskoeffizient (berechnet, nicht sichtbar): Erhöht (Hippocampus, etc.)

Empfehlungen
- Auf partielle/vollreversible Ursachen der Demenz achten
  - Nur geringe Anzahl von Fällen (bis zu 10%)
    - Klinische/Laborevaluation nach potenziell reversiblen Ursachen (z. B. Alkohol/Drogenabusus, Schilddrüsendysfunktion, Depression)
  - Routine-CT oder MRT zur Identifikation anderer Ursachen
    - Schädelverletzung (z. B. chronisch subdurales Hämatom), raumfordernde Läsionen (z. B. frontale Neoplasie)
    - Hydrozephalus (besonders Normaldruckhydrozephalus)
    - Andere neurodegenerative Erkrankungen (z. B. Chorea Huntington, degenerative Erkrankungen manifestieren sich normalerweise in der Kindheit)
    - Angeborene oder erworbene Erkrankungen der weißen Substanz
- Identifikation einer frühen Alzheimer Demenz für mögliche Therapie
  - Volumetrische MRT des Hippocampus und des entorhinalen Kortex
  - Funktionelles Neuro-Imaging ist aktuell „nicht kosteneffektiv"

Differenzialdiagnose

Diffuse Lewy-Body-Demenz
- Zweithäufigste Ursache der Demenz (10–25% der Fälle)
- 7–30% der Patienten mit Alzheimer-Demenz haben zusätzlich Lewy-Bodies
- Hypometabolismus des ganzen Gehirns inkl. des visuellen Kortex/Cerebellum

Frontotemporale Demenz (subsummiert als Morbus Pick)
- Heterogene Gruppe; macht 12–20% der Demenzen aus
- Asymmetrische Atrophie des Frontallappens und anterioren Temporallappens

Kortikobasale Degeneration
- Ausgeprägte extrapyramidal-motorische, kortikale Symptome
- Ausgeprägte frontoparietale Atrophie

Normaldruckhydrozephalus
- Gangstörungen und motorische Defizite häufig
- Schwere, generalisierte Erweiterung der Ventrikel ohne dysproportionale hippokampale Atrophie

Pathologie

Allgemein
- Allgemeine Anmerkungen
  - Unterscheidung zwischen Alzheimer Demenz und nicht-Alzheimer degenerativen Demenzen
- Genetik
  - Autosomal-dominante (früh einsetzende) familiäre Alzheimer Demenz
    – Amyloid-Precursor-Protein (APP) Gen auf Chromosom 21
    – 55% assoziiert mit Punktmutationen des Präsenilin-1-Gens auf Chromosom 14
  - Apolipoprotein-E-(APOE-)ε4-Allel assoziiert mit erhöhtem Risiko sowie früherem Beginn
    – 60–75% aller Patienten mit Alzheimer-Demenzen tragen zumindest eine Kopie
    – Familiäre Alzheimer-Patienten häufig homozygot
- Ätiologie/Pathogenese/Pathophysiologie
  - ß-Amyloidaggregationen als senile/neuritische Plaques
  - ß-Amyloidprecursor-Protein spielt Schlüsselrolle bei der Alzheimer-Demenz
- Epidemiologie
  - Alzheimer-Demenz ist die häufigste neurodegenerative Ursache der Demenz
    – Verantwortlich für 50–75% aller Fälle

Makroskopische und intraoperative Befunde
- Geschrumpfte Gyri, erweiterte Sulci

Mikroskopische Befunde
- Neuritische Plaques, neurofibrilläre Tangels
  - Tangels bestehen aus dem abnormal phosphorilierten **Tau**-Protein
    – Hippocampus, neokortikal/einige subkortikale Areale
- Untergang von Synapsen, Neuronen (am ausgeprägtesten in Schicht 3 und 5)
- Amyloidangiopathie
  - ß-Amyloid ist die Hauptkomponente sowohl in den neuritischen Plaques als auch in den Blutgefäßen bei Alzheimer-Demenz
- Astro- und Mikrogliose
- Verminderung der Faserdichte in der temporalen weißen Substanz mit Unterbrechung/Verlust von axonalen Membranen und Myelin

Klinik

Klinisches Bild

- Primär eine Erkrankung des höheren Alters, autosomal-dominante familiäre Alzheimer-Demenz kann jedoch schon ab der 4. Lebensdekade auftreten
- Erstsymptom: Funktionsstörungen des Gedächtnisses
- Die visuelle Variante der Alzheimer-Demenz kann sich mit einer Verschlechterung der räumlichen Sehfähigkeit ohne Gedächtnisstörungen manifestieren

Verlauf

- Chronisch progressive Verschlechterung der intellektuellen Funktionen
- 65-jährige Patienten, bei denen ein mild cognitive impairment (MCI) diagnostiziert wurde, entwickeln pro Jahr zu 10–15% eine Alzheimer-Demenz, nach 5 Jahren zu > 50%

Therapie und Prognose

- Neue Medikamente bei frühem Einsatz bei milder/mäßiger Alzheimer-Demenz vielversprechend

Literatur

Bayer TA et al (2001): Key factors in Alzheimer's disease: β-amyloid precursor protein processing, metabolism and intraneuronal transport. Brain Pathol 11:1–11

Savoiardo M et al (2001): Imaging dementias. Eur Radiol 11:484–492

Jack CR Jr et al (1998): Hippocamal atrophy and apolipoprotein E genotype are independently associated with Alzheimer's disease. Ann Neurol 43:303–310

Alkohol und Gehirn

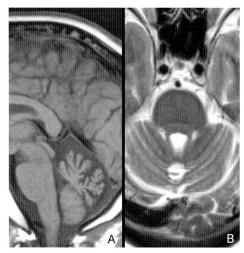

Die sagittale T1- (A) und axiale T2-Wichtung (B) eines chronischen Alkoholikers zeigen eine ausgeprägte Atrophie des Kleinhirnoberwurms. Die supratentoriellen Sulci und Zisternen sind normal.

Grundlagen
- Direkter, primärer Effekt des Ethanols = Neurotoxizität (kortikale/zerebelläre Degeneration, periphere Polyneuropathie)
- Seltene, sekundäre behandelbare Komplikation = Wernicke-Enzephalopathie
- Viele indirekte Effekte des Ethanolabusus (z. B. Trauma, Malnutrition)

Bildgebung
Allgemeine Befunde
- Schlüsselzeichen
  - Ethanol: Dysproportionale Atrophie des Kleinhirnoberwurms
  - Methanol: Bilaterale hämorrhagische Nekrose des Putamens
  - Wernicke-Enzephalopathie: Hyperintense Corpora mamillaria, +/- Enhancement

CT-Befunde
- Nativ-CT
  - Ethanol: Generalisierte Atrophie; Atrophie des superioren Vermis
  - Methanol: Bilaterale hämorrhagische Nekrose des Putamens

MRT-Befunde
- Chronischer Alkoholabusus
  - Symmetrische Erweiterung der Seitenventrikel
  - Verbreiterung der zerebralen Sulci, der interhämispharischen und sylvischen Fissuren
  - Dosisabhängig
  - WML (hyperintens in T2-Wichtung, FLAIR)
    - Bilateral periventrikulär, Corpus callosum; isoliert/konfluierend
    - Marchiafava-Bignami-Erkrankung (die Nekrose in der Mitte des Corpus callosum ist praktisch pathognomonisch)

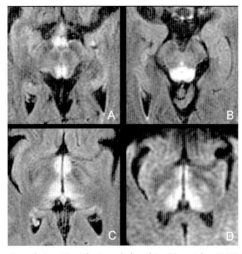

Darstellung einer akuten Wernicke-Enzephalopathie. Die axialen FLAIR-Scans (A–C) zeigen eine hohe Signalintensität in den Corpora mamillaria, dem Tegmentum des Mittelhirns, den Thalami und dem Hypothalamus. Die Diffusionswichtung zeigt eine Diffusionsrestriktion (D).

- Wernicke-Enzephalopathie
  - T1-Wichtung: Enhancement der Corpora mamillaria
  - T2-Wichtung: Hyperintensität um den 3. Ventrikel, den medialen Thalamus, das Mittelhirn (periaquäduktales Grau)
- Methanolvergiftung
  - Bilaterale hämorrhagische Nekrosen des Putamens
  - WML
    - Hämorrhagische subkortikale Nekrose
    - Häufig Beteiligung der Sehbahn

Empfehlungen

- Nativ-CT (gute Darstellung von Komplikationen wie subdurales Hämatom, Koagulopathien)
- MRT bei möglicher Wernicke-Enzephalopathie (cave: Das Fehlen von Bildgebungsabnormalitäten schließt eine Wernicke-Enzephalopathie nicht aus)

Differenzialdiagnose

Ethanolassoziierte vs. nicht-alkoholische Atrophie

- Multiinfarktdemenz
- Demenz von Alzheimer-Typ
- Malnutrition
- Chronisches Trauma (wiederholte Schläge gegen den Schädel)

Methanol vs. andere Basalganglienerkrankungen

- Die meisten sind nicht-hämorrhagisch
  - Anoxischer Schlaganfall
  - CO-Inhalation
  - Angeborene Stoffwechselstörung (z. B. Morbus Wilson, Morbus Leigh, etc.)

Pathologie

Allgemein
- Allgemeine Anmerkungen
  - Chronischer Alkoholismus
    - Hirnschrumpfung, kortikale Atrophie assoziiert mit Konsumjahren
    - Neuronale Degeneration im anterioren/superioren zerebellären Vermis bei Fällen von alkoholischer zerebellärer Degeneration
    - In 50% erweiterte Ventrikel, Sulci (kann in einigen Fällen reversibel sein)
  - Wernicke-Enzephalopathie
    - Demyelinisierung, neuronale Untergänge
- Ätiologie/Pathogenese/Pathophysiologie
  - Ethanol überschreitet die Blut-Hirn-Schranke
  - Neurologische Schädigung bei Alkoholikern
    - Direkte/indirekte Ethanolneurotoxizität
    - Alkoholassoziierte Malnutrition
  - Wernicke-Enzephalopathie
    - Thiaminmangel schädigt abhängige Enzyme $\rightarrow$ Glutamatakkumulation/ Zellschädigung
  - Methanoltoxizität
    - Methanol wird metabolisiert zu Formaldehyd und Ameisensäure
    - Verursacht eine Azidose durch eine Anionenlücke
    - Selektiver toxischer Effekt im Putamen sowie den Nervi optici
    - Kommerziell erhältliche Produkte, die Methanol enthalten, sind Frostschutzmittel, Farben/Lackentferner, Fotokopierflüssigkeit etc.

Makroskopische und intraoperative Befunde
- Wernicke-Enzephalopathie
  - Läsionen des superioren Vermis
  - Corpora mamillaria; periventrikuläres Mittelhirn/Hirnstamm
    - Petechiale Blutungen (akut)
    - Atrophie der Corpora mamillaria (chronisch)
  - Dorsomediale thalamische Kerne (kann ein Korsakow-Syndrom verursachen)
- Corpus-callosum-Atrophie, MS-artige WML (chronischer Ethanolabusus)
- Machiafava-Bignami-Erkrankung (Corpus-callosum-Nekrose)

Mikroskopische Befunde
- Axondegeneration, Demyelinisierung (alkoholische Polyneuropathie)
- Purkinje-Zellverlust (alkoholische Kleinhirndegeneration)

Klinik

Klinisches Bild
- Wernicke-Enzephalopathie: Trias aus Ataxie, Verwirrtheit, Okulomotorikstörungen
  - In 80% Polyneuropathie
  - Cave: Wernicke-Enzephalopathie kann auch nicht-alkoholisch auftreten (Malnutrition, Hyperalimentation, etc.)
- Chronischer Alkoholabusus
  - Denkstörungen, Kurzzeit-/Langzeitgedächtnisstörungen
  - Häufigste neurologische Störung: Polyneuropathie
  - Gangstörungen, Nystagmus (zerebelläre Degeneration)

Verlauf

- Verbreiterung der Ventrikel und Sulci häufig reversibel
- Wernicke-Enzephalopathie: Okulomotorikstörungen reagieren zuerst auf Thiamin-Therapie; Ataxie, Apathie, Verwirrtheit lassen langsam nach

Therapie und Prognose

- Wernicke-Enzephalopathie
  - Sofortige Verabreichung von intravenösem Thiamin: Schnelles Ansprechen
  - 50% behalten einen langsamen, schlürfenden Gang zurück
- Nur 25% der Korsakow-Patienten genesen vollständig

Literatur

Mukamal KJ et al (2001): Alcohol consumption and subclinical findings on magnetic resonance imaging of the brain in older adults. Stroke 32:1939–1946

Comoglu S et al (2001): Mathanol intoxication with bilateral basal ganglia infarct. Australas Radiol 45:357–358

Nutritional And Metabolic Disorders of the Nervous System. Harrisons Online, 380, (1999)

Osmotische Myelinolyse (OM)

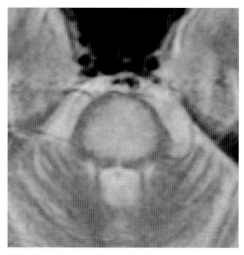

Die axiale T2-Wichtung eines 51-jährigen Alkoholikers mit multiplen Elektrolytstörungen zeigt ein Areal hoher Signalintensität zentral in der Pons. Die peripheren Fasern sind ausgespart. Klassische osmotische Myelinolyse.

Grundlagen

- Früher „zentral pontine Myelinolyse" genannt
- In 50% in der Pons, „extrapontine" Myelinolyse jedoch häufig
- Heterogene Erkrankung mit gemeinsamer Ätiologie = Osmotischer Stress
- Osmotischer Stress = Jede Veränderung des osmotischen Gradienten, nicht nur von Natrium (z. B. Azotämie, Hyperglykämie)
- Am häufigsten: Iatrogene Korrektur der Hyponatriämie
- Häufig Komorbidität, schlechtere Prognose

Bildgebung

Allgemeine Befunde

- Konfluierende, symmetrische Demyelinisierung
- Schlüsselzeichen = Pons zentral betroffen, Peripherie ausgespart

CT-Befunde

- Nativ-CT: Niedrige Dichte der betroffenen Areale (Pons, etc.)
- Kontrastmittel-CT: Kein Enhancement, außer in einem sehr frühen Stadium der akuten Demyelinisierung

MRT-Befunde

- MRT >> CT
- Cave: Variable Befunde (kann transitorisch sein, Rückbildung)
- T1-Wichtung
  - Akut: Kann normal/gering hypointens sein
  - Subakut: Kann hyperintens nach 1–4 Monaten sein
- T2-Wichtung, FLAIR
  - Akut: Konfluierende Hyperintensität
  - Subakut: Normalisierung der Hyperintensität
- Kontrastmittel: Üblicherweise kein Enhancement

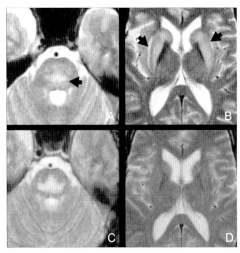

Der Patient verabreichte sich multiple Kaffeeeinläufe, dann bemerkte er Gedächtnisstö-rungen. In der T2-Wichtung zeigt sich eine zentral pontine Myelinolyse (A, Pfeil). Auch findet sich eine extrapontine Myelinolyse mit bilateralen Basalganglienläsionen (B, Pfeile). Die Follow-up-Studien (C, D) zeigen eine schwere pontine Myelinolyse. Die extrapontine Myelinolyse hat sich zurückgebildet.

Befunde anderer bildgebender Verfahren
- DWI: Eingeschränkte Diffusion (hyperintens)
- ADC: Erniedrigte Werte
- PET: Früher metabolischer Stress = Variabler Hypermetabolismus; spät = Hypometabolismus

Empfehlungen
- MRT ohne Kontrastmittel (wiederholte Bildgebung kann notwendig sein)

Differenzialdiagnose

Pontin
- Ischämie, Infarkt
  - Üblicherweise sind sowohl die zentralen als auch die peripheren pontinen Fasern betroffen
  - Häufig asymmetrisch
- Andere Demyelinisierung (z. B. MS; auf typische Läsionen in anderer Lokalisation achten)
- Neoplasie (z. B. pontines Gliom)
  - ADC bei zentral pontiner Myelinolyse erniedrigt

Extrapontin
- Pontine + extrapontine Myelinolyse sind praktisch pathognomonisch für osmotische Myelinolyse
- Andere Demyelinisierungen (häufig asymmetrisch)
- Andere metabolische Ursachen (Morbus Wilson, Morbus Leigh)

Pathologie

Allgemein

- Allgemeine Anmerkungen
  - Demyelinisierung ohne assoziierte Entzündung
    - Unspezifisch (Muster, Verteilung legt osmotische Myelinolyse nahe)
- Ätiologie/Pathogenese/Pathophysiologie
  - „Osmotischer Stress", genauer Mechanismus der Myelinolyse jedoch unbekannt
    - Osmotischer Insult = Veränderung in der Serumosmolalität
    - Relative intrazelluläre Hypoosmolalität
    - Serumosmolalitätsveränderungen verursachen Endothelschädigung
    - Das Fehlen organischer Osmolyte prädisponiert zur Endothelschädigung
    - Endothelzellen schrumpfen, Blut-Hirn-Schrankenstörung resultiert
    - Akkumulation von hypertoner, natriumreicher Flüssigkeit im Extrazellulärraum
    - Hypertoner Extrazellulärraum, Ausschüttung von Myelintoxinen schädigt die weiße Substanz
  - Komorbidität kann die osmotische Myelinolyse exazerbieren
    - Erkrankungen der Leber, der Nieren, der Nebennieren, der Hypophyse oder paraneoplastische Erkrankungen
    - Ernährungsstörungen (Alkohol, Fehlernährung, Erbrechen)
    - Verbrennungen, Transplantationen, andere operative Patienten
- Epidemiologie
  - Auftreten in allen Altersgruppen
  - Die Prävalenz in der Autopsie variiert von <1% bis 10%

Makroskopische und intraoperative Befunde

- Bilateral/symmetrische, weiche, grau-weißliche Verfärbungen

Mikroskopische Befunde

- Ausgedehnte Demyelinisierung, Gliose
- Die Makrophagen enthalten umschlossene Myelinstücke und Fragmente
- Axone und Nervenzellen erhalten
- Keine Entzündung

Klinik

Klinisches Bild

- Häufig biphasischer Verlauf bei Vorliegen einer Hyponatriämie
  - Initiale Hyponatriämie
    - Anfälle, veränderter mentaler Status, etc.
    - Symptome können sich zurückbilden mit Anstieg der Serumosmolalität
  - Symptome der osmotischen Myelinolyse entstehen 2–4 Tage (gelegentlich Wochen) später
    - Bewusstseinsstörungen, Desorientiertheit
    - Pseudobulbärparalyse, Dysarthrie, Dysphagie (zentral pontine Myelinolyse)
    - Bewegungsstörungen (extrapontine Myelinolyse)

Verlauf
- Variables Outcome
  - Komplette Rückbildung
  - Minimale residuale Symptome
    - Gedächtnis- oder Denkstörungen
    - Ataxie, Spastizität, Diplopie
  - Progress zu
    - Spastischer Tetraparese
    - „Locked-in"-Syndrom; kann fortschreiten bis zu Koma und Tod

Therapie und Prognose
- Kein Konsensus; keine „optimale" Korrekturrate für Hyponatriämie
- Selbstkorrektur (Flüssigkeitsrestriktion, Absetzen von Diuretika), falls möglich
- Plasmapherese, Steroide, Glukoseinfusionen wurden untersucht

Literatur

Cramer SC et al (2001): Decreased diffusion in central pontine myelinolysis. AJNR 22:1476–1479

Waragai M, Satoh T (1998): Serial MRI of extrapontine myelinolysis of the basal ganglia: a case report. J Neurol Sci 161:173–175

Ho VG et al (1993): Resolving MR features in osmotic myelinolysis (central pontine and extrapontine myelinolysis). AJNR 14:163–167

Multiple Sklerose (MS)

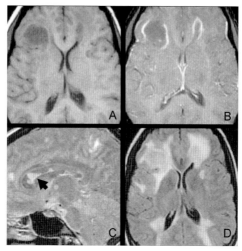

Die axialen nativen (A) und kontrastmittelunterstützten (B) T1-Wichtungen einer 21-jährigen Patientin mit MS zeigen Läsionen, die zentral hypointens sind, einen gering hyperintensen Rand sowie ein partielles ringförmiges Enhancement zeigen. Die FLAIR-Scans (C, D) zeigen multiple callososeptale Läsionen (Pfeil).

Grundlagen
- Abnormales Schädel-MRT bei 95% der Patienten mit klinisch sicherer MS
- „Tumefaktive" MS-Plaques können eine Neoplasie vortäuschen
- Die Herdlast in der T1-Wichtung korreliert mit der klinischen Behinderung

Bildgebung
Allgemeine Befunde
- Schlüsselzeichen
  - Multiple, senkrecht stehende kallososeptale Hyperintensitäten
  - Inkomplettes (halbmondförmiges oder hufeisenförmiges) Rand-Enhancement

CT-Befunde
- Iso-/hypodens +/- geringes/mäßiges Enhancement

MRT-Befunde
- T1-Wichtung
  - Akut: Iso-/gering hypointens
    - Die Hypointensität nimmt anfänglich in den demyelinisierten Plaques zu, dann in den remyelinisierten Läsionen wieder ab
  - Chronisch
    - Hypointenses Zentrum, gering hyperintenser Rand („Lesion-within-a-lesion"-Erscheinungsbild)
    - Variable Atrophie
    - Das Läsionsvolumen korreliert mit der klinischen Behinderung besser als in der T2-Wichtung

Multiple Sklerose (MS)

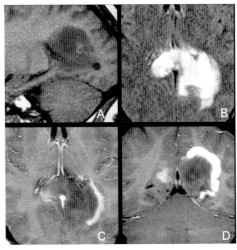

Die sagittale native T1-Wichtung (A), die axiale FLAIR (B) sowie die kontrastmittelunterstützten axialen und koronaren (C, D) T1-Wichtungen zeigen eine solitäre „tumefaktive" demyelinisierende Läsion des Corpus callosum (mit freundlicher Genehmigung M. Mirfakharee).

- T2-Wichtung, FLAIR (am besten in sagittaler Schichtführung)
  - Bilaterale, asymmetrische, lineare/ovoide hyperintense Läsionen
    - Corpus callosum, periventrikuläre Region (senkrecht zu den Ventrikeln, an der kallososeptalen Grenze)
    - 5% kortikale, 50% subkortikale Läsion
    - +/- Raumforderungseffekt/periläsionales Ödem
    - Es entwickeln sich neue Läsionen; alte Läsionen zeigen Größenveränderungen
  - Hypointense Basalganglien in 10–20% der chronischen MS-Fälle
  - Andere: Erniedrigter MT; niedriges zerebrales Blutvolumen (dynamische kontrastmittelunterstützte T2*-Scans)
- Kontrastmittelunterstützte T1-Wichtung
  - Relativer Gradmesser der Erkrankungsaktivität
  - Muster
    - Ringförmig > solide
    - Konzentrisch („ring-within-a-ring")
    - Halbmondförmig (unvollständiger „hufeisenförmiger" Rand ist stark hinweisend auf Demyelinisierung)
- Selten: Solitärer MS-Plaque > 4 cm, kann Neoplasie vortäuschen

Befunde anderer bildgebender Verfahren (variieren mit klinischem Typ)
- MRS: Niedriges NAA, niedrige NAA/Cr Ratio; erhöhtes Cho; MI, Laktat variabel
- DWI: Signalerhöhung mit hellem Ring, dunklem Zentrum; erhöhter Diffusionskoeffizient (ADC) im Akutfall

Empfehlungen
- Routine-MRT (sagittale FLAIR, koronare kontrastmittelunterstützte T1-Wichtung)
- Optional (MRS, Diffusionswichtung)

Differenzialdiagnose

Akute demyelinisierende Enzephalomyelitis (ADEM)
- Isolierte MS-Episode kaum von ADEM zu unterscheiden
- Kortikale/subkortikale Läsionen sind häufiger in ADEM

Neoplasie
- Multiple, ringförmig anreichernde MS-Plaques können Metastasen vortäuschen
- Großer, solitärer, „tumefaktiver" MS-Plaque kann Gliom vortäuschen

Pathologie

Allgemein
- Allgemeine Anmerkungen
  - Befunde variieren mit Erkrankungsstadium
- Ätiologie/Pathogenese
  - Unbekannt, wahrscheinlich virus- oder autoimmunvermittelt
  - Invasion von aktivierten T-Zellen, Mikroglia, die demyelinisierte Axone angreifen
- Epidemiologie
  - Häufigste Ursache einer demyelinisierten Erkrankung im ZNS
  - Häufigste ZNS-Erkrankung junger Erwachsener, die zur chronischen Behinderung führt
    - 1 von 1 000 in der westlichen Welt

Makroskopische und intraoperative Befunde
- Akut: Unscharf abgrenzbare, gelblich-weiße periventrikuläre Plaques
- Chronisch: Graue, granuläre, scharf abgegrenzte Plaques
- Konzentrische Ringe aus myelinisierter/demyelinisierter weißer Substanz

Mikroskopische Befunde
- Perivenöse Demyelinisierung
  - Aktiv
    - Schaumige Makrophagen mit Myelinfragmenten, Lipiden
    - Reaktive Astrozyten + inflammatorische Infiltrate
    - Einige Läsionen sind hyperzellulär mit atypischen, reaktiven Astrozyten, Mitosen; täuschen Tumor vor
  - Chronisch
    - Deutlicher Verlust von Myelin, Oligodendrozyten
    - Dichte Gliose

Klinik

Klinisches Bild
- Variable Symptome
  - Akute Optikusneuritis (50% der Patienten mit positivem MRT-Befund werden eine MS entwickeln)
  - Hirnnervenlähmung
    - Üblicherweise multipel
    - 1–5% isoliert (am häufigsten Hirnnerven VI und V)
  - Rückenmarkssymptome in 80%
- Beginn am häufigsten um das 30. Lebensjahr
  - 3–5% < 15. Lebensjahr
  - 10% > 50. Lebensjahr
- Liquor positiv für oligoklonale Banden (fehlen in 2–5% der Fälle)

Verlauf
- \> 80% mit „wahrscheinlicher" MS und positivem MRT zeigen eine Progress zu klinisch definitiver MS
- Klinische Subtypen
  - Primär progressiv
  - Sekundär progressiv
  - Schubförmiger Verlauf (relapsing-remitting)
- Marburg-Typ der MS = Klinisch fulminant

Therapie und Prognose
- Steroide, Immuntherapie

Literatur

Cha S et al (2001): Dynamic contrast-enhanced T2*-weighted MR imaging of tumefactive demyelinating lesions. AJNR 22:1109–1116

Bitsch A et al (2001): A longitudinal MRI study of histopathologically defined hypointense multiple sclerosis lesions. Ann Neurol 49:793–796

Mirfakhraee M et al (1999): Semilunar and ring-like enhancing plaques: Imaging features in patients with MS. IJNR 5:232–239

Bestrahlung und Gehirn

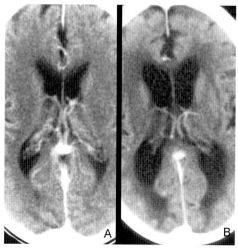

Kontrastmittelunterstützte CT-Scans eines Patienten, der 1 Jahr nach Erhalt einer Ganz-schädelbestrahlung dement wurde. Initialbefund (A). Der Follow-up-Befund (B) zeigt Läsionen der weißen Substanz, begleitend Atrophie mit erweiterten Ventrikeln, Sulci.

Grundlagen
- Die Bestrahlung des ZNS zeigt ein Spektrum aus pathologischen und Bildgebungsmanifestationen
- Diese schließen ein: Ödem, Arteriitis, Bestrahlungsnekrose, mineralisierende Mikroangiopathie, progressive Leukenzephalopathie, bestrahlungsinduzierte Tumoren
- Die Unterscheidung zwischen residualem Tumor/Rezidiv von einer bestrahlungsinduzierten Nekrose kann schwierig sein, falls nur die Morphologie zu Grunde gelegt wird
- Funktionelle Bildgebung (PET, SPECT) kann hilfreich sein

Bildgebung
Allgemeine Befunde
- Die Bestrahlungsfolgen variieren vom geringen vasogenen Ödem bis zur Nekrose
- Die periventrikuläre weiße Substanz ist besonders empfindlich
- Schlüsselzeichen = Hypometabolismus, erniedrigtes relatives zerebrales Blutvolumen in PET/SPECT

CT-Befunde
- Nativ-CT
  - Konfluierende Dichteminderung der weißen Substanz innerhalb des Bestrahlungsgebiets
  - Verkalkungen der Basalganglien/subkortikal gyriform = Mineralisierende Mikroangiopathie
- Kontrastmittel-CT
  - Üblicherweise kein Enhancement
  - Nekrotisierende Leukenzephalopathie kann eine ringförmig anreichernde Raumforderung vortäuschen

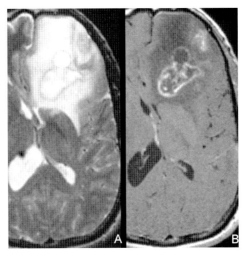

Die axiale T2-Wichtung (A) und kontrastmittelunterstützte T1-Wichtung (B) eines Patienten mit vorangegangener Bestrahlung wegen eines Glioblastoma multiforme zeigen eine links frontale, ringförmig anreichernde Raumforderung. Die Biopsie erbrachte den Befund einer Bestrahlungsnekrose ohne Evidenz für erneutes Tumorwachstum.

MRT-Befunde

- Akut: „Fingerförmige" Hyperintensitäten der weißen Substanz in T2-Wichtung/FLAIR (vasogenes Ödem)
- Chronisch
  - Radionekrose der weißen Substanz
    - Unmittelbar benachbart zur Tumor-/Operationshöhle
    - Kann Raumforderungseffekt verursachen, auch Größenzunahme möglich
  - Am häufigsten: Hypointenser Ring (T2-Wichtung), Anreicherung (erinnert an Rezidiv/persistierenden Tumor)
  - Andere Muster
    - Multiple Läsionen, die von der Tumorlokalisation entfernt sind (nodulär, linear, „Seifenblase-" oder „Schweizer-Käse-"Enhancement

Befunde anderer bildgebender Verfahren

- MRS: Niedriges NAA, Cr; Cho auf das 3- bis 4fache des Normalen erhöht; +/- Lac/Lip Peaks
- SPECT, PET: Die Radionekrose ist üblicherweise hypometabolisch (erniedrigtes FDG, Methionin, [201]Thallium-Uptake), reduziertes zerebrales Blutvolumen

Empfehlungen

- Kontrastmittelunterstütztes MR
- PET/SPECT, falls Fragestellung Bestrahlungsnekrose vs. Tumorrezidiv

Differenzialdiagnose

Bestrahlungsnekrose vs. Tumorrezidiv

- Beide zeigen oft eine ringförmig anreichernde Raumforderung
- Die Radionekrose ist üblicherweise hypometabolisch, niedriges zerebrales Blutvolumen
- Tumorrezidiv zeigt erhöhten Glukosemetabolismus, Thallium-Uptake mit langsamem washout (cave: Falsch positive Befunde wurden berichtet)

Fremdkörperreaktion auf hämostatische Materialien
- Granulomatöse Reaktion auf Gelatineschwämmchen etc.
- Kann ein Tumorrezidiv vortäuschen, ebenso eine Bestrahlungsnekrose
- Biopsie manchmal notwendig

Tumor/Ödem vs. bestrahlungsinduzierte Demyelinisierung
- Beide zeigen Hyperintensitäten der weißen Substanz
- Beide können anreichern

Radionekrose vs. Metastase, Abszess
- MRS hilfreich

Pathologie

Allgemein
- Allgemeine Anmerkungen
  - Variable Befunde
    - Totale Bestrahlungsdosis
    - Größe des Bestrahlungsfeldes
    - Fraktionierung der Bestrahlung
    - Anzahl/Frequenz der Dosen
    - Adjuvante Therapie
    - Dauer des Überlebens
    - Alter des Patienten
  - Die meisten Bestrahlungsfolgen treten mit Verzögerung auf (Monate/Jahre)
- Ätiologie/Pathogenese
  - Bestrahlungsinduzierte Gefäßschädigung
    - Permeabilitätsstörungen, Störungen der Endothelial- und Basalmembran
    - Beschleunigte Arteriosklerose
    - Bildung von Teleangiektasien
  - Bestrahlungsinduzierte Neurotoxizität
    - Schädigung der Glia und der weißen Substanz (Sensitivität auf Bestrahlung der Oligodendrozyten >> Neurone)
    - Sonstiges (Effekte auf das fibrinolytische System, Immuneffekte)
  - Selten: Bestrahlungsinduzierter Tumor (Sarkom, etc.)
- Epidemiologie
  - Gesamtinzidenz der Radionekrose 5–24%
  - 5% der Patienten, die wegen eines nasopharyngealen Plattenepithelkarzinoms bestrahlt wurden

Makroskopische und intraoperative Befunde
- Spektum variiert von kleinen Abnormalitäten bis zu großen, höhlenbildenden Nekrosen der weißen Substanz

Mikroskopische Befunde
- Gefäßveränderungen
  - Fibrinoide Nekrose der Blutgefäße
  - Perivaskuläre koagulative Nekrose
  - Wandverdickung, Hyalinisierung
  - Thrombose, Gefäßverschluss
  - Erweiterung, dünnwandige Teleangiektasien können entstehen
- Veränderungen der weißen Substanz = Fokale/diffuse Demyelinisierung

Klinik

Klinisches Bild
• Sehr variabel

Verlauf
• Die bestrahlungsinduzierte Nekrose ist ein dynamischer pathophysiologischer Prozess mit vielen möglichen klinischen Outcomes
  - Üblicherweise progressiv, irreversibel
  - Einige Läsionen stabilisieren sich, können sich sogar zurückbilden

Therapie und Prognose
• Biopsie, falls Bildgebung nicht sicher zwischen Tumor vs. Radionekrose unterscheiden kann
• Operation bei Raumforderungseffekt, Ödem

Literatur

Chong VF-H et al (2001): Temporal lobe changes following radiation therapy: imaging and proton MRS findings. Eur Radiol 11:317–324

Kamingo T et al (2001): Radiosurgery-induced microvascular alterations precede necrosis of the brain neuropil. Neurosurg 49:409–415

Kumar AJ et al (2000): Malignant gliomas: MR imaging spectrum of radiation therapy- and chemotherapy-induced necrosis of the brain after treatment. Radiol 217:377–384

PocketRadiologist™
Gehirn
Die 100 Top-Diagnosen

ANGEBORENE ERKRANKUNGEN

Chiari-Malformation Typ I

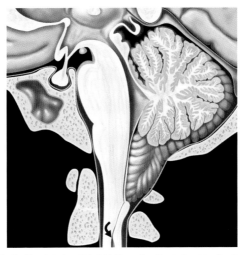

*Die sagittale Grafik zeigt eine Chiari-Malformation Typ I. Beachte die „keilförmigen",
niedrig liegenden Tonsillen mit eher vertikal orientierten Sulci. Eine kollabierte Syrinx ist
dargestellt (gebogener Pfeil). Der 4. Ventrikel ist normal.*

Grundlagen

- Verursacht durch ein geringes „Missverhältnis" zwischen Größe der hinteren
  Schädelgrube (klein) und Cerebellum (normal) → Tonsillen-„Ektopie"
- Die Tonsillen können auch im Normalfall etwas unterhalb des Foramen magnum
  liegen (5 mm oder weniger bei Erwachsenen, gering mehr bei Kinder
  < 4. Lebensjahr)
- Wenn die Tonsillen nicht > 5 mm tief stehen oder länglich (nicht rund) enden,
  handelt es sich wahrscheinlich nicht um eine Chiari-I-Malformation

Bildgebung

Allgemeine Befunde

- Schlüsselzeichen = Niedrig stehende, längliche (nicht runde), „keilförmige"
  Tonsillen mit vertikalen (nicht horizontalen) Sulci
- Syndrome des 4. okzipitalen Sklerotoms (kurzer Clivus, kraniovertebrale
  Segmentations/Fusions-Anomalien) in 50%

CT-Befunde

- Foramen magnum mit Hirngewebe ausgefüllt
- Kleine/fehlende basale Zisterne
- Seitenventrikel und 3. Ventrikel üblicherweise normal
  - +/- Ventrikulomegalie
  - Abhängig vom Grad der Impaktation im Foramen magnum

MRT-Befunde

- Längliche, dreiecksförmige („keilförmige") Tonsillen
  - > 5 mm unterhalb des Foramen magnums **oder**
  - Verlust der normalen runden Enden
  - Umgebender Liquor verdrängt
- Kleine knöcherne hintere Schädelgrube → Verdrängung der basalen Zisternen

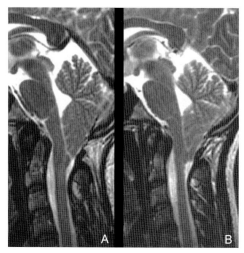

Die sagittalen T2-Wichtungen eines asymptomatischen Patienten zeigen die klassischen Befunde einer Chiari-I-Malformation. Beachte die länglichen, „keilförmigen" Tonsillen, die 10 mm unterhalb des Foramen magnums enden. Die tonsillären Sulci sind praktisch vertikal orientiert.

- Kurzer Clivus → scheinbare Kaudalverlagerung des 4. Ventrikels und der Medulla
  - Kann tatsächlich vorliegen, falls eine Shuntableitung vorhanden
- +/- Syringohydromyelie (14–75%)

Befunde anderer bildgebender Verfahren
- Phasenkontrast Liquorfluss/Rückenmarksbewegungs-MRT
  - Darstellung der pulsatilen Kaudalverlagerung der Tonsillen während der Systole
  - Obstruierter Liquorfluss durch das Foramen magnum

Empfehlungen
- Schädel-MRT +/- Liquorflussstudien
- Bildgebung der Wirbelsäule und des Spinalkanals, achte auf
  - Syrinx
  - Konustiefstand/Tethered cord
  - Abnormalitäten des Filum terminale

Differenzialdiagnose

Erworbene Tonsillenektopie/Herniation
- Basiläre Impression
- „Pull from below": Lumboperitonealer Shunt → intrakranielle Hypotension mit „Ansaugung" des Hirnstamms, erworbene Tonsillenherniation
- „Push from above"
  - Chronischer ventrikuloperitonealer Shunt
    - Achte auf Verdickung der Schädelkalotte, vorzeitige Fusion der Suturen
    - Häufig arachnoidale Adhäsionen
  - Tonsillenherniationen II. Grades mit erhöhtem Hirndruck, Raumforderungseffekt

Pathologie

Allgemein
- Genetik
  - Syndromatisch/familiär
    - Velokardiofazial/Mikrodeletion Chromosom 22
    - Williams-Syndrom
    - Kraniosynostose
- Embryologie
  - Unterentwickeltes, okzipitales Enchondrium → kleine Anlage der hinteren Schädelgrube → zuviel Hirngewebe in hinterer Schädelgrube → Kaudalverlagerung Medulla oblongata/Tonsillen → Obstruktion des Foramen magnum → fehlende Kommunikation zwischen kranialen und spinalen Liquorkompartments
- Ätiologie/Pathogenese/Pathophysiologie
  - Hydrodynamische Theorie des symptomatischen Chiari I
    - Systolisches, zylinderartiges Tiefertreten der eingeklemmten Tonsillen/Medulla →
    - **Abnormale** pulsatile, intraspinale Liquordruckwelle
    - Kann zur Hydrosyringomyelie führen
- Epidemiologie = 0,1% der Bevölkerung

Makroskopische und intraoperative Befunde
- Herniierte, sklerotische Tonsillen; Tonsillen sind vom Opisthion umlagert

Mikroskopische Befunde
- Purkinjezell-/Granulazelluntergang

Staging- oder Grading-Kriterien
- I = Asymptomatisch: Ca. 14–50%, Therapie kontrovers
- II = Hirnstammkompression
- III = Hydrosyringomyelie

Klinik

Klinisches Bild
- Bis zu 50% asymptomatisch
- Kann multiple Sklerose vortäuschen!
- Typische Chiari-I-Zeichen: Husten/Kopfschmerz; Nießen/Synkope
- Symptomatische Hirnstammkompression
  - Hypersomnolenz/zentrale Apnoe/plötzlicher Kindstod
  - Bulbäre Störungen (z. B. Paresen basaler Hirnnerven)
  - Nacken-/Rückenschmerz, Tortikollis, Ataxie
- Symptomatische Syringohydromyelie
  - Paroxysmale Dystonie, Gangunsicherheit, Inkontinenz
  - Atypische Skoliose (progressiv, schmerzhaft, atypische Kurve)
  - Dissoziierte Empfindungsstörungen/Neuropathie (Atrophie der Handmuskulatur)

Verlauf
- Zunehmende Ektopie im Laufe der Zeit → zunehmende Wahrscheinlichkeit der Symptome
- Kinder reagieren besser auf Therapie als Erwachsene; früher Therapiebeginn

Therapie und Prognose

- Kontrovers: Intervention bei asymptomatischem Chiari I + Syrinx
- Direktes Shunting der symptomatischen Syrinx ist obsolet
- Ziel = Wiederherstellung eines normalen Liquorflusses an/um das Foramen magnum
  - Dekompression der hinteren Schädelgrube/Resektion des posterioren Bogens von HWK1
    - > 90% Rückgang der Hirnstammzeichen
    - > 80% Rückgang der Hydrosyringomyelie
    - Stillstand der Skoliose (sogar Verbesserung bei ganz jungen Patienten)
  - +/- Duraplastik, Resektion der zerebellären Tonsillen
- Anteriore Dekompression/posteriore Stabilisation selten indiziert (einige kraniozervikale Anomalien)

Literatur

Genitory L et al (2000): Chiari type 1 anomalies in children and adolescents: Minimally invasive management in a series of 53 cases. Childs Nerv Syst 16(10–11):707–718

Nishikawa M et al (1997): Pathogenesis of Chiari malformations: A morphometric study of the posterior cranial fossa. J Neurosurg 86:40–47

Menezes AH (1995): Primary craniovertebral anomalies and the hindbrain herniation syndrome (Chiari 1): Data base analysis. Pediatric Neurosurg 23:260–269

Chiari-Malformation Typ II

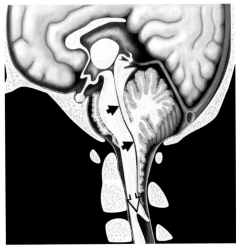

Die sagittale Grafik zeigt eine Chiari-Malformation Typ II mit kleiner hinterer Schädelgrube. Beachte den elongierten 4. Ventrikel (Pfeile). Eine „Kaskade" aus Gewebe posterior der Medulla besteht aus dem Nodulus, Plexus choroideus und einem medullären Sporn. Der offene Pfeil zeigt auf einen medullären Knick. Eine große Massa intermedia, ein schnabelförmiges Tectum sowie eine Dysgenesie des Corpus callosum sind dargestellt.

Grundlagen

- Assoziation mit Defekten des Neuralrohrschlusses, üblicherweise eine lumbale Myelomeningozele in praktisch 100%
- Kleine hintere Schädelgrube → symptomatische Herniation/Kompression von Hirnstammstrukturen
- Chiari-Malformation Typ II ist die häufigste Todesursache bei Patienten mit Meningomyelozele

Bildgebung

Allgemeine Befunde

- Schlüsselzeichen = Befund einer Meningomyelozele!
- Kleine hintere Schädelgrube → Inhalt nach kaudal in den zervikalen Spinalkanal verlagert
  - Zerebelläre Hemisphären/Tonsillen umgeben die Medulla
  - Pons/basale Hirnnervenwurzeln häufig elongiert
  - Komprimierter/elongierter/tiefstehender 4. Ventrikel → Aussackung in zervikalem Spinalkanal
- Assoziierte Anomalien
  - Dysgenesie des Corpus callosum in 90%

CT-Befunde

- Kalottenanomalie
  - „Lakunäre" Kalotte (universell bei der Geburt, Rückbildung bis zum 2. Lebensjahr)
    - Betrifft die innere und äußere Schicht (squamöser Knochen)
    - Verursacht durch einen mesenchymalen Defekt, **nicht** durch erhöhten Hirndruck

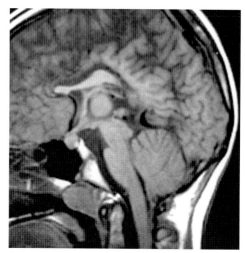

Die sagittale T1-Wichtung zeigt eine klassische Chiari-Malformation Typ II. Vergleiche dies mit der nebenstehenden Grafik. Beachte die kleine hintere Schädelgrube, den niedrig stehenden, elongierten 4. Ventrikel sowie die Kaskade aus Gewebe hinter der Medulla oblongata. Es zeigen sich eine große Massa intermedia, eine Dysgenesie des Corpus callosum, und auch malformierte Gyri.

* Kleine hintere Schädelgrube
  – Niedrig stehendes Tentorium inseriert nahe des Foramen magnum
  – Großes, trichterförmiges Foramen magnum
  – „Muschelförmige" Felsenbeinpyramide, „eingekerbter" Clivus
* Duraanomalien
  * Fenestrierte/hypoplastische Falx → Interdigitation von Gyri
  * „Herzförmige" Inzissur

MRT-Befunde
* Ventrikel
  * Seitenventrikel: Spitzzulaufende Vorderhörner, Kolpozephalie
  * 3. Ventrikel: Große Massa intermedia, hochstehend bei Corpus-callosum-Agenesie
  * 4. Ventrikel: Elongiert, keine typische posteriore Begrenzung (Fastigium)
* Kleine hintere Schädelgrube →
  * Das „aufgetürmte" Cerebellum tritt durch die Inzissur hindurch
    – Kompression des Mittelhirns, Ursache des „schnabelförmigen" Tectums
  * „Kaskade" oder „Wasserfall" des Zerebellums/Hirnstamms durch Kaudalverlagerung
    – Uvula/Nodulus/Pyramide des Vermis → sklerotischer „Keil"
    – Die Medulla „bildet einen Haufen" über dem zervikalen Myelon, das durch die Ligamenta dentata fixiert ist → Knicksporn/„Z"-förmiger zervikomedullärer Übergang in 70%

Befunde anderer bildgebender Verfahren
* Fetaler Ultraschall
  * Meningomyelozele bereits ab 10. Gestationswoche nachweisbar
  * Zeichen der Chiari-II-Malformation („Zitronen-" und „Bananen"-Zeichen) ab 12. Gestationswoche

- MRT des Spinalkanals
  - Offene Dysraphie, Meningomyelozele in praktisch 100% (lumbal >> zervikal)
  - Hydrosyringomyelie 20–90%
  - Anomalien des posterioren Bogens von HWK1 in 66%
  - Diastematomyelie in 5%

Empfehlungen
- Initiales Screening-MRT (Schädel und Spinalkanal)
- Follow-up bei
  - Symptomen der Hirnstammkompression
  - Zunehmender Ventrikelgröße
  - Zunehmenden spinalen Symptomen

Differenzialdiagnose

Schwerer, chronischer Hydrozephalus (angeboren) mit Shunt
- Kann zu kollabiertem Hirnparenchym und Kranialverlagerung des herniierten Cerebellums führen

Pathologie

Allgemein
- Allgemeine Anmerkungen
  - Neurogene, renale und orthopädische Komplikationen sind häufig
- Genetik
  - 4–8%iges Risiko des Wiederauftretens, falls bereits ein betroffenes Kind vorhanden
  - Genetische Verbindung zu Folatdefizienz
- Embryologie
  - Entstehung während der 4. Fetalwoche
  - Abnormale Neurulation → Liquor tritt durch den Neuralrohrdefekt aus → Störung der Distension des 4. Ventrikels → hypoplastische hintere Schädelgrube, Chondrokranium → verlagerte/distendierte Strukturen
- Epidemiologie
  - 2–3 auf 1000 Geburten, abnehmend durch Folatsubstitution

Makroskopische und intraoperative Befunde
- Grundsätzliche Abnormalität = Herniierter Hirnstamm, Hydrozephalus
- Assoziierte Abnormalitäten
  - „Polygyrie" mit normaler 6-schichtiger Lamination
  - Heterotopien, +/- fehlendes Septum pellucidum
  - Aquäduktstenose

Mikroskopische Befunde
- Purkinjezellverlust, Sklerose der herniierten Gewebe

Staging- oder Grading-Kriterien
- Hydrozephalus und Hirnmalformation abhängig von
  - Größe der hinteren Schädelgrube
  - Grad des Deszensus der Stammhirnstrukturen

Klinik

Klinisches Bild
- Fetales Screening: Erhöhtes α-Fetoprotein
- Neugeborenes: Meningomyelozele, vergrößerter Kopf, variierender Grad von Paresen der unteren Extremitäten/Sphinkerdysfunktion/bulbäre Zeichen

Verlauf
- Chiari-II-Malformation häufigste Todesursache bei Meningomyelozele
  - Hirnstammkompression/Hydrozephalus
  - Intrinsische Defekte der „Verschaltungen" des Hirnstamms

Therapie und Prognose
- Der Hydrozephalus erfordert einen Shunt
- Die fetale Korrektur der Meningomyelozele bei selektierten Patienten kann möglicherweise die Schwere der Chiari-Malformation abmildern

Literatur

Northrup H, Volcik KA (2000): Spina bifida and other neural tube defects. Curr Probl Pediatr 30:313–332

McLone DG, Naidich TP (1992): Developmental morphology of the subaracnoid space, brain vasculature, and contiguous structures, and the cause of Chiari II malformation. AJNR 13:463–482

Friede RL (1989): Ca. 22: Forms of hindbrain crowding, includind Arnold-Chiari malformation. In: Developmental Neuropathology, 2nd ed., 263–276. Springer-Verlag, Berlin

Corpus-callosum-Anomalien

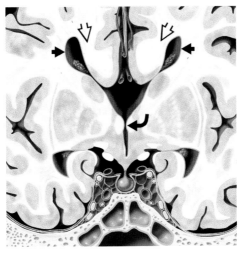

*Die koronare Grafik zeigt eine Agenesie des Corpus callosum. Beachte die weit ausein-
ander liegenden Seitenventrikel (schwarze Pfeile) mit dem hochstehenden 3. Ventrikel,
der dorsal zum Interhemisphärenspalt geöffnet ist (bebogener Pfeil). „Probst'sche
Bündel" (offene Pfeile) sind longitudinal orientierte Bahnen der weißen Substanz, die
parallel zum Inhalt der Seitenventrikel verlaufen.*

Grundlagen
- Häufigste Anomalie, die im Zusammenhang mit anderen ZNS-Malformationen
  gefunden wird
- Nur ein oder alle Segmente können fehlen (bei partiellem Fehlen ist der Corpus
  meist ausgebildet)

Bildgebung
Allgemeine Befunde
- Segmente des Corpus callosum (von anterior nach posterior): Lamina rostralis
  (nicht-myelinisiert), Rostrum (myelinisiert), Genu, Korpus, Isthmus, Splenium
- Kann vor der Myelinreifung schwer abzugrenzen sein
- Schlüsselzeichen
  - Axial: Parallele Seitenventrikel
  - Koronar: Die Ventrikel erinnern an einen „Wickinger-Helm" oder „Elchkopf"

CT-Befunde
- Koronar: Hochstehender 3. Ventrikel
- Axial: Schlüssel zur Diagnose sind die Seitenventrikel
  - Weit auseinander stehend, parallel (nicht konvergierend)
  - Persistierende fetale Form
    - Okzipitalhörner häufig dilatiert (Kolpozephalie)
    - Zugespitze Vorderhörner

MRT-Befunde
- Sagittal
  - Hochstehender 3. Ventrikel (radiär arrangierte Gyri „zeigen" auf diesen)
  - Fehlender Gyrus cinguli

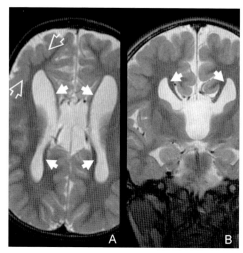

Axiale (A) und koronare (B) T2-Wichtung bei einem Patienten mit Corpus-callosum-Agenesie. Beachte den hochragenden 3. Ventrikel zwischen den parallelen, nicht konvergierenden Seitenventrikeln. Die Probst'schen Bündel sind mit weißen Pfeilen markiert. Zusätzlich zeigt sich eine kortikale Dysplasie (offene Pfeile).

- Koronar
  - Dreiecksförmige Vorderhörner
  - „Schlüsselloch"-Temporalhörner
  - Vertikale Hippocampi
  - Probst'sche Bündel (longitudinal orientierte Bahnen der weißen Substanz)

Befunde anderer bildgebender Verfahren
- MRA/MRV
  - Verlagerte Arteriae cerebri anteriores
  - Persistierende Sinus in der Falx cerebri

Empfehlungen
- MRT
  - Nachweis anderer Malformationen in 50–80%
  - Häufig im Bereich der Mittellinie (Lipom, dorsale/interhemisphärische Zysten, Unterwurmhypoplasie)
  - Kortikale Fehlbildungen (Heterotopien, Schizenzephalie, Lissenzephalie)
  - Syndrome und Sequenzen (siehe unten)

Differenzialdiagnose

Destruktion des Corpus callosum
- Gesehen bei hypoxisch-ischämischer Enzephalophatie, Infarkten, Trauma, postoperativ
- Befunde: Corpus callosum nachweisbar, verdünnt, aber nicht verkürzt

Pathologie

Allgemein
- Genetik von assoziierten/syndromatischen Corpus-callosum-Anomalien
  - Mendelian-Syndrom, Chromosomenanomalien (Trisomie 13)
  - Mittellinienanomalien (z. B. Dandy-Walker, Arnold-Chiari)

- Malformationen des embryonalen Vorderhirns entstehen vor der Corpus-callosum-Formation (z. B. Holoprosenzephalie, frontale Enzephalozelen)
- Syndrome/Anomalien mit Mutationen in den neuronalen Adhäsionsmolekülen (L1CAM), die die axonale Aussprossung und Wanderung kodieren: X-chromosomale CRASH-Syndrome (Corpus-callosum-Agenesie, Retardierung, adduzierte Daumen, Hydrozephalus)
- Embryologie
  - Das Corpus callosum bildet sich in der Lamina der Mittellinie zwischen der 8. und 20. Woche
    - Axone bilden sich, sprossen zur Mittellinie aus
    - Das Corpus callosum betreffende Wachstumssprossen wandern in die posteriore Lamina terminalis und bilden den Corpus des Corpus callosum
    - Anschließend bidirektionales Wachstum, Splenium bildet sich zuletzt
    - Wachstum, Elongation und Ausbuckelung der Platte des Corpus callosum bilden das Genu
    - Die anteriore Lamina terminalis verbleibt dünn
- Ätiologie/Pathogenese
  - Fehlbildung der Axonentstehung (selten, nur bei schweren kortikalen Malformationen wie der Cobblestone-Lissenzephalie beobachtet)
  - Axone werden nicht zur Mittellinie geführt (Mutationen in den Adhäsionsmolekülen)
  - Die Axone erreichen die Mittellinie, überkreuzen diese jedoch nicht (fehlende oder fehlerhafte Funktion des mittsagittalen führenden „Substrates")
  - Die Axone wenden sich zurück und bilden große, aberrierende, longitudinale Faserbündel (Probst'sche Bündel), die die medialen Ventrikelwände imprimieren
  - Sonstige Ursachen
    - Toxisch: Fetale Äthanolexposition kann die L1- neuronalen Adhäsionsmoleküle schädigen
    - Infektiös: Intrauterine Zytomegalievirusinfektion
    - Angeborene Stoffwechselstörungen: Nicht-ketotische Hyperglyzinämie, PDH-Defekt, maternale Phenylketonurie, Zellweger-Syndrom
- Epidemiologie
  - 4% der ZNS-Malformationen
  - Kann isoliert (häufig männliches Geschlecht) oder assoziiert mit anderen ZNS-Malformationen auftreten

Klinik

Klinisches Bild
- Anfälle, geistige Retardierung, Mikrozephalie
- Hypertelorismus
- Hypopituitarismus und hypothalamische Malfunktion

Verlauf und Prognose
- Sporadisch/isoliert: Unauffälliger Verlauf (besonders bei partieller Corpus-callosum-Agenesie, leichte Symptome)
- Komplette Agenesie und assoziierte/syndromatische Anomalien = Schlechteste Prognose

Literatur

Kier EL, Truwit CL (1997): The lamina rostralis: Modificatione of concepts concerning the anatomy, embryology, and MR appearance of the rostrum of the corpus callosum. AJNR 18:715–722

Dobyns WB (1996): Absence makes the search grow longer. (Editorial) Am J Hum Genet 58:7–16

Kier EL, Truwit CL (1996): The normal and abnormal genu of the corpus callosum: an evolutionary, embryologic, anatomic, an MR analysis. AJNR 17:1631–1641

Dandy-Walker-Spektrum

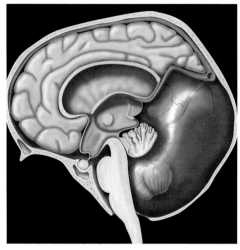

Die sagittale Grafik zeigt eine Dandy-Walker-Malformation. Eine große, liquorgefüllte Zyste breitet sich nach posterior vom Boden des 4. Ventrikels aus. Die hintere Schädelgrube ist expandiert und der Torcular Herophili ist deutlich angehoben. Der Sinus transversus deszendiert vertikal. Der Vermis ist hypoplastisch und nach oben/über die Zyste rotiert.

Grundlagen
- Dandy-Walker repräsentiert ein breites Spektrum von zystischen Malformationen der hinteren Schädelgrube
- In den meisten Fällen zusätzliche, andere Anomalien

Bildgebung
Allgemeine Befunde des Dandy-Walker-Spektrums
- Schlüsselzeichen = Große hintere Schädelgrube + große Liquorzyste, normaler 4. Ventrikel fehlend
- Dandy-Walker-Spektrum (von schwer zu weniger schwer geordnet)
  - Ventrikulozele des 4. Ventrikels (10–15% der Fälle)
    - Große Zyste erodiert das Os occipitale → „Enzephalozele" **oder**
    - Der zystische 4. Ventrikel herniiert in eine okzipitale Enzephalozele
  - „Klassische" Dandy-Walker-Malformation
    - Zystische Dilatation des 4. Ventrikels → erweiterte hintere Schädelgrube
    - Hypoplastisches Zerebellum, komprimiert Hirnstamm
    - Kleinhirnoberwurmreste nach oben und über die Zyste rotiert
    - Hochstehendes Tentorium/Konfluens sinuum
  - Dandy-Walker-„Variante" (leichte Form des Dandy-Walker-Komplex)
    - Hypoplasie des Vermis und partielle Obstruktion des 4. Ventrikels
    - Ausgeprägte Vallecula („Schlüsselloch"-Erscheinungsbild)
    - Keine oder kleine Zyste → hintere Schädelgrube, Hirnstamm normal
  - Megacisterna magna
    - Erweiterte hintere Schädelgrube, normaler Vermis
    - 4. Ventrikel normal (keine Zyste, keine Kompression)
    - Falx cerebelli und sehr kleine Venen **durchkreuzen** die Zisterne

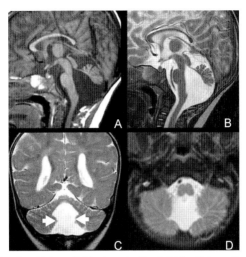

Die T1- (A) und T2-Wichtung (B-D) zeigen eine Dandy-Walker-Variante. Der Oberwurm ist gering hypoplastisch und nach superior rotiert, die hintere Schädelgrube ist jedoch normal groß. Beachte die „Schlüsselloch"-Konfiguration (Pfeile).

CT-Befunde
- Große hintere Schädelgrube
  - Zyste von variabler Größe
  - Torcular-Lambda-Inversion (Torcular oberhalb der Lambdanaht gelegen)
  - Das Os occipitale kann bei allen Dandy-Walker-Typen ausgewalzt und remodelliert erscheinen, inkl. Megacisterna magna

MRT-Befunde
- Sagittale T1-Wichtung
  - Boden des 4. Ventrikels ausgebildet, nach dorsal offen, bildet eine liquorenthaltende Zyste variabler Größe
  - Überreste des Vermis nach superior, über die Zyste verlagert
  - Torcular angehoben mit hohem/steil ansteigendem Tentorium (klassisch)

Befunde anderer bildgebender Verfahren
- Zystenwand ohne Injektion über ein Shuntventil nur schwer abzugrenzen

Empfehlungen
- MRT charakterisiert den Ausprägungsgrad sowie assoziierte Anomalien am besten

Differenzialdiagnose

Arachnoidalzyste
- Von manchen Autoren in das Dandy-Walker-Spektrum einbezogen
- Der 4. Ventrikel ist komprimiert und verlagert, hat jedoch eine normale Konfiguration
- Arachnoidalzysten werden nicht von der Falx cerebelli und kleinen Venen durchkreuzt
- Arachnoidalzysten sind mit Arachnoidalzellen/Kollagen ausgekleidet

Joubert-Anomalie
- Episodische Hyperpnoe, okulomotorische Apraxie, retinale Dystrophie
- Aufgeteilter Vermis, „fledermausflügelartiger" 4. Ventrikel, das Mesenzephalon ist geformt wie ein „Backenzahn"
- Nierenzysten/hepatische Fibrose

Pathologie

Allgemein
- In 2/3 der Fälle assoziiert mit anderen ZNS/extrakraniellen Anomalien
  - Kraniofaziale, kardiale Anomalien, Harnwegsanomalien, Polydaktylie, orthopädische oder respiratorische Probleme
- Genetik (kann sporadisch auftreten)
  - Syndromatische Dandy-Walker-Anomalien treten bei Mittelliniendefekten auf
- Embryologie
  - Die häufige Assoziation zwischen Dandy-Walker und fazialen bzw. kardiovaskulären Anomalien legt einen Beginn der abnormalen Entwicklung zwischen der Formation und der Migration der Neuralleistenzellen (3.–4. postovulatorische Woche) nahe
- Ätiologie/Pathogenese/Pathophysiologie
  - Hirnstammentwicklungsverzögerung
    – Insult der Alarplatte → Persistenz des anterioren membranösen Areals
    – Die Foramina des 4. Ventrikels bilden sich nicht
    – Die geraden Sinus verbleiben am Vertex (Lokalisation beim Fetus)
    – Die kaudale Migration kann mechanisch durch die Zyste behindert sein
- Epidemiologie
  - 1 auf 25 000 Geburten
  - Ursache von 1–4% aller Fälle eines Hydrozephalus
  - Weiblich ≥ Männlich

Makroskopische und intraoperative Befunde
- Große hintere Schädelgrube mit großer Liquorzyste
- Unterrand des Vermisüberrestes geht kontinuierlich in die Zystenwand über
- Plexus choroideus des 4. Ventrikels fehlt oder ist in die lateralen Rezessus verlagert

Mikroskopische Befunde
- Äußere Schicht der Zystenwand geht kontinuierlich in Leptomeningen über
- Die intermediäre neurogliale Schicht geht kontinuierlich in den Vermis über
- Die innere Schicht aus glialem Gewebe ist mit Ependym/ependymalen Resten ausgekleidet
- Anomalien der unteren Olivenkerne/Pyramidenbahnkreuzung

Staging- oder Grading-Kriterien
- Spektrum: Ventrikulozele des 4. Ventrikels (am schwersten) → klassischer Dandy-Walker → Dandy-Walker-Variante → Megacisterna magna (am leichtesten)

Klinik

Klinisches Bild
- Zu 80% im 1. Lebensjahr diagnostiziert (Makrokranie, vorgewölbte Fontanelle, etc.)
- Später: Krampfanfälle, Entwicklungsverzögerung, schlechte motorische Fähigkeiten/Balance

Verlauf
- Früher Tod häufig (bis zu 44%)

Therapie und Prognose
- Liquorableitung: Ventrikuloperitonealer Shunt +/- Zystenshunt/Marsupialisation
- Die Prognose ist abhängig von supratentoriellen Anomalien, Hydrozephalus, assoziierten Komplikationen
- Normale Intelligenz bei bis zu 50% der Patienten mit klassischem Dandy-Walker

Literatur

Tortori-Donati P et al (1996): Cystic malformations of the posterior caudal fossa originating from a defect of the posterior membranous area. Mega cesterna magna and persisting Blakes's pouch: tow separate entities. Childs Nerv Syst 12:303–308

Altman NR et al (1992): Posterior fossa malformation. AJR 13:691–724

Barkovich AF et al (1989): Revised classification of posterior fossa cysts and cystlike malformations based on the results of multiplanar MR imaging. AJR 153:1289–13100

Kongenitales Lipom

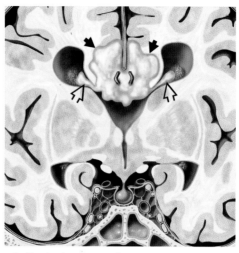

Die koronare Grafik zeigt eine Corpus-callosum Agenesie mit einem interhemisphäri-schen Lipom (schwarze Pfeile). Beachte die intraventrikuläre Ausdehnung des Lipoms durch die choroidalen Fissuren (offene Pfeile). Die Arteriae cerebri anteriores sind von der Raumforderung ummauert.

Grundlagen

- ZNS-Lipome sind kongenitale Malformationen, keine echten Tumoren
- Fett histologisch identisch zu Fett an anderen Lokalisationen im Körper
- Üblicherweise asymptomatisch, inzidenziell gefunden
- Häufige Assoziation zwischen Lipom und Corpus-callosum-Anomalien

Bildgebung

Allgemeine Befunde
- Schlüsselzeichen = Lobulierte, extraaxiale Raumforderung mit Dichte/ Signalintensität von Fett

CT-Befunde
- Nativ-CT
  - – 50 bis –100 HE (Fettdichte)
  - Kalzifizierungen variabel von fehlend bis ausgedehnt
    - Selten in der hinteren Schädelgrube, parasellär
    - In 65% größere tubulonoduläre Lipome im Bereich des Corpus callosum
- Kontrastmittel-CT
  - Kein Enhancement

MRT-Befunde
- Signalintensität identisch zum Fettgewebe
  - Hohe Signalintensität in T1-Wichtung, T2-Wichtung (TSE), FLAIR
  - Intermediär bis hoch in Standardprotonenwichtung (langes TR/kurzes TE)
  - Niedrig in Standard-T2-Wichtung (SE)
  - Chemical-shift-Artefakt in konventioneller Protonenwichtung/T2-Wichtung, jedoch nicht in TSE
  - Signalsuppression in fettgesättigten Sequenzen

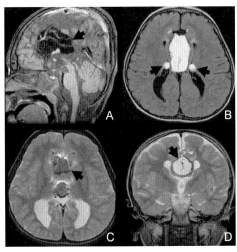

Die sagittale fettunterdrückte T1-Wichtung (A), die axiale FLAIR (B) sowie die axiale konventionelle (C) und koronare TSE-T2-Wichtung (D) zeigen eine klassische Agenesie des Corpus callosum mit einem großen, tubulonodulären interhemisphärischen Lipom (Pfeile). Beide Arteriae cerebri anteriores sind von der Raumforderung ummauert. Das Lipom dehnt sich durch die choroidalen Fissuren in die Seitenventrikel aus.

- Runde/lineare „Füllungsdefekte" werden an Lokalisationen gefunden, an denen Gefäße und Hirnnerven durch das Lipom verlaufen
- Kann Herde niedriger Signalintensität (Verkalkungen enthalten)

Befunde anderer bildgebender Verfahren
- Ultraschall: Normalerweise echoreich

Empfehlungen
- MRT mit fettsupprimierter Sequenz

Differenzialdiagnose

Dermoid
- Dichte im CT üblicherweise – 20 bis – 40 HE
- Signalintensität üblicherweise heterogener als Lipom
- Ruptur mit zisternalen Fetttröpfchen häufig
- Üblicherweise nicht mit anderen Malformationen assoziiert (häufig bei Lipom)
- Dermoide zeigen häufig Kalzifizierungen; nicht interhemisphärisch gelegene Lipome häufig nicht

Teratom
- Heterogenes Erscheinungsbild
- Gewebe aus allen drei embryonalen Keimzelllagen nachweisbar
- Enthält muzinöse Zysten, Fett, chondroide Noduli, knöcherne Spiculae
- Zähne, ausgeformte Haare selten anwesend

Pathologie

Allgemein

- Allgemeine Anmerkungen
  - Normalweise gibt es im ZNS kein Fett
  - Kraniales oder spinales intradurales Fett ist eine angeborene Anomalie (keine echte Neoplasie)
  - Größe variiert von subtil bis sehr groß
- Genetik
  - Keine bekannten Defekte bei sporadischen Lipom
  - Auftreten beim kongenitalen neurokutanen Syndrom der enzephalokraniokutanen Lipomatose
- Embryologie
  - Persistenz der embryonalen Meninx primitiva
    - Differenziert sich normalerweise in die Leptomeningen, Zisternen
    - Maldifferenzierung in Fett
  - Sich entwickelnde Pia/Arachnoidea faltet sich durch die embryonale choroidale Fissur ein (Erklärung für die häufige intraventrikuläre Ausdehnung des Lipoms)
- Ätiologie/Pathogenese/Pathophysiologie
  - Kongenitale Malformation
- Epidemiologie
  - > 0,5% aller intrakraniellen Tumoren (keine echte Neoplasie)
  - Assoziation mit anderen kongenitalen Malformationen
    - Corpus-callosum-Dysgenesie
    - Zephalozelen
    - Geschlossene spinale Dysraphien

Makroskopische und intraoperative Befunde

- Lobulierte Fettansammlumgm die an die Leptomeningen angeheftet ist, manchmal auch an das Hirnparenchym
- Hirnnerven, Arterien und Venen verlaufen durch das Lipom
- Extraaxial
  - Subarachnoidale Zisternen (inkl. Cavum Meckeli)
  - Kann sich in die Ventrikel ausdehnen
- In 80% supratentoriell
  - Fast die Hälfte in der interhemisphärischen Fissur
    - Dünner, kurvilinearer Typus (entlang des Corpus und Splenium des Corpus callosum)
    - Großer, tubulonodulärer Typ (häufiger Verkalkungen, oft assoziiert mit Corpus-callosum-Dysgenesie
  - Suprasellär in 15–20%
  - In 15% Cisterna quadrigeminalis
- In 20% hintere Schädelgrube (Kleinhirnbückenwinkel als häufigste Lokalisation)

Mikroskopische Befunde

- Fettgewebe identisch zu Fett in anderen Lokalisationen
- Die Zellen variieren gering in Form/Größe, messen bis zu 200 µm
- Gelegentlich nukleäre Hyperchromasie
- Mitosen selten/fehlend
- Liposarkom: Extrem seltener, maligner, intrakranieller Fettgewebstumor

Klinik

Klinisches Bild
- Üblicherweise inzidentiell bei der Bildgebung/Autopsie gefunden

Verlauf
- Benigne, üblicherweise stabil
- Kann sich unter Kortikosteroiden vergrößern
  - Langandauernde Hochdosistherapie kann zu ZNS-Kompressionssyndromen führen

Therapie und Prognose
- Üblicherweise keine chirurgische Läsion; hohe Morbidität/Mortalität mit geringem/keinem Benefit
- Steroide reduzieren/absetzen

Literatur

Ickowitz V et al (2001): Prenatal diagnosis and postnatal follow-up of pericallosal lipoma: Report of seven new cases. AJNR 22:767–772

Bakshi R, Shaikh ZA (1999): MRI findings in 32 consecutive lipomas using conventional and advanced sequences. J Clin Neuroimag 9:134–140

Truwit CL et al (1990): Pathogenesis of intracranial lipoma: An MR study in 42 patients. AJNR 11:665–674

Neuronale Migrationsstörungen

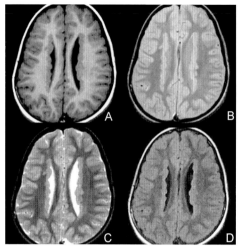

Die axiale T1-Wichtung (A), Protonendichtewichtung (B), T2-Wichtung (C) und die FLAIR (D) zeigen multiple Herde aus heterotoper grauer Substanz, die sich entlang beider Seitenventrikel ausdehnen. Beachte das durch die Heterotopien bedingte „ausgefranste" Erscheinungsbild des ventrikulären Liquors. Die Läsionen sind in der Signalintensität identisch zur normalen grauen Substanz. Der darüber liegende Kortex ist gering ausgedünnt.

Grundlagen
- Die neuronale Migration (Wanderung von germinaler Zone zum Kortex) wird genetisch gesteuert
- Gestörte/unterbrochene Migrationswege
  - Können fokal oder diffus sein
  - Können heterotope neuronale „Reste" überall entlang des Pfades hinterlassen
  - Können angeboren oder erworben sein (maternales Trauma/Infektion/Intoxikation)

Bildgebung
Allgemeine Befunde
- In der Bildgebung wie graue Substanz
- Schlüsselzeichen = Graue Substanz in falscher Lokalisation (+/- ausgedünnter Kortex)

CT-Befunde
- Nativ-CT: Immer isodens zur grauen Substanz (keine Verkalkung)
- Kontrastmittel-CT: Kein Enhancement

MRT-Befunde
- Unterschiedliche Signalintensität (immer in allen Sequenzen wie graue Substanz)
- Beschreibung nach Lokalisation, fokal/diffus, anterior/posterior
  - Subependymale Heterotopie
    - Am häufigsten
    - Noduli aus grauer Substanz und fokale/multifokale Auszackung des Ventrikels

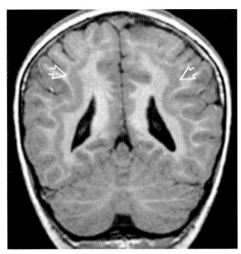

Die koronare T1-gewichtete Gradientenechosequenz zeigt eine klassische laminare „bandförmige" Heterotopie (Pfeile). Der darüber liegende Kortex erscheint ausgedünnt, besonders im Bereich des Vertex.

- Subkortikale Heterotopie
  - Fokale/diffuse Raumforderung aus nodulärer grauer Substanz (kann Neoplasie vortäuschen!)
  - Große Herde zeigen ausgedünnten, darüber liegenden Kortex, kleine nicht
  - **Oder** kurvilineare Raumforderungen aus grauer Substanz, die partiell in einen eingefalteten Gyrus übergeht
  - Abnormale Venen können vorliegen
- Bandförmige Heterotopie („doulbe cortex")
  - Dickes inneres Band aus grauer Substanz und dünner, abnormaler Kortex (erhöhtes Anfallsrisiko)
  - Dünnes/partielles inneres Band und normaler Kortex = normale Funktion
- Lissenzephalie Typ 1 (klassisch)
  - Dickes inneres Band aus grauer Substanz, zellarme Zone aus weißer Substanz, dünne äußere Schicht aus grauer Substanz
  - Weite Sylvische Fissuren → Gehirn mit „Uhrglas"-artiger Konfiguration
  - Teil des Agyrie, Agyrie/Pachygyrie-Spektrums
- Lissenzephalie Typ 2 („Pflasterstein")
  - Tritt üblicherweise zusammmen mit kongenitaler Muskeldystrophie auf
  - Die Neurone „übermigrieren" durch Lücken in der äußeren Schicht des Kortex → „höckerige", pflastersteinartige Oberfläche des Gehirns
  - Assoziierte okuläre und zerebelläre Anomalien häufig

Befunde anderer bildgebender Verfahren
- Fetales MRT, Ultraschall: Bis zur 26. Gestationswoche ist ein agyrischer (glatter) Kortex normal!

Empfehlungen
- MRT und Dünnschichtgradientenechosequenzen (Oberflächenspule/3-D-Rekonstruktion) für subtile Befunde

Differenzialdiagnose

Tuberöse Sklerose
- Die subependymalen Noduli der tuberösen Sklerose können an Heterotopien erinnern
- Subependymale Noduli kalzifizieren häufig, können anreichern

Zellweger-Syndrom (perioxisomale Erkrankung)
- Abnormale neuronale Migration, Myelinisierungsstörung

Pathologie

Allgemein
- Allgemeine Anmerkungen
  - Herde aus grauer Substanz in der falschen Lokalisation
- Genetik = Komplette/partielle Deletion von Genen, die die spezifischen Stadien der neuronalen Migration steuern
  - Lissenzephalie Typ I (klassische oder Miller-Dieker)
    - Große Deletion im LIS1-Gen, lokalisiert auf 17p13.3
    - Transitorische „Pionierzellen" treten als erstes in der Kortikogenese auf (Schicht 1)
    - Migrationsfehler treten in multiplen Stadien auf
  - Isolierte Lissenzephalie/posteriore Bandheterotopie: Kleinere Deletion im LIS1-Gen
  - Isolierte Lissenzephalie/anteriore Bandheterotopie: XLIS Gene an Xq22.3-q23
  - Bilaterale, diffuse subependymale Heterotopie: Filamin-1-Gen (notwendig für die Zellmigration zum Kortex) auf Xq28
- Embryologie
  - Subependymale Keimzonen proliferieren, bilden Neuroblasten und Glia
  - Die Neuroblasten verlassen die Ventrikeloberfläche über Extension am „führenden Ende"/Formation von Wachstums„hörnern" (benötigt Filamin)
  - Neuroblasten heften sich an die radiär arrangierten glialen Fasern (RGF)
  - Die Neuroblasten migrieren entlang der RGF zum Mantel (benötigen Zelladhäsion, Liganden-Rezeptor-Interaktionen)
  - Die RGF führen/ernähren die migrierenden Neuroblasten
  - Die Neuroblasten koppeln sich von den RGF ab (benötigt „Reelin", das von den Schicht-1-Pionier-Neuronen sezeniert wird)
  - Die frühesten Neuroblasten koppeln sich in der kortikalen Unterplatte ab
  - Spätere Wellen wandern durch die initiale Schicht, Ausbildung des 6-schichtigen Kortex
- Ätiologie/Pathogenese/Pathophysiologie
  - Genetik: Mutationen beeinflussen die molekularen Reaktionen an jedem/multiplen Migrationspunkten → Migrationsstopp, „heterotope" graue Substanz
  - Erworben: Toxine, Infektionen → reaktive Gliose/Makrophageninfiltration stört die neuronale Migration/kortikale Schichtung
    - CMV-infizierte Zellen können nicht migrieren, verursachen Lissenzephalie
    - Toxine (z. B. Äthanol, Bestrahlung) → verlangsamte/abnormale Migration
- Epidemiologie
  - 17% der neonatalen ZNS-Anomalien bei der Autopsie
  - Werden bei bis zu 40% der Patienten mit nicht behandelbarer Epilepsie gefunden

Makroskopische und intraoperative Befunde
- Spektrum: Agyrie bis normaler Kortex + kleine ektopische Noduli aus grauer Substanz
- Bei schweren Fällen persistierende fetale leptomeningeale Vaskularisation

Mikroskopische Befunde
- Multiple neuronale Zelltypen, unreife/dysplastische Neurone
- Neuronale Zellanzahl, Lage abnormal

Klinik

Klinisches Bild
- Hirnfunktion, Beginn/Schwere von Krampfanfällen abhängig von Lokalisation/ Ausprägung der abnormal gelegenen grauen Substanz

Verlauf
- Variable Lebensspanne abhängig von der Ausdehnung der Malformation
  - Typ 2-Lissenzephalie: Monate
  - Fokale Heterotopien: Kann normal sein (abhängig von Anfallskontrolle)

Therapie und Prognose
- Resektion kleiner, zugänglicher epileptogener Herde
- Corpus-Callosostomie, falls bilaterale oder diffuse, nicht resektable Läsionen

Literatur

Barkovich AJ, Kuzniecky RI (2000): Gray matter heterotopia. Neurology 55:1603–1608

Gressens P (2000): Mechanisms and disturbances of neuronal migration. Pediatric Research 48:725–730

Hannan Aj et al (1999): Characterisation of nodular neuronal heterotopia in children. Brain 122(Pt 2)219–238

Neurofibromatose Typ 1 (NF1)

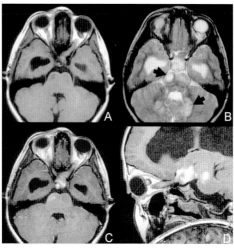

Die axiale native T1- (A) und T2-Wichtung (B) eines Kindes mit NF1 zeigen einen erweiterten linken Nervus opticus und Chiasma opticum mit multiplen fokalen Arealen hoher Signalintensität im Hirnstamm sowie Zerebellum (Pfeile). Es findet sich ein mäßiges Enhancement (C, D).

Grundlagen
- Eine der häufigsten angeborenen ZNS-Erkrankungen
- Häufigste autosomal-dominante Erkrankung
- Häufigstes angeborenes Tumorsyndrom

Bildgebung
Allgemeine Befunde
- Fokale Areale von hoher Signalintensität in der tiefen grauen/weißen Substanz
- Gliome des Nervus opticus
- Schlüsselzeichen = Nachweis eines plexiformen Neurofibroms, **unabhängig** von der Lokalisation

CT-Befunde
- Erweiterte optische Foramina (Optikusgliom) oder Foramen ovale (plexiformes Neurofibrom)
- Progressive Keilbeinflügeldysplasie (assoziiert mit plexiformem Neurofibrom)
- Defekt der Lambdanaht
- Durale Verkalkungen (am Vertex)

MRT-Befunde
- Fokale Areale hoher Signalintensität (FASI)
  - Werden bei 60% der NF1-Fälle gefunden
  - Multiple, nicht-anreichernde Läsionen mit minimalem/keinem Raumforderungseffekt
  - Hyperintens in T2-Wichtung, variabel in T1-Wichtung
  - Lokalisation: Globus pallidus, weiße Substanz, Thalamus, Hippokampus, Hirnstamm
  - Muster: Zunehmend zwischen 2–10. Lebensjahr, abnehmend > 20. Lebensjahr
  - 11% proliferieren: Anreicherung, Raumforderungseffekt; exzessive Anzahl, Hirnstamm/Splenium/Cerebellum

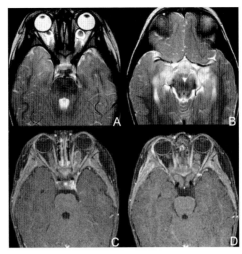

Die T2-Wichtungen (A, B) und kontrastmittelunterstützten T1-Wichtungen (C, D) eines Kindes mit bekannter NF1 zeigen eine bilaterale Erweiterung des Nervus opticus. Die bilateralen Optikusgliome dehnen sich posterior bis in das Chiasma opticum und die retrochiasmatische Sehbahn aus.

- Plexiformes Neurofibrom
  - Orbita/Skalp/Schädelbasis; paraspinal; andere Lokalisationen im Körper
  - „Target"-Zeichen: Hyperintens mit zentralem Kollagen in T2-Wichtung
- Andere bildgebende Verfahren
  - MRA/DSA
- Vaskuläre Intimaproliferation → Stenosen → Moyamoya-Phänomen
- Andere: Aneurysmen/AV-Malformationen; Nierenarterienstenosen, Koarktation der Aorta
- MRS: Sowohl die fokalen Areale hoher Signalintensität als auch ein Tumor zeigen beide eine erhöhte Cho: Cr-Ratio (Tumoren höher), die fokalen Areale hoher Signalintensität zeigen jedoch eine fast normale NAA; Tumoren zeigen eine erniedrigte NAA
- Röntgenbilder
  - Skoliose in 30% (häufig spitzwinkelig)
  - Hypoplastische posteriore Elemente, ausgewälzte Wirbelkörper (durale Ektasie/laterale Meningozelen > zu Grunde liegende Neurofibrome)
  - Dysplastischer Keilbeinflügel, Bandrippen, multiple Pseudarthrosen

Empfehlungen
- Baseline-MRT des Hirns und der Orbitae +/- Spinalkanal
- Follow-up bei Optikusgliomen oder sehr vielen fokalen Arelaen erhöhter Signalintensität

Differenzialdiagnose

Andere Erkrankungen des NF-Spektrums
- NF2; Syndrom der multiplen Schwannome
- Mosaik (segmentale) NF1 oder NF2
- Hereditäre spinale Neurofibromatose
- Familiäre intestinale Neurofibromatose

- Syndrom der autosomal-dominanten Café-au-lait-Flecken
- Autosomal-dominante Fibromatose allein

Gliomatosis cerebri (bei ausgeprägten fokalen Arealen erhöhter Signalintensität)

Pathologie

Allgemein

- Allgemeine Anmerkungen
  - Assoziierte Phäochromozytome, Neurofibrosarkome
- Genetik
  - Autosomal-dominant; in 50% Neumutationen
  - Variable Expression, aber praktisch 100%ige Penetranz nach dem 5. Lebensjahr
  - NF-Gen-Lokus = 17q11.2
  - Das NF-Gen-Produkt „Neurofibromin" ist ein Tumorsuppressor; die Inaktivation verursacht eine Tumorentstehung
- Embryologie
  - Erkrankung der Histogenese
- Ätiologie/Pathogenese/Pathophysiologie
  - NF1-Tumorsuppressorgen ist bei NF1-Patienten „abgeschaltet"
- Epidemiologie
  - 1 : 2 500 Lebendgeburten

Makroskopische und intraoperative Befunde

- Degeneration einer plexiformen Neurofibromatose in ein Neurofibrosarkom in 2–12%
- Sehbahngliom (15–20%)
  - Symptome/Progression << 5%
  - Auftreten isoliert (häufig) oder chiasmatisch > Extension des Corpus geniculatum >> postgenikuläre Tractus
  - Hamartome, üblicherweise low grade
  - Unverhohlene Malignität < 20%
  - Perichiasmatische Infiltration des Subarachnoidalraumes
    - Aggressives Verhaltensmuster dann wahrscheinlicher
    - Erhöhte Frequenz vorzeitiger Pubertät (30%)
  - Dilatierte Optikusscheide häufig (+/- Optikusgliome)
- Gering erhöhte Inzidenz von Medulloblastomen/Ependymomen
- Definitiv erhöhte Inzidenz von Astrozytomen
  - 1–3% der NF1-Fälle
  - Frühes Auftreten, häufiger, wahrscheinlicher multizentrisch
  - Hirnstamm/Cerebellum, Splenium des Corpus callosum sind häufige Lokalisationen
    - Häufig weniger aggressiv als sporadische Hirnstammgliome
    - Anaplastische Gliome oder Glioblastoma multiforme können jedoch auftreten

Mikroskopische Befunde

- FASI: Herde aus Myelinvakuolisierung
- Plexiforme Neurofibrome: Schwann'sche Zellen, perineurale Fibroblasten, Wachstum entlang der Nervenfaszikel

Klinik

Klinisches Bild

- Diagnose der NF1 bei 2 oder mehr der folgenden Zeichen: > 6 Café-au-lait-Flecken (sichtbar während des ersten Lebensjahres); > 2 Neurofibrome (während der Pubertät) oder ein plexiformes Neurofibrom; axilläre, inguinale „Sommersprossen"; Optikusgliom; typische Knochenläsion; erstgradiger Verwandter mit Neurofibromatose
- NF1-assoziierte Lernschwierigkeit in 30–60%, signifikante Assoziation mit hamartomatösen Veränderungen, besonders hippokampal, geistige Retardierung in 8%

Verlauf

- Kutane Manifestationen wird oft erst spät erkannt (progressive Zunahme der Sichtbarkeit, Anzahl)
- Erhöhte Inzidenz von MS: Man nimmt an durch die Mutation im Oligodendrozyt-Myelin-Glykoprotein-Gen, das in das NF1-Gen eingebettet ist

Therapie und Prognose

- Klinische Beobachtung
- Risiko anderer ZNS-Tumoren erhöht in Anwesenheit von Opticusgliomen
- Erhöhtes Risiko der sarkomatösen Degeneration bei plexiformen Neurofibromen

Literatur

Ruggieri M (1999): The different forms of neurofibromatosis . Childs Nerv Syst 15:295–308

Mukonoweshuro W et al (1999): Neurofibromatosis type 1: Ther role of neuroradiology. Neuropediatrics 30:111–119

Gonen O et al (1999): Three-dimensional multivoxel proton MR spectroscopy of the brain in children with neurofibromatosis type 1. AJNR 20 1333–1341

Neurofibromatose Typ 2 (NF2)

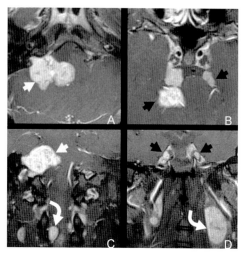

Die axiale (A, B) und koronare (C, D) kontrastmittelunterstützte, fettsupprimierte T1-Wichtung eines Patienten mit NF2 zeigen ein großes vestibulokochleäres Schwannom (A, C; kurze weiße Pfeile), bilaterale trigeminale Schwannome (B, D; schwarze Pfeile) sowie spinale/paraspinale Meningeome (C, D; gebogene Pfeile).

Grundlagen
- Autosomal-dominantes Tumorsyndrom mit variabler Expression, 95%iger Penetranz
- Charakterisiert durch neoplastische und dysplastische Läsionen der Schwann'schen, meningealen sowie glialen Zellen

Bildgebung
Allgemeine Befunde
- Schlüsselzeichen = Bilaterale Akustikusneurinome
- Schwannome von anderen Hirnnerven
- Schwannome der Spinalnerven häufig
- Meningeome (häufig, oft multipel)
- Meningeoangiomatose (selten)
- Intramedulläre/Konusependymome (können multipel sein)
- Andere Läsionen: Zerebrale Kalzifikationen, gliale Mikrohamartome, Veränderungen der posterioren Linse

CT-Befunde
- Nativ-CT
  - Vestibuläres Schwannom
    - +/- erweiterter innerer Gehörgang
  - Meningeome
    - Fokale/diffuse durabasierte Raumforderungen mit hoher Dichte
  - Nicht-neoplastische zerebrale Verkalkungen (üblicherweise Plexus choroideus)

MRT-Befunde
- > 95% haben Akustikusneurinome
  - „Eiscreme-in-der-Waffel"-Raumforderung an/in einem oder beiden inneren Gehörgängen
    - Iso-/hyperintens in T2-Wichtung
    - Starkes Enhancement
    - Variable Zysten, gelegentlich Blutung

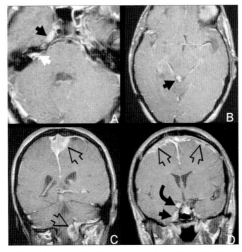

Die axiale (A, B) und koronare (C, D) kontrastmittelunterstützte T1-Wichtung eines 20-jährigen Patienten mit NF2 zeigen multiple Schwannome und Meningeome des Trigeminus (A, D; schwarze Pfeile), Nervus trochlearis (B, Pfeile) sowie Nervus oculomotorius (D, gebogener Pfeil). Ebenso finden sich Meningeome (C, D; offene Pfeile) sowie postoperative Veränderungen (A, weißer Pfeil).

- Fast 1/3 der Patienten zeigen noch andere Schwannome (Trigeminus am häufigsten)
- In 60% Meningeome
  - Diffuses oder fokales durales Enhancement
- Spinale Tumoren in > 90%
  - Ependymome (Rückenmark, Konus)
  - Schwannome (Nervenwurzeln, häufig klein/asymptomatisch)

Empfehlungen
- Kontrastmittelunterstütztes MRT-Screening der gesamten Neuroachse (Gehirn, Spinalkanal)

Differenzialdiagnose
Multiple Schwannome ohne NF2 („Schwannomatose")
- Keine kutanen Stigmata
- Keine Meningeome

Pathologie
Allgemein
- Allgemeine Anmerkungen
  - Multiple Schwannome, Meningeome, Ependymome
- Genetik
  - Alle NF2-Familien zeigen Chromosom-22q12-Anomalien
  - Keimzellsomatische NF2-Gen-Mutationen
    - NF2 arbeitet als Tumorsuppressor-Gen
    - Kodiert das Merlinprotein
    - Verbindet Zytoskelett und Zellmembran

- Ätiologie/Pathogenese/Pathophysiologie
  - In 50% bekannte Familienanamnese einer NF2; in 50% Neumutationen
  - Ursache ist ein inkomplettes, inaktiviertes Merlinprotein
  - Der Verlust beider Allele prädisponiert zur Tumorbildung
- Epidemiologie
  - 1 : 40 000–100 000

Makroskopische und intraoperative Befunde
- Siehe „Schwannom" und „Meningeom"

Mikroskopische Befunde
- NF2-assoziierte Schwannome haben eine höhere Proliferationsaktivität als sporadische Tumoren, jedoch nicht notwendigerweise einen aggressiveren Verlauf

Staging- oder Grading-Kriterien
- NF2-assoziierte Schwannome sind WHO Grad I

Klinik

Klinisches Bild
- Klinische Diagnose
  - Bilaterale Akustikusneurinome; oder
  - Erstgradiger Verwandter mit NF2- und **ein** Akustikusneurinom oder **zwei** der folgenden:
    - Meningeom
    - Schwannom
    - Gliom
    - Neurofibrom
    - Posteriore Linsentrübung oder zerebrale Kalzifikation
  - Oder **zwei** der folgenden:
    - Unilaterales Akustikusneurinom
    - Multiple Meningeome
    - Schwannom, Gliom, Neurofibrom, posteriore Linsentrübung oder zerebrale Kalzifikation
- Häufigstes Symptom = Hörverlust, Schwindel (Akustikusneurinom)

Verlauf
- NF2-assoziierte Schwannome treten früher auf als sporadische Tumoren
  - Häufig multipel
  - Kann jeden peripheren oder Hirnnerv betreffen (sensorisch häufiger als motorisch)

Therapie und Prognose
- Komplette Resektion des Akustikusneurinoms, wenn möglich
- Subtotale mikrochirurgische Resektion unter funktionellem Erhalt des Nervus cochlearis bei dem letzten intakten Ohr

Literatur

Louis DN et al (2000): Neurofibromatosis type 2. In: Kleihues P, Cavanee WK (eds): Tumors of the Nervous System, 216–218. IARC Press
Pollack IF, Mulvihill JJ (1997): Neurofibromatosis 1 and 2. Brain Pathol 7:823–836
Mautner V-F et al (1996) : The neuroimaging and clinical spectrum of neurofibromatosis 2. Neurosurg 38:880–886

Tuberöse Sklerose (TSC)

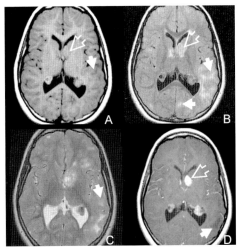

Die axiale T1-Wichtung (A), FLAIR (B), T2-Wichtung (C) und kontrastmittelunterstützte T1-Wichtung (D) eines Patienten mit tuberöser Sklerose zeigen kortikale Tubera mit darunter liegenden Veränderungen der weißen Substanz (weiße Pfeile) und ein subependymales Riesenzellastrozytom am linken Foramen Monroi (offene Pfeile).

Grundlagen

- Angeborene Tumorerkrankung mit Multiorganhamartomen
- Spektrum aus ZNS-Hamartomen, die alle Riesenballonzellen enthalten
- Mutation des TSC-Suppressor-Gens verursacht abnormale zelluläre Differenzierung, Proliferation

Bildgebung

Allgemeine Befunde

- Schlüsselzeichen = 98% haben subependymale Noduli
- Subependymales Riesenzellastrozytom in 15%
- Kortikale/subkortikale Tubera
- Läsion der weißen Substanz entlang der neuronalen Migrationswege
- Kortikale/subkortikale Läsion der weißen Substanz in 70–95% (variable Anzahl)

CT-Befunde

- Nativ-CT
  - Subependymale Noduli
    - Entlang der kaudothalamischen Einkerbung > atrial >> temporal
    - In 50% kalzifiziert (progressiv nach 1 Jahr)
  - Tubera
    - Früh: Niedrige Dichte/kortikale Kalzifikation/subkortikale Raumforderung
    - Später: Isodens/verkalkt (50% nach 10 Jahren)
  - Ventrikulomegalie häufig auch ohne subependymales Riesenzellastrozytom
- Kontrastmittel-CT: Anreichernde subependymale Noduli verdächtig auf subependymale Riesenzellastrozytome

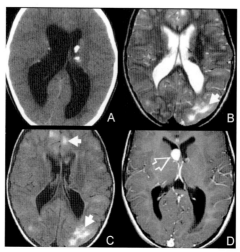

Das axiale Nativ-CT (A) zeigt multiple verkalkte subependymale Noduli. Diese sind hypointens in der T2-Wichtung (B). Beachte die kortikalen Tubera sowie die Läsionen der weißen Substanz (Pfeile) in der T2-Wichtung (B) und FLAIR (C). Die kontastmittel-unterstützte T1-Wichtung (D) zeigt ein subependymales Riesenzellastrozytom (offener Pfeil).

MRT-Befunde

- Kortikale/subkortikale Tubera
  - Verdickter Kortex
    - Pyramidenförmige gyrale Expansion
    - 20% haben zentrale Einkerbung
    - Frontal > parietal > okzipital > temporal > Cerebellum
  - Variable Signalintensität (relativ zur Myelinreifung)
    - In FLAIR hyperintens; T1-Wichtung hyperintens oder hypointens; T2-Wichtung hyperintens
    - In 12% Anreicherung
- Läsion der weißen Substanz
  - Streifig lineare oder unscharf begrenzte Hyperintensitäten (entlang der radiären Migrationslinien vom Ventrikel zum Kortex)
- Subependymale Noduli: Iso- oder hyperintens in T1-Wichtung; hyperintens in T2-Wichtung
  - 30–80% reichern an (anreichernde subependymale Noduli im Bereich des Foramen Monroi = Subependymales Riesenzellastrozytom)
  - Andere anreichernde Läsionen sind im Verlauf zu beurteilen (falls sie kein Wachstum und keine Liquorabflussstörungen zeigen)
- Fokale lakunenartige Zysten in der weißen Substanz (vaskuläre Ätiologie)

Befunde anderer bildgebender Verfahren
- Röntgenübersichtsbilder
  - Knocheninseln (Kalotte); undulierende periostale Knochenneubildung (Extremitäten)
- DSA/MRA: Vaskuläre Dysplasie (selten = Moyamoya, Aneurysma)
- PET/SPECT: Erniedrigter Uptake in ruhenden Tubera; in postiktaler SPECT erhöhter Uptake in Tubera, die aktiven Krampffokus darstellen (Hilfe zur präoperativen Lokalisation)
- MRS: Erniedrigtes NAA/Cr, erhöhtes mI/Cr in den subkortikalen Tubera, subependymalen Noduli

Empfehlungen
- MRT mit Kontrastmittel +/- Nativ-CT (Dokumentation von verkalkten subependymalen Noduli)

Differenzialdiagnose

Taylor's Dysplasie
- Abortivform der TSC? (solitäre kortikale Läsion kann Neoplasie vortäuschen)

X-chromosomale subependymale Heterotopie
- Isointens zur grauen Substanz in T1-Wichtung und T2-Wichtung; kein Enhancement, keine Kalzifikation

Pathologie

Allgemein
- Allgemeine Anmerkungen (assoziierte Läsionen)
  - Renal: Angiomyolipom und Zysten in 40–80%
  - Kardial: Rhabdomyome in 50–65%; in der Mehrzahl Involution mit der Zeit
  - Lunge: Zystische Lymphangiomyomatose/Fibrose
  - Solide Organe: Adenome; Leiomyome
  - Haut: Eschenblattflecken (Mehrheit) inkl. Skalp/Haare; faziale Angiofibrome; Orangenhautflecken in 20–35% postpubertär; subunguale Fibrome
  - Extremitäten: Subunguale Fibrome in 15–20%; zystische Knochenläsionen; undulierende periostale Neokortikalis
  - Okulär: Phakom (weißliches, schattenförmiges, retinales Hamartom; 50%)
  - Zahnanomalien bei den meisten Erwachsenen mit TSC
- Genetik
  - Ca. 50% der TSC sind angeboren
  - De novo = Spontane Mutation/Keimzellmosaik
  - Autosomal-dominant, hohe, aber variable Penetranz
  - Zwei distinkte Lokalisationen: TSC1 (9q34.3) und TSC2 (16p13.3)
- Ätiologie/Pathogenese/Pathophysiologie
  - Abnormale Differenzierung/Proliferation der Keimzellmatrix
  - Migrationsstopp der dysgenetischen Neurone
- Epidemiologie
  - 1 : 20 000–100 000

Makroskopische und intraoperative Befunde
- Solide kortikale Raumforderungen („Tubera") mit Grübchen („Kartoffelauge")

Staging- oder Grading-Kriterien
- Subependymales Riesenzellastrozytom = WHO Grad I

Klinik

Klinisches Bild

- Diagnostische Kriterien: Zwei Hauptkriterien oder ein Haupt- und ein Nebenkriterium
  - Hauptkriterien: Faziales Angiofibrom/Stirnplaque, sub-/periunguale Fibrome, > 3 hypomelanotische Maculae, Orangenhautflecken, multiple retinale noduläre Hamartome, kortikale Tubera, subependymale Noduli, subependymale Riesenzellastroztyome, kardiales Rhabdomyom, Lymphangiomyomatose, renales Angiomyolipom
  - Nebenkriterien: Dentale Einkerbungen, hamartomatöse rektale Polypen, Knochenzysten, zerebrale radiäre Migrationslinien in der weißen Substanz (> 3 = Hauptkriterium), gingivale Fibrome, nicht-renale Hamartome, retinaler achromatischer Fleck, Konfettihautläsionen, multiple Nierenzysten
- Klassische klinische Trias
  - Faziale Angiofibrome (Adenoma sebaceum; 90%); geistige Retardierung (50–80%); Anfälle (80–90%)
  - Alle drei zusammen = 30%
- Säugling/Kleinkind
  - Spastik (65%), Autismus (50%) schlechte Prognose
  - Auftreten vor der Entwicklung der fazialen Läsionen, Orangenhautflecken

Verlauf

- ZNS: Subependymale Riesenzellastrozytome bei 10–15%

Therapie und Prognose

- Resektion isolierter Tubera, falls mehrere Läsionen vorliegen und dieser den Krampffokus darstellt
- Resektion der subependymalen Riesenzellastrozytomem falls Obstruktion des Foramen Monroi vorliegt

Literatur

Braffman B, Naidich TP (1994): Ther phakomatoses: Part 1: Neurofibromatosis and tuberous sclerosis. Neuroimag Clin N Amer 4:299–324

Roach ES et al (1998): Tubeous sclerosis complex consensus conference: Revised clinical diagnostic criteria. J Child Neurol 13:624–628

Griffiths PD, Martland TR: Tuberous sclerosis complex: The role of neuroradiology. Neuropediatrics 28:244–252

Sturge-Weber-Syndrom (SWS)

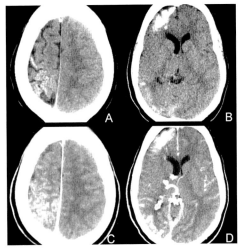

Patient mit rechtsfazialem und Skalp-Portweinfleck. Die Nativ-CTs (A, B) zeigen eine rechtshemisphärische Atrophie, eine gyriforme kortikale Verkalkung sowie eine ipsilaterale Verdickung der Kalotte. Die Kontrastmittel-CTs (C, D) zeigen anreichernde piale Angiome, einen auffälligen Plexus choroideus sowie erweiterte kollaterale tiefe venöse Drainagekanäle.

Grundlagen

- Fazialer Naevus: „Portweinfleck"
- Auch bekannt als enzephalotrigeminale Angiomatose
- Üblicherweise sporadische kongentiale (aber nicht vererbte) Malformation
- Fetale kortikale Venen entwickeln sich nicht normal
- Bildgebende Folgeerscheinungen verursacht durch chronische venöse Ischämie

Bildgebung

Allgemeine Befunde
- Befunde als Folgeerscheinungen der progessiven venösen Okklusion
- Schlüsselzeichen = Kortikale Verkalkung/Atrophie und erweiterte Plexus choroideus

CT-Befunde
- Nativ-CT
  - Gyrale/subkortikale Verkalkungen der weißen Substanz
    - Kalk **nicht** in den leptomeningealen Angiomen
    - Progressiv, üblicherweise von posterior nach anterior (2–20 Jahre)
  - Spätfolgen
    - Atrophie
    - Hyperpneumatisation der paranasalen Sinus
    - Verdickte Diploe
- Kontrastmittel-CT
  - Schlangenartiges leptomeningeales Enhancement
  - Ipsilaterale Erweiterung des Plexus choroideus liegt praktisch immer vor

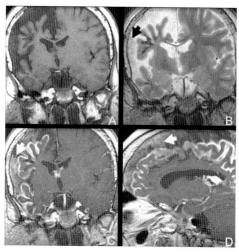

Die koronare T1- (A) und T2-Wichtung (B) eines Patienten mit Sturge-Weber-Syndrom zeigen eine rechtshemisphärische Atrophie sowie subkortikale Verkalkungen. Die koronaren (C) und sagittalen (D) kontrastmittelunterstützten T1-Wichtungen zeigen ein intensives Enhancement der pialen Angiome. Beachte die anreichernden Trabeculae im Subarachnoidalraum (Pfeile).

MRT-Befunde
- Früh: „Beschleunigte" Myelinreifung II. Grades bei vorübergehender Hyperperfusion
  - Piale Angiome, Gefäße/Trabeculae des Subarachnoidalraums reichern an
- Spät: „Ausgebrannt" → vermindertes piales Enhancement, Zunahme der kortikalen/subkortikalen Verkalkungen; Atrophie, Gliose der weißen Substanz (Signalerhöhung in der T2-Wichtung)

Befunde anderer bildgebender Verfahren
- DSA: Pialer Blush, Verminderung der normalen kortikalen Venen
- MRV
  - Fehlen der superfizialen kortikalen Venen
  - Erniedrigter Fluss in den Sinus transversus/Venae jugulares
  - Deutliche Prominenz tiefer kollateraler (medullärer/subependymaler) Venen
  - Progressive sinuvenöse Okklusion
- PET: Progressive Hypoperfusion/Glukosehypometabolismus
- MRS: Erniedrigtes NAA in den betroffenen Arealen
- SPECT: Vorübergehende Hyperperfusion (früh)
- Orbitales Enhancement > 50%

Empfehlungen
- MRT mit Kontrastmittel (Darstellung der Ausdehnung, uni-/bilateral, Einbeziehung der Orbita)

Differenzialdiagnose

Andere vaskuläre Phakomatosen (neurokutane Syndrome)
- Wyburn-Mason-Syndrome
  - Fazialer vaskulärer Naevus
  - Arterio-venöse Gefäßmalformation Sehbahn und/oder Hirnparenchym

- Klippel-Trenaunay-Weber-Syndrome
  - Knöcherne/Weichteilhypertrophie, Gefäßmalformationen der Extremitäten
  - Kann mit einigen Befunden des Sturge-Weber-Syndroms kombiniert sein
- Meningeoangiomatose
  - Verkalkungen häufig; variables leptomeningeales Enhancement
  - Kann in das Gehirn vordringen durch die Virchow-Robin'schen Räume
  - Atrophie üblicherweise fehlend

Celiac Disease
- Bilaterale okzipitale Verkalkungen
- Vorwiegend mediterrane Vorfahren (Italiener)
- Kein angiomatöser Befall Gehirn/Gesicht

Pathologie

Allgemein
- Allgemeine Anmerkungen
  - Kutaner Naevus flammeus im Bereich des Hirnnerven V_1
  - +/- viszerale Angiomatose
- Genetik
  - Üblicherweise sporadisch ohne bekannten Vererbungsmodus
  - Sehr selten: Familiär oder assoziiert mit anderen vaskulären Phakomatosen
- Embryologie
  - Die embryonalen kortikalen Venen bilden sich nicht zurück
  - Persistenz der primordialen Gefäße
    - Auftreten zwischen der 4. und 8. Woche
    - Visueller Kortex benachbart zum optischen Vesikel und dem oberen fetalen Gesicht
- Ätiologie/Pathogenese/Pathophysiologie
  - Stillstand der Entwicklung des fetalen Gefäßsystems → tiefe venöse Okklusion, venöse Stase → kortikale Anoxie
- Epidemiologie
  - Selten: 1 : 50 000

Makroskopische und intraoperative Befunde
- Meningeale Hypervaskularisation/Angiomatose
- Anliegende kortikale/subkortikale Verkalkungen

Mikroskopische Befunde
- Piale Angiome = Multiple dünnwandige Gefäße in den erweiterten Sulci
- Kortikale Atrophie, Verkalkungen

Klinik

Klinisches Bild
- Fazialer Naevus flammeus im Bereich des Hirnnerven V_1 in 98% („Portweinfleck")
- Piale Angiomatose unilateral in 90%, bilateral in 20%
  - Anfälle in 90%; Hemiparese 30–66%
  - Schlaganfallartige Episoden; neurologisches Defizit 65%
- Spezifische Augenveränderung, typischer Ober- und Unterlidnaevus flammeus
  - Choroidale Angiome 70% → erhöhter intraokulärer Druck/kongenitales Glaukom → Buphthalmus
- Retinale teleangiektatische Gefäße; sklerale Angiome; heterochrome Iris
- Entwicklung von Anfällen im 1. Lebensjahr
- Infantile Spasmen → tonisch/klonisch, myoklonisch

- Falls Krampfanfälle → Entwicklungsverzögerung in 43%, emotionale/Verhaltensauffälligkeiten in 85%, spezielle Erziehung notwendig in 70%, späteres Arbeitsverhältnis in 46%
- Progressive Hemiparese in 30%, homonyme Hemianopsie 2%

Verlauf
- Progressive Anfälle, neurologisches Defizit, Atrophie

Therapie und Prognose
- Zunehmendes Fortschreiten des lobären Befalls, zunehmende Alteration der weißen Substanz sowie des Grads der Atrophie → zunehmende Wahrscheinlichkeit von Anfällen (zusätzlich Entwicklungsverzögerung)

Literatur

Maria BL et al (1998): Central nervous system structure and function in Sturge-Weber syndrome: Evidence of neurologic and radiologic progression. J Child Neurol 13:606–618

Sujansky E, Conradi S (1995): Outcome of Sturge-Weber syndrome in 52 adults. Am J Med Genet 22; 57:35–45

Braffman B, Naidich TP (1994): The Phakomatoses: Part II. Neuroimag Clin N Amer 4:325–348

Von-Hippel-Lindau-Syndrom (VHLS)

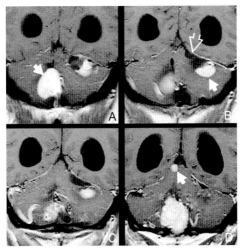

34-jähriger Patient mit familiärer Anamnese eines von-Hippel-Lindau-Syndroms stellt sich mit Kopfschmerz vor. Die koronaren kontrastmittelunterstützten T1-Wichtungen zeigen 3 zerebelläre Hämangioblastome (weiße Pfeile). Beachte die zystische Komponente (offene Pfeile).

Grundlagen

- Autosomal-dominant vererbtes Tumorsyndrom mit hoher Penetranz, variabler Expression
  - Befall von 6 verschiedenen Organsystemen, inkl. Auge und ZNS
  - Die einbezogenen Gewebe haben häufig multiple Läsionen
  - Läsionen = Benigne Zysten, Gefäßtumoren, Karzinome
- Phänotypen basieren auf Anwesenheit/Fehlen eines Phäochromozytoms
  - Typ 1 = Ohne Phäochromozytom
  - Typ 2a = Sowohl mit Phäochromozytom als auch Nierenzellkarzinom
  - Typ 3a = Mit Phäochromozytom, ohne Nierenzellkarzinom

Bildgebung

Allgemeine Befunde

- Variiert mit Organ und Läsionstyp
- Schlüsselzeichen = 2 ZNS-Hämangioblastome oder ein Hämangioblastom + retinale Blutung

CT-Befunde

- Nativ-CT
  - In 2/3 scharf abgegrenzte zerebelläre Zyste + Nodulus, 1/3 solide
  - +/- obstruktiver Hydrozephalus
- Kontrastmittel-CT
  - Intensives Enhancement

MRT-Befunde

- Kontrastmittelanreichernder Nodulus + Zyste oder Syrinx (Rückenmark)
- Evtl. Nachweis von subtilen anreichernden Noduli

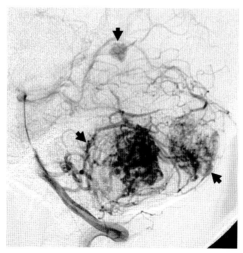

Gleicher Fall wie vorherige Abbildung. Späte arterielle Phase eines vertebralen Angiogramms, laterale Projektion. Es zeigen sich 3 stark vaskularisierte Hämangioblastome (Pfeile).

Befunde anderer bildgebender Verfahren
- Die DSA zeigt eine stark vaskularisierte Raumforderung, prolongierte Anreicherung

Empfehlungen
- Kontrastmittelunterstütztes MRT des Schädels/Rückenmarks ab dem Alter von 11 Jahren, alle zwei Jahre wiederholt
- Ultraschall des Abdomens ab dem 11. Lebensjahr, jährlich
- Abdominelles CT ab dem 20. Lebensjahr, jährlich oder jedes 2. Jahr
- MRT des Felsenbeins bei Hörverlust, Tinnitus, Vertigo

Differenzialdiagnose

Pilozytisches Astrozytom (Cerebellum)
- Unterschiedliches Alter (üblicherweise jünger)

Metastase
- Üblicherweise solide, keine Zyste + Nodulus
- Andere Tumoren (z. B. renales Klarzellkarzinom) können histopathologisch an ein Hämangioblastom erinnern

Pathologie

Allgemein
- Allgemeine Anmerkungen
  - VHLS charakterisiert durch die Entwicklung von:
    - Kapillären Hämangioblastomen des ZNS und der Retina
    - Zysten, Nierenzellkarzinom
    - Phäochromozytom
    - Pankreaszysten, Inselzelltumoren
    - Innenohrtumoren (endolymphatischer Sack)
    - Epididymale Zysten, Zystadenome

- Genetik
  - Autosomal-dominante Vererbung
  - Keimzellmutationen des VHL-Tumorsuppressor-Gens
    - Chromosom 3p25/26
    - Beteiligt an der Zellzyklusregulation, Angiogenese
    - Verschiedene Mutationen über das Gen verteilt
    - Krankheitsausprägung variiert abhängig von den spezifischen VHL-Mutationen
    - Inaktivierende Mutationen (Nonsense-Mutationen/Deletionen) prädisponieren zu VHL Typ 1
    - Missense-Mutationen prädisponieren zu VHL-Typen 2a, 2b
- Ätiologie/Pathogenese/Pathophysiologie
  - Beide Allele des Tumorsuppressor-Gens inaktiviert
  - Suppressorgenprodukt = VHL-Protein
  - Mechanismus der Neoplasieinduktion unklar
- Epidemiologie
  - 1 : 30 000–50 000 (keine Rassen- oder Geschlechtsprädelektion)
  - 25% der kapillären Hämangioblastome assoziiert mit VHLS

Makroskopische und intraoperative Befunde
- Klar abgegrenzte, stark vaskularisierte, rötliche Noduli
- In 75% zumindest teilweise zystisch, bräunliche Flüssigkeit enthaltend

Mikroskopische Befunde
- Zwei Komponenten
  - Reiches kapilläres Netzwerk
  - Große vakuolierte stromale Zellen mit klarem Zytoplasma
- Immunhistochemie für Zytokeratine, Lu-5 positiv

Staging- oder Grading-Kriterien
- Kapilläre Hämangioblastome = WHO Grad I

Klinik

Klinisches Bild
- Klinisch heterogen; phänotypische Penetranz 97% zum 65. Lebensjahr
- Diagnose des VHLS = Kapilläre Hämangioblastome des ZNS/Retina *und* einer der typischen VHL-assoziierten Tumoren *oder* Familienanamnese
- Hämangioblastome treten üblicherweise bei Erwachsen auf
  - Retinal
    - Altergipfel = 25. Lebensjahr
    - Visuelle Symptome (Netzhautablösung, Glaskörperblutung)
  - Zerebellär
    - Altersgipfel = 30. Lebensjahr
    - Kopfschmerz (obstruktiver Hydrozephalus)
  - Rückenmark
    - Progressive Myelopathie (Tumor + Syrinx)
- VHL-assoziierte Tumoren
  - Phächromozytome (30. Lebensjahr)
  - Nierenzellkarzinom (33. Lebensjahr)
  - Endolymphatischer Sacktumor

Verlauf
- Nierenzellkarzinom Todesursache in 15–50%

Therapie und Prognose

- Ophthalmoskopie jährlich ab der Kindheit
- Körperliche/neurologische Untersuchung ab dem 2. Lebensjahr, jährlich
- Operative Resektion von symptomatischen zerebellären/spinalen Hämangioblastomen
- Stereotaktische Bestrahlung kann kleinere Läsionen behandeln
- Laserbehandlung der retinalen Angiome

Literatur

Bohling T et al (2000): Von Hippel-Lindau disease and capillary hemangioblastoma. In Kleihues P, Cavanee WK (eds): Tumours of the Central Nervous System, 223–236. IARC Press

Hes FJ, Feldberg MAM (1999): Von Hippel-Lindau disease: strategies in early detection (renal-, adrenal-pancreatic masses). Eur Radiol 9:598–610

Neumann HPH et al (1995): Von Hippel-Lindau syndrome. Brain Pathol 5:181–193

Myelinreifung

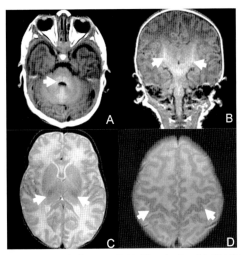

Die axiale T1-Wichtung (A), die koronare SPGR (B) sowie die axiale T2-Wichtung (C, D) zeigen eine normale Myelinisierung im Alter von 2 Wochen. Nur das dorsolaterale Mittelhirn (A, Pfeil) und das Crus posterior der Capsula interna (B, C; Pfeile) sind myelinisiert. Der perirolandische Kortex erscheint normalerweise hypointens in der T2-Wichtung (D, Pfeile).

Grundlagen

- Die Oligodendrozyten formieren und unterhalten die axonale Myelinscheide
- Ein Oligodendrozyt kann bis zu 50 Axone umscheiden
- Die normale Myelinisierung beginnt ab der 16. Gestationswoche und ist mit dem 2. Lebensjahr fast abgeschlossen
- Die Reifung schreitet von kaudal nach rostral, von zentral nach peripher, von dorsal nach ventral fort, entsprechend den Erfordernissen (perirolandische Gyri, visueller Kortex früh)

Bildgebung

Allgemeine Befunde

- In der Bildgebung stellt sich der Lipid-Wasser-Gehalt sowie die myelinisierte Faserdichte dar
- Gestationsalter wichtig zur Beurteilung des Myelinisierungsstadiums!

CT-Befunde

- Nativ-CT: Unmyelinisierte weiße Substanz erscheint in sehr niedriger Dichte

MRT-Befunde

- Myelinisierungsvorstufen und progressive Myelinreifung → T1-/T2-Verkürzung (Signalerhöhung in T1, Signalerniedrigung in T2)
  - Zunahme von Cholesterol/Glykolipiden in sich ausbildendem Myelin
  - Spiralenbildung/Myelinverdichung verursacht Abnahme des Wassergehalts
- Progressive T1-/T2-Verkürzung schreitet während der Teenagerjahre fort
- Starke Myelinisierung mit hoher Dichte der kompakten Faserbündel (anteriore Kommissur, Corpus callosum, Columnae fornicis, Probst'sche Bündel) → sehr hell in T1-, sehr dunkel in T2-Wichtung

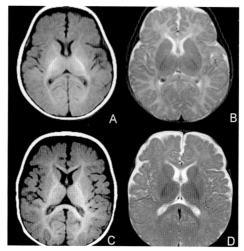

Die normale Myelinisierung im 3. Monat ist hier in einer T1- (A) und T2-Wichtung (B) dargestellt. Vergleiche mit der normalen Myelinisierung im Alter von 7 Monaten (C, D). Größere Anteile der zentralen weißen Substanz, inkl. des Corpus callosum, sind dicht myelinisiert.

- T1-Signalveränderungen hinken Wochen hinter der histologischen Myelinreifung hinterher: Minimale Konzentration an Myelin notwendig zur visuellen Darstellung
- Niedriger konzentriertes Myelin eher in T1-Wichtung sichtbar; Reifung in T2-Wichtung hinkt 2–4 Monate hinterher

Befunde anderer bildgebender Verfahren
- DWI: ADC-Veränderungen vor T1-/T2-Signalveränderungen
- ^{123}I-IMP-SPECT/PET: Erhöhter relativer zerebraler Blutfluss/erhöhter Stoffwechsel in Arealen ausgereiften Myelins
- Magnetisation transfer-MRT: Zunahme des Magnetisation transfer mit der Hirnparenchymmyelinisierung

Empfehlungen
- MRT mit T1- und T2-Wichtung; IR-Sequenzen können T1 ersetzen
- T1, IR sensitiver bis 8 Monate
- T2-Wichtung sensitiver nach 8 Monaten
- Myelinreifung sieht „älter" aus in TSE-T2-Wichtung (eigene MRT-Sequenzen beachten!)
- Bildgebung während des möglichen Zeitfensters (3. Lebensjahr oder früher)

Differenzialdiagnose
Dysmyelinisierende Erkrankungen
Demyelinisierende Erkrankungen

Pathologie

Allgemein

- Allgemeine Anmerkungen
  - Erkrankungen des ZNS-Myelins (Oligodendroglia) sowie des Myelins des peripheren Nervensystems (Schwann'sche Zellen) können zusammen auftreten
- Genetik (Myelinreifung)
  - Chromosom 18q kodiert das Myelin basic protein (MBP)
  - Andere Chromosomen sind ebenfalls an der Myelinsynthese beteiligt
- Embryologie
  - Oligodendrozytenvorläuferzellen proliferieren in der Keimmatrix
  - Adhäsionsmoleküle (NCAM = neural cell adhesion molecule) führen Axon und Gliazelle zusammen; Transduktion elektrischer Impulse
  - Das Neuron induziert die Myelinisierung durch elektrische Impulse
  - Anwesenheit von Myelin inhibiert die Reifung von Oligodendrozytenprogenitoren → unreife Zellen persistieren im reifen ZNS, um verletztes Myelin zu ersetzen
- Ätiologie/Pathogenese/Pathophysiologie
  - Myelinisierungsverzögerung (zahlreiche chromosomale Anomalien)
  - Einige assoziiert mit Deletion/Mutationen von Genen, die Myelinproteine kodieren → abnormale Myelinstruktur
    - Autosomale, X-chromosomale Mutationen können Oligodendrozyten schädigen
    - Adhäsions/Regulatorzellmutationen → abnormale Myelinisierung
  - Pelizaeus-Merzbacher
    - Mutationen des Proteolipidprotein-(PLP-)Gens (lokalisiert auf Chromsom Xq22)
  - Andere Erkrankungen, die Myelin betreffen
    - Myelinverlust (Entzündung, angeborene Stoffwechselstörungen)
    - Schilddrüsenhormone werden zur Oligodendrozytenproliferation und Reifung benötigt
    - Hypermyelinisierung: Hypoxisch-ischämische Enzephalopathie → Status marmoratus der Basalganglien/Thalami

Makroskopische und intraoperative Befunde

- Das noch nicht myelinisierte Gehirn ist „weich" durch den höheren Wassergehalt

Mikroskopische Befunde

- Myelinisierung schließt „Gliose" ein = Massive Proliferation der Gliazellen vor Beginn der Myelinisierung, nicht zu verwechseln mit einer „reaktiven Gliose"
- Hypoxisch-ischämische Enzephalopathie schädigt Areale von aktiv myelinisierendem Gehirn (dort erhöhte Stoffwechselaktivität)

Staging- oder Grading-Kriterien
- Wichtige Zeitpunkte in der T1-Wichtung
  - Geburt: Dorsaler Hirnstamm, weiße Substanz, cerebellär, Crus posterior der Capsula interna, lateraler Thalamus, Corona radiata zum perirolandischen Gyrus
  - 1. Monat: Crus anterior der Capsula interna, Radiatio optica
  - 3. Monat: Pons, Folia
  - 4.–8. Monat: Progressive Myelinisierung des Corpus callosum, Centrum semiovale
  - 8 Monate: Periphere Arborisation, Ausdehnung bereits wie beim Erwachsenen, jedoch nicht gleiche Signalintensität in T1-Wichtung wie beim Erwachsenen
- „Verzögerung" in T2-Wichtung: Überlappung (von infantilen zum Erwachsenensignal) tritt auf zwischen 6 Monaten und 2 Jahren
  - 18 Monate: Ausdehnung und Signalgebung in T1-Wichtung wie beim Erwachsenen, nur Ausdehnung wie beim Erwachsenen in T2-Wichtung
  - 3 Jahre: Periphere Arborisation der weißen Substanz (temporal, frontopolar)
  - Nach 3 Jahren: Weiße Substanz erscheint in der T2-Wichtung wie beim Erwachsenen

Klinik

Klinisches Bild
- Klinische Symptome abhängig von der Ursache der Myelinisierungsverzögerung

Verlauf
- +/- langsames Aufholen der Myelinisierungsreifung kann auftreten

Therapie und Prognose
- Therapie der Myelinisierungsverzögerung gelegentlich möglich (Schilddrüsenhormonmangel, Vitamin-B_{12}-Mangel)

Literatur
Barkovich AJ (2000): Concepts of myelin and myelination in neuroradiology. AJNR 21:1099–1109

Nakagawa H et al (1998): Normal myelination of anatomic nerve fiber bundle: MR analysis. AJNR 19:1129–1136

Van der Knaap ME, Valk J (1995): Chapter 1: Myelin and white matter. In Magnetic resonance of myelin, mylelination, and myelin disorders, 1–17, 2nd ed. Springer, Berlin

Angeborene Stoffwechselerkrankungen

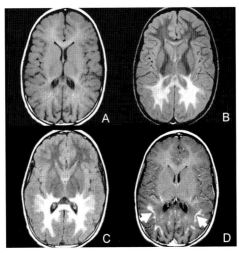

Die T1-Wichtung (A), Protonenwichtung (B) und FLAIR-Scans (C) eines Patienten mit X-chromosomaler Adrenoleukodystrophie zeigen symmetrische Läsionen periatrial sowie im Bereich des Spleniums des Corpus callosum. Der Rand einer aktiven Demyelinisierung reichert in der T1-Wichtung nach Kontrastmittel an (D, Pfeile).

Grundlagen
- Abnormales Gen/Enzym → metabolische Blockade → Zellstörung
  - Akkumulation von toxischem intrazellulärem Substrat **oder**
  - Fehlen eines notwendigen Produktes oder Metabolits
- Drei Organellen unterscheiden drei Haupterkrankungen
  - Lysosomen („Abfallsammler"): Mukopolysaccharidosen (MPS)
  - Peroxisomen (Myelinbildung/Stabilisierung): X-chromosomale Adrenoleukodystrophie (ALD)
  - Mitochondrien („Zellkraftwerke"): Morbus Leigh

Bildgebung
Allgemeine Befunde
- Muster einer „selektiven Vulnerabilität"
  - Erscheinungsbild abhängig von
    - Menge des residualen Enzyms
    - Stadium der Hirnentwicklung
    - Sensitivität von verschiedenen Zellen auf die Art der Störung
- Schlüsselzeichen: Achten auf Symmetrie, geographische Muster, Einbeziehung von spezifischen Nuclei/Tractus, Enhancement
  - Zentrifugale (von innen nach außen) Ausbreitung am häufigsten, unspezifisch
  - Frontal oder posterior (ALD posterior)
  - Enhancement (ALD ja, Metachromatische Leukodystrophie nicht)
  - Spezifische Nuclei (z. B. Putamen bei Morbus Leigh)
  - Bevorzugter Befall
    - Weiße Substanz, graue Substanz oder beide
    - Subkortikale „U"-Fasern/tiefe weiße Substanz/Cerebellum

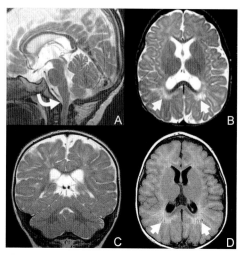

Mukopolysaccharidose Typ 1. Beachte die durale Verdickung am Foramen magnum (A, gebogener Pfeil), sowie die erweiterten perivaskulären Räume (B–D, Pfeile).

- Beachte jedoch:
  - Unterscheidung zwischen weißer und grauer Substanz ist in Bildgebung allein nicht immer möglich!
  - Demyelinisierung anderer Ursache (z. B. hypoxisch-ischämische Enzephalopathie) beachten
  - Neuron geht unter → Axone degenerieren, demyelinisieren (täuscht „Leukodystrophie" vor)

CT-Befunde (häufigste Befunde bei häufigen Erkrankungen)
- Leigh-Syndrom: Symmetrische Dichteminderung Basalganglien/Thalami
- MPS: Makrokranie, „Hurler'sche Löcher" (erweiterte perivaskuläre Räume)
- X-chromosomale ALD: Erniedrigte Dichte von Splenium/posteriorer weißer Substanz +/- Verkalkungen

MRT-Befunde
- Leigh-Syndrom: Symmetrische Signalerhöhung im T2-Putamen/Caudatus, periaquäduktale graue Substanz
- MPS: Dilatierte perivaskuläre Räume, progressiver Hydrozephalus **und** Atrophie
- X-chromosomale ALD: Demyelinisierung beginnt am Splenium → peritrigonale weiße Substanz → kortikospinale Tractus/Fornix; führende Ränder reichern an

Befunde anderer bildgebender Verfahren
- MRS: NAA erniedrigt (unspezifisch) oder Dokumentation typischer Spektra
  - Laktatpeak bei mitochondrialen Erkrankungen
  - Aktive X-chromosomale ALD: Erniedrigtes NAA, erhöhtes Cho, MI, Laktat

Empfehlungen
- Baseline MRT/MRS; Bildgebung von Komplikationen, therapeutischer Antwort

Differenzialdiagnose

Leigh-Syndrom
- Wernicke-Enzephalopathie (Anamnese von Alkoholismus oder Mangelernährung; Corpora mamillaria einbezogen)
- Reversible striatale Nekrosen (siehe Diagnose "ADEM")

MPS
- Makrozephalie mit dilatierten perivaskulären Räumen

X-chromosomale ALD
- Metachromatische Leukodystrophie (kann das Splenium/peritrigonale weiße Substanz einbeziehen, jedoch keine Anreicherung)

Pathologie

Allgemein
- Allgemeine Anmerkungen
  - Leigh-Syndrom
    - Wachstumsstörung, Leberinsuffizienz, Herzrhythmusstörungen, Kardiomyopathie
  - MPS: Glykosaminoglykane akkumulieren in den meisten Organen/ Ligamenten
    - Hepatosplenomegalie, Arterienwandverdickungen
    - Duraverdickung (Rückenmarkskompression am Foramen magnum)
  - X-chromosomale ALD: Bronzehaut, adrenale Insuffizienz
- Genetik (Myelinreifung)
  - Morbus Leigh: Autosomal rezessiv/maternale Vererbung
  - MPS: Autosomal rezessiv (Ausnahme: X-chromosomal MPS-Typ 2)
  - X-chromosomale ALD: X-chromosomal rezessiv (10–20% weibliche Überträger)
- Ätiologie/Pathogenese/Pathophysiologie
  - Leigh-Syndrom: Mitochondriale Störung => Energiestoffwechselstörung
  - MPS: Gangliosidakkumulation (besonders toxisch für Neurone)
  - X-chromosomale ALD: Perioxisomaler Defekt → Akkumulation von „very long chain fatty acids" → Myelinbruch
- Epidemiologie: Alle diese Störungen sind **selten**!

Makroskopische und intraoperative Befunde
- Leigh-Syndrom: Ischämie (Regionen von hoher Stoffwechselaktivität)
- MPS: Dicke Meningen, dilatierte Virchow-Robin'sche Räume („kribiformes" Erscheinungsbild)
- X-chromosomale ALD: Atrophie, weiche weiße Substanz (posterior früh, diffus spät)

Mikroskopische Befunde
- Leigh-Syndrom
  - Spongiose, Astrogliose
  - Demyelinisierung, kapilläre Proliferation
- MPS: Glukosaminoglykane akkumulieren in den dilatierten Virchow-Robin'schen Räumen
- X-chromosomale ALD
  - Kompletter Myelinuntergang („U"-Fasern ausgespart), Astrogliosis
  - Verkalkungen (spät), ausgeprägte inflammatorische Veränderungen

Klinik

Klinisches Bild

- Alter bei Beginn/Symptome/Progression abhängig von der Menge des residualen Enzyms
  - Schwerer Defekt → Säugling, häufig Multiorganbefall, schneller Verlauf
  - Annähernd normale Level → späte Kindheit/Erwachsene, langsam progressiv
- Leigh-Syndrom
  - Multisystemenergiestoffwechselfehler
  - ZNS: Entwicklungsverzögerung, verlangsamte Myelinreifung, Anfälle
- MPS: Typische Facies, Gelenkkontrakturen, Hepatosplenomegalie
- X-chromosomale ALD
  - Männliches Kind mit Bronzehaut
  - Verhaltens-/Lernschwierigkeiten
  - Progression zur spastischen Tetraparese, Blindheit, Taubheit

Verlauf

- Progressionsrate abhängig von der Menge des residualen Enzyms

Therapie und Prognose

- MPS, X-chromosomale ALD: Knochenmarkstransplantation kann eine Option sein
- Leigh-Syndrom: Koenzym Q, Riboflavin/Vitamin-C/Menadion manchmal hilfreich

Literatur

Van der Knaap MS, Valk J (1995): Chapter 3: Selective vulnerability. In: Magnetic Resonance of Myelin, Myelination, and Myelin Disorders, 2nd ed, 22–30. Springer, Berlin

Barkovich AJ (2000): Concepts of myelin and myelination in neuroradiology. AJNR 21:1099–1109

Blaser SI et al (1994): Neuroradiology of lysosomal disorders. Neuroimaging Clin N Amer 4:283–298

Index

A

ADEM   65–68
Akute demyelinisierende Enzephalo-
    myelitis (ADEM)   65–68
Alkohol   300–303
Alzheimer-Demenz   296–299
Amyloidangiopathie, zerebrale
    292–295
Aneurysma
    blutblasenartiges   81–83
    fusiformes   78–80
    sacciforme   75–77
Aneurysmen   69
Angeborene Erkrankungen   317
Angiom
    kavernöses   100
    venöses   94–96
Arachnoidalzyste   229–231
Arteriosklerose   130–132
Astrozytom
    anaplastisches   145–147
    niedriggradiges   141–144
    pilozytisches   155–158
AV-Shunt(s), durale   90–93
Axonschädigung, diffuse   6–8

B

Bestrahlung   312–315

C

Chiari-Malformation
    Typ I   319–322
    Typ II   323–326
Corpus-callosum-Anomalien
    327–329

D

Dandy-Walker-Spektrum   330–333
Demenz, vom Alzheimer-Typ
    296–299
Dermoidzyste   241–243
developmental venous anomaly
    (DVA)   94
Diffuse Axonschädigung   6–8
Dissektion   136–138
Dysembryoplastische neuroepitheliale
    Tumoren (DNET)   176–178

E

Empyem   46–49
Entwicklungsanomalie, venöse   94
Enzephalitis   53–55
Enzephalomyelitis, akute demyelinisie-
    rende   65–68
Enzephalopathie
    hypertensive   120–122
    hypoxisch-ischämische   123–126

Enzephalopathie-Syndrom, posteriores
    reversibles   120
Ependymom   165–167
Epidermoidzyste   238–240
Epidurales Hämatom   12–14
Erweiterte perivaskuläre Räume
    235–237
Erweiterte Subarachnoidalräume
    280–282

G

Gangliogliom   172–175
Gefäßschädigung(en), traumatische
    30–32
Germinom   196–198
Glioblastoma multiforme   148–151
Gliomatosis cerebri   152–154

H

Hämangioblastom   186–188
Hämatom
    epidurales   12–14
    subdurales   15–18
Herniationen   33–36
Hirnabszess   50–52
Hirnödem   26–29
Hirnparenchymveränderung(en),
    altersabhängige   285–287
Hirntod   37–39
HIV-Infektion   56–58
Hydrozephalus
    Normaldruck-   274–276
    obstruktiver   270–273
Hypophyse
    Makroadenom   209–212
    Mikroadenom   213–215
Hypotension, intrakranielle   258–260

I

Infektionen   41
Intrakranielle Hypotension   258–260
Intrazerebrale Blutung
    hypertensive   116–119
    primäre   112–115

K

Kapilläre Teleangiektasie   97–99
Karotisstenose   133–135
Kavernom   100
Kindesmisshandlung   22–25
Kolloidzyste   232–234
Kontusion(en), kortikale   9–11
Kraniopharyngeom   216–218

Index

L

Leukenzephalopathie-Syndrom, reversibles posteriores 120
Lipom, kongenitales 334–337
Liquorshunts 277–279
  Komplikationen 277–279

M

Makroadenom, der Hypophyse 209–212
Malformation(en)
  arteriovenöse 87–89
  kavernöse 100–102
  vaskuläre 85
Medulloblastom 189–192
Meningeom 182–185
Meningitis 43–45
Metastasen 219–221
Migrationsstörung(en), neuronale 338–341
Mikroadenom, der Hypophyse 213–215
Mikroangiopathie 288–291
Multiple Sklerose 308–311
Myelinolyse, osmotische 304–307
Myelinreifung 361–364

N

Neoplasien 139
Neurofibrom 206–208
Neurofibromatose
  Typ 1 342–345
  Typ 2 346–348
Neurosarkoidose 255–257
Neurozytom, zentrales 179–181
Normaldruckhydrozephalus 274–276

O

Okklusion, venöse 127–129
Oligodendrogliom 162–164
Osmotische Myelinolyse 304–307

P

Pachymeningopathie, hypertrophische 261–263
Paraneoplastische Syndrome 222–223
Parasiten 62–64
Perivaskuläre Räume, erweiterte 235–237
Pinealistumoren 199–201
Pinealiszysten 247–249
Pineoblastom 199
Pineozytom 199
Plexus-choroideus-Tumor 168–171
Plexus-choroideus-Zysten 244–246

PNFT-MB 189–192
Posterior reversible encephalopathy syndrome (PRES) 120

R

Reversible posterior leukencephalopathy syndrome (RPLS) 120

S

Schädelfraktur 3–5
Schlaganfall 103
  akuter ischämischer 105–108
  jugendlicher 109–111
  kindlicher 109–111
Schwannom 202–205
Sklerose, Tuberöse 349–352
Stoffwechselerkrankungen 283
  angeborene 365–368
Sturge-Weber-Syndrom 353–356
Subarachnoidalblutung
  aneurysmatische 71–74
  traumatische 19–21
Subarachnoidalräume, erweiterte 280–282
Subdurales Hämatom 15–18

T

Teleangiektasie, kapilläre 97–99
Trauma 1
  nicht-akzidentelles 22–25
Tuberkulose 59–61
Tuberöse Sklerose 349–352
Tumoren
  dysembryoplastische neuroepitheliale 176–178
  pineale parenchymale 199

V

Venöse Okklusion 127–129
Venöses Angiom 94–96
Von-Hippel-Lindau-Syndrom 357–360

X

Xanthoastrozytom, pleomorphes 159–161

Z

Zentrales Neurozytom 179–181
Zerebrovaskuläre Erkrankungen 103
ZNS-Lymphom, primäres 193–195
Zyste(n) 227
  der Rathke-Tasche 250–252
  des Plexus choroideus 244–246
  Normvarianten 267–269
Zystizerkose 62–64